Quartiersforschung

Herausgegeben von
O. Schnur, Berlin, Deutschland
D. Gebhardt, Barcelona, Spanien
M. Drilling, Basel, Schweiz

Das Wohn- oder Stadtquartier hat in unterschiedlichsten Bereichen der Stadt forschung einen wachsenden Stellenwert. Neue Schwerpunkte auf Quartiersebene sind sowohl in der Praxis, etwa in Stadtentwicklung und Immobilienwirtschaft, als auch in stärker theoretisch orientierten Bereichen zu finden. In der dazwischen liegenden Grauzone hat die wissenschaftliche Begleitforschung Konjunktur, die sich mit den immer vielfältigeren planungspolitischen Interventionen in Quartieren beschäftigt. Diese Reihe möchte sich den inzwischen existierenden pluralistischen, oft auch kritisch geführten Diskurslinien der Quartiersforschung mit ihren zahlreichen Überschneidungen und Widersprüchen widmen. Sie bietet Raum für Quartiersforschung im weitesten Sinn – von Arbeiten mit theoretisch-konzeptionellem Schwerpunkt über empirisch-methodisch orientierte Studien bis hin zu explizit praxisorientierten Arbeiten über Quartiers-Themen aus dem Blickwinkel verschiedener Paradigmen der Quartiersforschung. So soll ein Forum entstehen, in dem sich Interessierte aus allen Bereichen – vom Quartiersmanager bis zum Wissenschaftler – über das Themenfeld „Quartier" auch über den eigenen Horizont hinaus informieren können. Quartiersforschung wird innerhalb dieser Reihe interdisziplinär und multidisziplinär verstanden, wobei geographische und sozialwissenschaftliche Ansätze einen Schwerpunkt darstellen.

Herausgegeben von

Dr. Olaf Schnur
vhw Bundesverband für Wohnen
und Stadtentwicklung e.V.
Berlin, Deutschland

Dr. Matthias Drilling
Hochschule für Soziale Arbeit, Basel
Schweiz

Dr. Dirk Gebhardt
Universitat Pompeu Fabra, Barcelona
Spanien

Carlo Fabian · Matthias Drilling
Oliver Niermann · Olaf Schnur
(Hrsg.)

Quartier und Gesundheit

Impulse zu einem Querschnittsthema
in Wissenschaft, Politik und Praxis

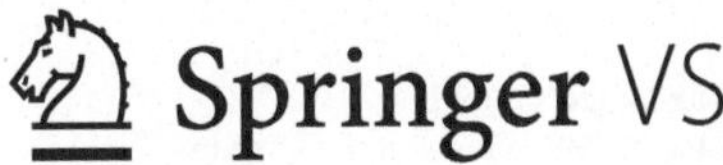 Springer VS

Herausgeber
Carlo Fabian
Hochschule für Soziale Arbeit FHNW
Basel, Schweiz

Matthias Drilling
Hochschule für Soziale Arbeit FHNW
Basel, Schweiz

Oliver Niermann
Landtag NRW
Düsseldorf, Deutschland

Olaf Schnur
vhw Bundesverband für Wohnen und
Stadtentwicklung e.V.
Berlin, Deutschland

Das Buch wurde ermöglicht durch Unterstützung des Bundesamtes für Gesundheit BAG, Schweiz.

Quartiersforschung
ISBN 978-3-658-15371-7   ISBN 978-3-658-15372-4   (eBook)
DOI 10.1007/978-3-658-15372-4

Die Deutsche Nationalbibliothek verzeichnet diese Publikation in der Deutschen National-bibliografie; detaillierte bibliografische Daten sind im Internet über http://dnb.d-nb.de abrufbar.

Springer VS
© Springer Fachmedien Wiesbaden 2017

Gedruckt auf säurefreiem und chlorfrei gebleichtem Papier

Springer VS ist Teil von Springer Nature
Die eingetragene Gesellschaft ist Springer Fachmedien Wiesbaden GmbH
Die Anschrift der Gesellschaft ist: Abraham-Lincoln-Str. 46, 65189 Wiesbaden, Germany

Vorwort

Nachdem sich der Arbeitskreis Quartiersforschung der Deutschen Gesellschaft für Geographie (DGfG) in den letzten Jahren mit den Querschnittsbereichen Governance, Demographie, Nachhaltigkeit und Bildung beschäftigt hatte, stand die Jahrestagung 2015 in Berlin unter dem Thema „Quartier und Gesundheit".

Damit wurde zum einen ein hochaktuelles kommunalpolitisches und planerisches Thema aufgegriffen, zum anderen der Bogen zu einem schnell wachsenden interdisziplinären Forschungsfeld, welches einen noch wenig strukturiert beleuchteten Beitrag zur nachhaltigen Stadtentwicklung leistet, gespannt.

Das breite Spektrum, die Qualität der Beiträge und die fachlichen Debatten zwischen Vertretern der Kommunen, der Wissenschaft und der verschiedenen Disziplinen haben gezeigt, dass Fragen der kleinräumigen Beeinflussung von Gesundheitsfaktoren eine große Bedeutung zukommt. Gleichzeitig wurde deutlich, dass Austauschformate und Transferformate ausgesprochen wichtig sind.

Aus dieser Überzeugung ist der vorliegende Sammelband entstanden. Wir danken zuallererst den Autorinnen und Autoren für ihre engagierte Mitwirkung und Christa Böhme sowie Dr. Thomas Franke vom Deutschen Institut für Urbanistik (Difu) in Berlin für die kompetente organisatorische Unterstützung und Ausrichtung der Tagung. Mit Frau Britta Göhrisch-Radmacher vom VS Verlag und Frau Dr. Elke Flatau vom wissenschaftlichen Lektorat „Kopfnote" konnten wir erneut sehr kompetente Begleitungen für dieses Buchprojekt gewinnen – auch ihnen gebührt unser Dank. Nicht zuletzt möchten wir uns beim Schweizerischen Bundesamt für Gesundheit (BAG) im Eidgenössischen Departement des Innern (EDI) für die großzügige finanzielle Unterstützung zur Realisierung des Buchprojekts bedanken.

Basel, Köln, Berlin
im Juli 2016

Carlo Fabian, Matthias Drilling, Oliver Niermann und Olaf Schnur

Inhalt

Quartier und Gesundheit – Klärungen eines scheinbar selbstverständlichen Zusammenhangs

Eine Einführung in den Band

Carlo Fabian, Matthias Drilling, Oliver Niermann, Olaf Schnur

1 Einleitung

Beschäftigt man sich mit dem Thema „Quartier und Gesundheit", können unterschiedliche Blickwinkel eingenommen resp. verschiedene Schwerpunkte gesetzt werden. Man kann beispielsweise der Frage nachgehen, welche Belastungen im Kontext eines Quartiers anzutreffen sind, um dann Maßnahmen zu entwickeln, wie man diese Risikofaktoren verringern oder eliminieren kann. Hierzu gehören beispielsweise eine übermäßige Belastung durch motorisierten Verkehr und dadurch bedingte Lärm- sowie Abgasemissionen, fehlende Infrastrukturen wie Grünräume (wenig Möglichkeiten für Bewegung und Entspannung) oder eingeschränkte Einkaufsmöglichkeiten in der Nähe (Quartier als Wohn-, aber nicht als Lebensumfeld). Darüber hinaus kann man aber auch eine salutogenetische und gesundheitsförderliche Perspektive einnehmen und der Frage nachgehen, was Menschen brauchen, um gesund zu bleiben oder um ihre Gesundheit zu entwickeln und welche Rolle und Aufgaben dabei einem Quartier zukommen könnten. In Zusammenhang mit dem Thema Quartier und Gesundheit erscheint uns diese Perspektive von besonderem Interesse. So können die doch häufig vernachlässigten sozialräumlichen und lebensweltlichen Potenziale, die Menschen dazu zu befähigen, selbst aktiv zu werden und ihre Lebenssituation mitzugestalten und zu verbessern, ernst genommen und genutzt werden. Diese Perspektive ist somit – aus unserer Sicht – gewinnbringender, denn sie ist zukunftsgerichtet und entwicklungsorientiert.

Die entscheidende Frage ist dann: *Wie kann sich ein Quartier entwickeln oder wie soll ein Quartier entwickelt werden, damit die Menschen ihre Gesundheit optimal entfalten und sichern können?* Hierbei rücken nicht nur die genannten Infrastrukturen in den Vordergrund, sondern gleichermaßen soziale Faktoren, wie soziale Unterstützung (z.B. in Nachbarschaften), Partizipationsmöglichkeiten oder die Arbeits- und Lebensbedingungen im Quartier generell. Zudem sind – im Zusammenhang und in einer Wechselwirkung mit den Verhältnissen im

Quartier – immer auch die Verhaltensweisen der Menschen selbst wichtig. In den Fokus können aber auch persönliche Entwicklungs- und Entfaltungsmöglichkeiten rücken, um so an Konzepte wie die Selbstwirksamkeit oder den Kohärenzsinn anzuknüpfen. In dieser Diskussion erhält der Setting-Ansatz der WHO eine zentrale Bedeutung, sei es als Planungsdimension oder als Interventionsebene. Dieser Ansatz ist sehr stark an Kontexten sowie an lebensweltlichen Zusammenhängen orientiert und führt somit die Quartiersebene implizit mit.

Alle diese Feinheiten werden in der Debatte um „gesunde Quartiere" oftmals übersehen. Zu stark sind die normativen Leitbilder, weswegen im Folgenden nochmals zentrale Begriffe und Konzepte geklärt werden sollen.[1]

2 Zentrale Begriffe und ihre theoretischen Grundlagen

Quartier – relationales Verständnis von Mensch und Umwelt

Was das „Quartier" ist, lässt sich schwer bestimmen. Dementsprechend existieren zahllose, mehr oder weniger hilfreiche Quartiersdefinitionen (vgl. Schnur 2014). Eine neuere, sozialgeografisch ausgerichtete Definition nähert sich dem Quartier aus einer lebensweltlichen Perspektive: „Ein Quartier ist ein kontextuell eingebetteter, durch externe und interne Handlungen sozial konstruierter, jedoch unscharf konturierter Mittelpunkt-Ort alltäglicher Lebenswelten und individueller sozialer Sphären, deren Schnittmengen sich im räumlich-identifikatorischen Zusammenhang eines überschaubaren Wohnumfelds abbilden" (vgl. Schnur 2014: 43). Exakte Kriterien zur „Bemessung" eines Quartiers liefert die Definition bewusst nicht. Es zeigt sich vielmehr, dass ein Quartier sozial konstruiert und nicht primär administrativ eingegrenzt ist, es in der Größe überschaubar bleibt und individuelle sowie subjektive Dimensionen und Bedeutungen enthalten kann. Ein Quartier ist auf alltägliche Lebenswelten und „soziale Sphären" (ebd.) bezogen und kann ein Potenzial für eine lokale Identifikation bieten. Quartiere müssen eine „menschlichen Maßstab" (ebd.) aufweisen. Sie erfüllen für die Quartierbevölkerung zudem vielfältige Funktionen, etwa in den Bereichen Wohnen, Bildung, Arbeit, Freizeitgestaltung, soziale Kontakte, Erholungsraum usw. Quartiere sind nicht zuletzt deshalb klassische Einsatzgebiete der Sozialen Arbeit. In den sogenannten benachteiligten Quartiere ist es zentral, die Interessen der im Quartier ansässigen Bevölkerung vorrangig zu behandeln – denn oft ist

---

1   Dieser Beitrag basiert teilweise auf dem nicht publizierten Arbeitsbericht „Stadtentwicklung und Förderung der Gesundheit. Ein Handlungsfeld für die Soziale Arbeit" der HSA-FHNW (Fabian et al. 2015). Vgl. auch Zumbrunn et al. in diesem Band (S.195–207).

hier die Chancengleichheit, auch bezogen auf die Gesundheit, eingeschränkt (Oehler & Drilling 2010).

Umweltpsychologische sowie raumtheoretische (relationale) Überlegungen zeigen, dass Raum (hier also das Quartier) und die Menschen nicht unabhängig voneinander existieren können. Die Umweltpsychologie handelt von der „letztlich unauflöslichen Beziehung" (Graumann & Kruse 2008, S. 19) zwischen den Menschen und der Umwelt. „Mit anderen Worten ist alles, was aus umweltpsychologischer Perspektive am Menschen interessiert, immer auf dessen Umwelt zu beziehen, sind alle Aussagen über die Umwelt immer auf das Verhältnis bezogen, das der Mensch zu ihr einnimmt" (ebd.). Mensch und Umwelt können nach dieser Betrachtungsweise nicht getrennt voneinander gedacht und analysiert werden – Erleben und Verhalten sind immer als Funktion dieser Interaktion zu sehen. Der Begriff des Sozialen Raums[2] verweist seinerseits darauf, dass räumliche Verhältnisse auch Ergebnis menschlichen Handelns sind. Folglich kann ein Quartier nicht ohne seinen sozialen Kontext (Früchtel et al. 2013, Kessl & Reutlinger 2007) sowie die räumlichen Verflechtungen der Menschen (Bertram & Hollstein 2003) gedacht werden. Quartiere, als soziale Räume gedacht, sind ein Abbild der gesellschaftlichen Verhältnisse, sind in einem stetigen Entwicklungsprozess (Löw 2001) und beeinflussen gleichzeitig die Lebenswelten und die Handlungsmöglichkeiten der einzelnen Menschen (Bourdieu 1982, Bourdieu 1997, Früchtel et al. 2013). Dieses relationale Verständnis von Mensch und Umwelt ist für die Debatte der Wechselwirkung von Quartier und Gesundheit als grundlegende Perspektive relevant.

Gesundheit – für alle!

Die erste Internationale Konferenz zur Gesundheitsförderung hat am 21. November 1986 in Ottawa eine Charta verabschiedet, die zu aktivem Handeln für das Ziel „Gesundheit für alle" aufruft. Mit der Charta wurde explizit ein ganzheitliches Gesundheitsverständnis gefordert, in dem unter anderem die Schaffung gesundheitsförderlicher Lebenswelten und die Unterstützung gesundheitsbezogener Gemeinschaftsaktionen zum Ziel gesetzt wurden (Engelmann & Halkow 2008). „Gesundheit wird von Menschen in ihrer alltäglichen Umwelt geschaffen und gelebt: dort, wo sie spielen, lernen, arbeiten und lieben. Gesundheit entsteht

---

2   An dieser Stelle soll nicht eine Debatte über den Raumbegriff abgehandelt werden. Allerdings – und das ist auch für das Thema Quartier und Gesundheit relevant – wird in der Praxis sowie in der Wissenschaft neben dem relationalen Raumbegriff als State of the Art auch immer noch mit dem Raumbegriff als Container resp. als Behälter operiert. Bei Letzterem besteht Raum unabhängig davon, was in diesem geschieht, also auch unabhängig davon, was Menschen darin tun. Das jeweilige Raumverständnis beeinflusst das Verständnis und vor allem die Möglichkeiten der Gesundheitsförderung im Quartier (vgl. auch Bär 2015).

dadurch, dass man sich um sich selbst und für andere sorgt, dass man in die Lage versetzt ist, selber Entscheidungen zu fällen und eine Kontrolle über die eigenen Lebensumstände auszuüben sowie dadurch, dass die Gesellschaft, in der man lebt, Bedingungen herstellt, die all ihren Bürgern Gesundheit ermöglichen" (World Health Organization 1986).

Im vorliegenden Beitrag wird Gesundheit im Sinne der WHO verstanden, namentlich als Ausdruck von hohem Wohlbefinden und hoher Lebensqualität und nicht bloß als Abwesenheit von Krankheit. Gesundheit ist ein multidimensionales Phänomen und durch körperliche, psychische und soziale Einflussfaktoren konstituiert (Sterdt & Walter 2012). In jüngeren Publikationen wird Gesundheit nicht so sehr als (Ideal-)Zustand, sondern vielmehr als Prozess verstanden (vgl. Faltermeier 2009): Der Begriff steht für eine dynamische Balance, die sich einstellt, wenn Bewältigungsressourcen zur Verfügung stehen, um Anforderungen gewachsen zu sein, und wenn physische, psychische oder interaktive Ressourcen weiterentwickelt werden. Gesundheit als Prozess steht für vielfältige Wechselwirkungen von Menschen mit ihrer Umwelt. Solche Wechselwirkungen prägen das Gesundheitsverhalten, aber auch die unterschiedlichen Chancen auf Gesundheit (Sterdt & Walter 2012, S. 27). Lange Zeit prägte das Modell eines Kontinuums zwischen den beiden Eckpunkten Gesundheit und Krankheit die Vorstellungen (Faltermeier 2009, Hurrelmann & Franzkowiak 2011). Die Vorstellung, wonach Gesundheit nicht als Abwesenheit von Krankheit zu verstehen sei, legt allerdings ein Modell eines doppelten Kontinuums nahe (Keyes 2007, Willutzki 2013): Eine Dimension veranschaulicht das Ausmaß gesundheitlicher Ressourcen, welche das Individuum besitzt, und die andere Dimension zeigt die Belastungen oder Krankheitsgefährdungen, welchen das Individuum ausgesetzt ist (Fabian et al. 2015).

Determinanten der Gesundheit – wo liegen die Quartiersanteile?

Studien konnten aufzeigen, dass die alltäglichen Lebensbedingungen die gesundheitliche Entwicklung sowie die gesundheitsbezogenen Werte, Einstellungen und Verhaltensweisen maßgebend prägen und die Umweltfaktoren teilweise sogar eine höhere Erklärungskraft für die Gesundheit einer Person besitzen als ihr Gesundheitsverhalten allein (vgl. Richter & Hurrelmann 2010). Aus diesem Grund wird in der Gesundheitsförderung von einer Vielzahl von Determinanten von Gesundheit ausgegangen (vgl. Abbildung 1).

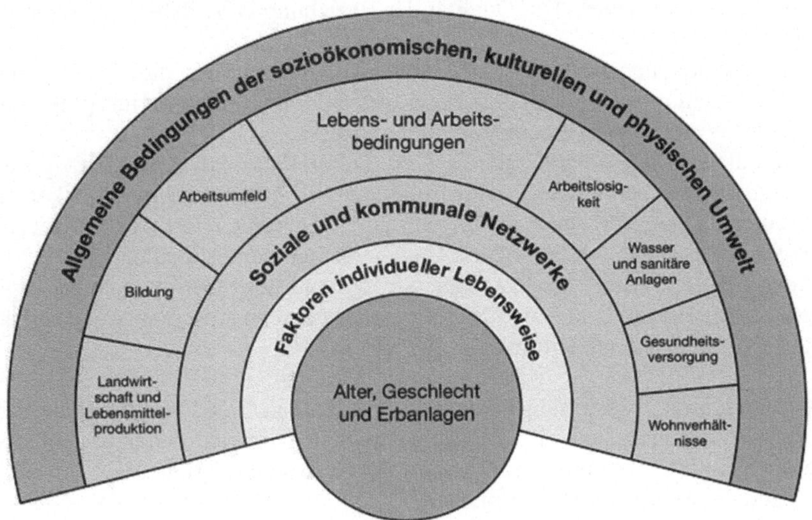

Abbildung 1:   Gesundheitsdeterminanten – Social Model of Health (Dahlgren &
Whitehead 1991; zit. nach Richter & Hurrelmann 2010)

Es werden fünf übergeordnete Bereiche voneinander unterschieden, die in einer
wechselseitigen Beziehung zueinander stehen und dadurch die Gesundheit auf
unterschiedliche Art und Weise beeinflussen:

- Im Kern des Modells stehen Geschlecht, Alter und genetische Dispositionen. Diese Faktoren sind individuell, unbeeinflussbar und somit feste Determinanten der Gesundheit. Die Faktoren in den darüberliegenden Schichten können hingegen grundsätzlich – so auch im Rahmen von Gesundheits-
förderungs- und Präventionsmaßnahmen – beeinflusst werden, was wiederum einen (positiven) Einfluss auf die Gesundheit der Menschen haben soll
und kann.
- Die Faktoren der individuellen Lebensweise beschreiben individuell entwickelte oder gewählte gesundheitsförderliche Verhaltensweisen, wie Bewegung, Ernährung etc., sowie auch gesundheitsschädigende, wie Rauchen,
Substanzenkonsum etc.
- Die sozialen Netzwerke, hierzu gehören namentlich die Nachbarschaft und
das Quartier, aber auch die Familie, Freunde etc., unterstützen die Erhaltung
und Wiederherstellung der Gesundheit direkt, aber auch indirekt über das

Gesundheitsverhalten. Die Qualität der Beziehungen ist dabei wichtiger als die Quantität.

- Die individuellen Lebens- und Arbeitsbedingungen, also die Arbeits- und Wohnsituation, aber auch Faktoren wie Bildung, Infrastruktur (z.B. Gesundheitsversorgung) etc., gehören hier dazu.
- Die allgemeinen sozioökonomischen, kulturellen und umweltbezogenen Bedingungen schließlich, wie Einkommen, Arbeitsmarktmöglichkeiten, Steuerbelastung, Preisniveau, Zugang zu Konsumgüter: das alles sind Faktoren, die maßgeblich für soziale Ungleichheiten verantwortlich sind und in ausgeprägtem Maß die Faktoren der darunterliegenden Schichten (vgl. Richter & Hurrelmann 2011) beeinflussen (vgl. auch Abschnitt weiter unten zu „Soziale Ungleichheit und Gesundheit").

Wie der Bundesrat 2013 in seiner Strategie „Gesundheit 2020" veröffentlicht hat, wird der Gesundheitszustand der Menschen zu 60 % von Faktoren außerhalb der Gesundheitspolitik bestimmt (Bundesamt für Gesundheit 2013), also von verschiedenen der genannten Determinanten.

Im Kontext von Quartier und Gesundheit sind alle diese Aspekte relevant. Die Frage stellt sich aber, welche Faktoren sich in welchem Rahmen beeinflussen lassen, was also auf nationaler, kommunaler und Quartierebene möglich ist. Für Quartiere ist es naheliegend davon auszugehen, dass vor allem die Ebenen soziale und kommunale Netzwerke sowie die Lebens- und Arbeitsbedingungen der Bevölkerung von Interesse sind (Fabian et al. 2015).

Gesundheitsförderung und Prävention – zwei Seiten einer Medaille

Die Begriffe Gesundheitsförderung und Prävention beziehen sich auf zwei unterschiedliche, aber sich ergänzende Konzepte: „Gesundheitsförderung zielt auf die Stärkung der Gesundheitsressourcen und -potenziale. Prävention […] möchte Risiken und Belastungen durch zielgerichtete Maßnahmen verzögern bzw. senken" (Sterdt & Walter 2012: 28). Die Gesundheitsförderung hat die Reduktion der Ungleichheiten in der Gesundheits- und Lebenserwartung zum Ziel. Diesbezüglich relevante Handlungsstrategien der Gesundheitsförderung sind Partizipation, Empowerment sowie Intersektoralität (Sterdt & Walter 2012). Die Definition von Gesundheitsförderung richtet sich nach der Ottawa-Charta der World Health Organisation (World Health Organization 1986) sowie nachfolgender Deklarationen. „Gesundheitsförderung zielt auf einen Prozess, allen Menschen ein höheres Maß an Selbstbestimmung über ihre Gesundheit zu ermöglichen und sie dadurch zur Stärkung ihrer Gesundheit zu befähigen" (ebd.). Die Ottawa-Charta unterscheidet fünf zentrale Handlungsebenen, darunter die „Schaffung gesundheitsfördernder Lebenswelten" (ebd.). Diese Handlungsebene kommt in

Deutschland beispielsweise im Programm „Gesunde Städte" oder in gemeindebezogenen Initiativen zum Tragen (Sterdt & Walter 2012, S. 30).

Sowohl für Prävention als auch für Gesundheitsförderung lassen sich zwei hauptsächliche Strategien unterscheiden. Der Unterschied zwischen den beiden Strategien liegt in den Wirkungsfeldern. Maßnahmen bezwecken entweder auf Wissen, Einstellungen und Verhaltensweisen von Individuen einzuwirken oder aber die Lebensbedingungen und strukturellen Verhältnisse zu beeinflussen. Hier ist die Rede von verhaltensorientierter und verhältnisorientierter oder auch von personenorientierter und strukturorientierter Intervention mit präventiver oder gesundheitsförderlicher Zielsetzung (Sterdt & Walter 2012, S. 29).

Setting und Setting-Ansatz – das Quartier als spezifisches Setting

Der Setting-Ansatz gilt in der Gesundheitsförderung als Schlüsselstrategie zur Umsetzung der Prinzipien der Ottawa-Charta (Altgeld 2004, Engelmann & Halkow 2008). Mit der Ottawa-Charta wurde das Augenmerk gesundheitsfördernden Handelns auf die sozialen Systeme (Schule, Quartier, Verein etc.) gelegt. Neben dem Individuum (Mikroebene) und der Bevölkerung (Makroebene) wurden entsprechend neu auch räumliche und soziale Strukturen (Mesoebene) als Ziele gesundheitsfördernder Maßnahmen mitgedacht (vgl. Engelmann & Halkow 2008).

Mit dem Setting-Ansatz soll Gesundheit kein abstraktes Ziel mehr sein, sondern im Alltag der Menschen hergestellt und aufrechterhalten werden (vgl. Altgeld 2004). Die WHO definiert Settings als „the place or social context in which people engage in daily activities in which environmental, organizational and personal factors interact to affect health and wellbeing" (World Health Organisation 1998, S. 19). „Ein Setting ist ein Sozialzusammenhang, in dem Menschen sich in ihrem Alltag aufhalten und der Einfluss auf ihre Gesundheit hat. Dieser soziale Zusammenhang ist relativ dauerhaft und seinen Mitgliedern subjektiv bewusst. Er drückt sich aus durch formale Organisation (z.B. Betrieb, Schule, Kita), regionale Situation (z.B. Kommune, Stadtteil, Quartier), gleiche Lebenslage (z.B. Rentner/Rentnerinnen), gemeinsame Werte bzw. Präferenzen (z.B. Religion, sexuelle Orientierung) bzw. durch eine Kombination dieser Merkmale" (Hartung & Rosenbrock 2011: 497). Passend zum weiter oben dargestellten Begriff Quartier ist ein Setting bisweilen ebenfalls nicht ganz scharf definierbar – gerade wenn das Quartier als Setting betrachtet wird – und unter anderem auch sozial konstruiert.

Mit dem Setting-Ansatz wird verdeutlicht, dass in unterschiedlichen Lebensbereichen und unterschiedlichen sozialen Systemen jeweils auch unterschiedliche Rahmenbedingungen herrschen, welche Einfluss auf die Gesundheit nehmen und deshalb für gesundheitsfördernde Maßnahmen berücksichtigt werden sollten (Sterdt & Walter 2012). Gleichzeitig ermöglicht der Setting-Ansatz die Konzentration gesundheitsfördernder Maßnahmen auf eingegrenzte Sozial-räume, dadurch gelingt es, „die Zielgruppen und Akteure genauer zu bestimmen, die Zugangswege zu bestimmen und vorhandene Ressourcen zu nutzen" (Altgeld 2004: 5).

Das Modell von Kilian, Geene und Philippi (2004) zeigt die Zusammen-hänge der Verhaltens- und der Verhältnisorientierung sowie der Partizipation, aber auch des Empowerments (Befähigung) auf (vgl. Abbildung 2).

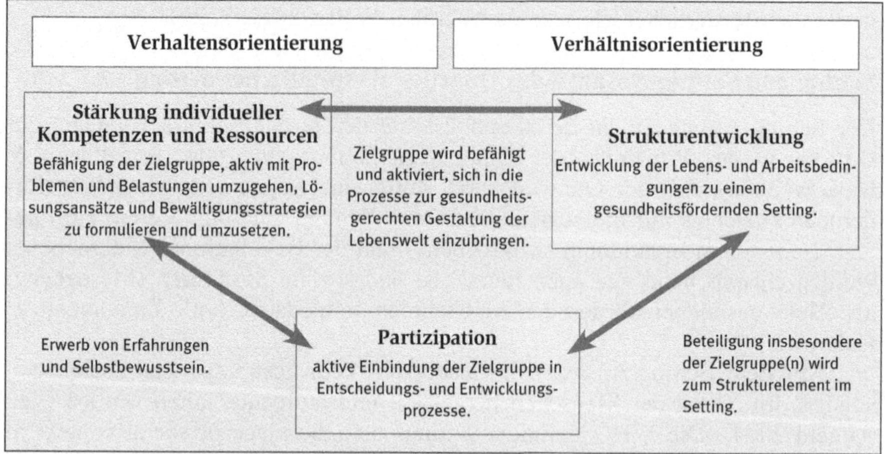

Abbildung 2: Kompetenzstärkung, Strukturentwicklung und Partizipation als zentrale Elemente des Setting Ansatzes (Kilian et al. 2004; zit. nach Gold et al. 2014: 15)

Die Kernstrategien des Setting-Ansatzes sind also der Einbezug und die Beteili-gung aller relevanter Akteure, die Prozessorientierung, die Entwicklung inte-grierter Konzepte und der Einbezug von Interventionen, die sowohl individuelle Verhaltensweisen als auch strukturelle Verhältnisse innerhalb des Settings beein-flussen (vgl. Sterdt & Walter 2012). Entsprechend wird von der „Organisations-entwicklung als Methode der Gesundheitsförderung" gesprochen (Pelikan 2011). Die Beteiligung aller Akteure, vor allem der Zielgruppe, ist gerade in Bezug auf die Gesundheitsförderung besonders relevant. Gesundheitsfördernde Projekte haben nur Erfolg, wenn die Menschen, für welche die Angebote entwickelt und umgesetzt werden, aktiv mitwirken können (vgl. Böhme & Reimann 2012).

Allerdings sind bei Setting-Interventionen Umsetzungs- sowie Forschungs-defizite auszumachen (Bär 2015: 25). Wie oben erwähnt fehlt es bisweilen an disziplinübergreifenden Konzepten und an der Integration von Theorien und Methoden. Der Setting-Ansatz stellt ein (teilweise) normatives Konzept dar, welches schwierig in seiner Ganzheit umzusetzen ist. Gerade das Quartier als Setting ist zudem, verglichen z.B. mit einer Schule oder einem Betrieb, in der Regel sehr viel komplexer und unüberschaubarer. Strukturen, Akteure, aber auch Prozesse oder Werte sind vielfältig und schwierig zu erfassen. Dennoch bietet der Setting-Ansatz die Chance, dass Verhalten und Verhältnisse nicht als Dichotomie (vgl. ebd.), sondern als sich ergänzende Elemente betrachtet werden sowie dass – das gilt auch für die Settings Stadt, Quartier oder Gemeinde – mit Organisationsentwicklungsansätzen und Planungsinstrumenten gearbeitet werden kann (Fabian 2009, Fabian et al. 2010).

Soziale Netzwerke, soziale Unterstützung und soziales Kapital – Ressourcen im Quartier

Die drei Konzepte der „sozialen Netzwerke", der „sozialen Unterstützung" und des „sozialen Kapitals" sind eng verbunden, weisen Gemeinsamkeiten auf, entspringen aber teilweise anderen wissenschaftlichen Traditionen. In Zusammenhang mit dem Schnittfeld der Themenbereiche Quartier und Gesundheit haben sie eine zentrale Bedeutung, da sie im Quartier vorhandene, aktivierbare oder förderbare Ressourcen für die Gesundheit darstellen.

Ein soziales Netzwerk[3] ist ein komplexes Geflecht sozialer Beziehungen zwischen Individuen und beschreibt „Strukturen und Interaktionen von unterstützenden Beziehungen, die auf eine Person oder eine umschriebene Gruppe bezogen sind. Sie bestehen aus vorhandenen Beziehungen primärer Art (z.B. Ehepartner, Familienangehörige, Freunde und Freundinnen) und sekundärer Natur (z.B. Arbeitskollegen und -kolleginnen, Nachbarn, Vereinsangehörige, weitere Bezüge in kulturellen und religiösen Gemeinschaften)" (Franzkowiak 2011: 11). Charakteristisch für soziale Netzwerke sind die Bindungen zwischen den Personen. Dabei gibt es starke Bindungen, die ein Netzwerk eher nach innen stärken und festigen, aber kaum dazu beitragen, dass neue Informationen und somit neue Optionen von außen hinzukommen, sowie schwache Bindungen, die eher lose Verbindungen zu außenstehenden Personen resp. anderen Netzwerken herstellen (Strübing 2013), aber einen vielfältigen Zugang zu sozialen Ressourcen im sozialen Umfeld ermöglichen, wie Möglichkeiten der Zugehörigkeit und der sozialen Kontrolle. Außerdem fördern sie den Zugang zu Ressourcen wie Geld, Arbeit

---

3   Mit sozialen Netzwerken sind im ursprünglichen Sinne des Wortes reale, physische soziale Netzwerke gemeint (vgl. z.B. Granovetter 1973). Das im Gegensatz zu den zeitgenössischen virtuellen sozialen Netzwerken, die im Alltag ebenfalls als „Soziale Netzwerke" bezeichnet werden (wie facebook.com, xing.com, festzeit.ch etc.) und primär eine elektronische, nicht physische also rein virtuelle Kontakt- und Austauschplattform zwischen Menschen bieten.

und Information (Berkman & Glass 2000, Berkman et al. 2000, Fergus et al. 2005, Hollstein 2003: 6). Für Entwicklungen und Innovation, sei es für ein Netzwerk, sei es für die einzelnen Mitglieder, sind somit diese schwachen Beziehungen von großer Wichtigkeit (Hollstein 2003: 6f). Soziale Netzwerke können einen wichtigen Beitrag zur Gesundheit leisten, indem sie soziale, emotionale, instrumentale, evaluative und informationelle Unterstützung erbringen können.

Während das soziale Netzwerk als Geflecht sozialer Beziehung und als strukturgebend betrachtet werden kann, beschreibt die soziale Unterstützung die positiven oder negativen Auswirkungen dieser Beziehungen auf das Wohlergehen des Individuums (Diewald & Sattler 2010: 689). Der Begriff des Netzwerks bezieht sich also auf die formalen Eigenschaften und der Begriff der Unterstützung beschreibt die Inhalte und Qualitäten dieser Beziehungen. Die zwei Begriffe sind deshalb voneinander zu unterscheiden. So gibt es beispielsweise Netzwerkeigenschaften, die an sich noch keine soziale Unterstützung darstellen, wie die Dauer der Beziehungen oder die Kontakthäufigkeit (ebd.). Die soziale Unterstützung ist für die Gesundheit und die Lebensgestaltung und -meisterung mitentscheidend. Soziale Unterstützung ist auch ein Prozess, beruht auf Gegenseitigkeit und bedingt, dass man diese Unterstützung aktivieren kann (Petermann 2012, Pfadenhauer 2005: 176). Sie kann die seelische sowie physische Gesundheit und Gesundheitserhaltung fördern (Knoblauch et al. 2005). Bei der sozialen Unterstützung wird unterschieden zwischen von einer Person wahrgenommener (im Sinne von sehen, dass es sie gibt) und tatsächlich erhaltener Unterstützung (Diaz-Bone 2007).

Zugleich kann soziale Unterstützung aber auch negative Wirkungen hervorrufen, etwa in Form von inadäquater Unterstützung, enttäuschten Unterstützungserwartungen, exzessiver Hilfe oder problematischen Beziehungen (ebd.). Verpflichtungen, Machtungleichgewichte, Konflikte und Belastungen, die für eine oder beide Seiten objektiv oder subjektiv gesehen mehr Aufwand als Nutzen darstellen, können diese negativen Effekte hervorrufen (Diewald & Sattler 2010, Leppin & Schwarzer 1997). Nachbarschaften sind eine wichtige Quelle für soziale Unterstützung und können durch Aktivitäten (z.B. gemeinsamer Garten im Hof, Straßenfeste, Sport im Park), durch bauliche Maßnahmen (Gemeinschaftsräume, Wohn- und Spielstraßen) oder durch aktive Vernetzung, z.B. in Form von Nachbarschaftsnetzwerken (professionell), gefördert werden.

Beim sozialen Kapital, ein soziologisches Konzept, stehen ebenfalls die sozialen Beziehungen im Fokus. Soziales Kapital entsteht und vergeht innerhalb dieser sozialen Beziehungen und wird als Netzwerkphänomen verstanden. Dabei wird die Zugehörigkeit zu einer Gruppe (Netzwerk) als Ressource erachtet, die es einer Person ermöglicht, für sich selbst und die anderen Gruppenmitglieder positive Auswirkungen zu erreichen. Die Tiefe und Beständigkeit der Beziehungen, die Anzahl und die Qualität der Kontakte sowie die Größe der sozialen Netzwerke sind die entscheidenden Faktoren (Bourdieu 1983, Coleman 1990, Putnam 1993).

Empowerment, Partizipation und Capacity building im Quartier

Partizipation und Empowerment sind zwei theoretische Konzepte, aber vielmehr noch bezeichnen sie Werthaltungen und Arbeitsweisen. Beide werden als der Sozialen Arbeit zugehörig gesehen, werden aber auch im Rahmen von gesunden Städten oder Stadtentwicklung allgemein sowie im Rahmen von Gesundheitsstrategien oder -politiken gefordert und (teilweise) eingelöst (vgl. Göpel 2012: 56).

Mit dem Empowerment-Ansatz wendet man sich von einer paternalistischen Ausrichtung ab und setzt den Fokus von der individuellen Vorsorge, Betreuung oder Erziehung neu auf Strategien der zielgruppen- und lebensweltspezifischen Aktivierung und Mobilisierung (Kraschl et al. 2010,: 153, Rosenbrock 2001). Mit Empowerment werden Maßnahmen, Strategien oder Konzepte bezeichnet, welche die Autonomie und Selbstbestimmung im Leben von Individuen oder Gemeinschaften erhöhen und es ihnen so ermöglichen sollen, ihre Interessen eigenmächtig, selbstverantwortlich und selbstbestimmt zu vertreten und ihre Umwelten eigenständig zu gestalten (Kraschl et al. 2010: 151).

Dieser Ansatz ist sowohl in Projekten der Gesundheitsförderung als auch in Quartierentwicklungsprojekten zentral. Es zeigen sich aber auch kritische Punkte: Zunächst stellt sich die Frage, wer sich „empowern" resp. wer befähigt werden soll. Voraussetzung für Empowerment ist Interesse und Engagement für die Bedürfnisse, Anliegen und Lebenslagen von benachteiligten, schwächeren oder gar gefährdeten Personen. Wer als benachteiligt, schwach und gefährdet gilt, ist allerdings bestimmt durch den normativen Blick von Professionellen. „Dieser normative Blick ‚von oben' steht aber im Widerspruch zum Empowerment-Ansatz, wonach die betreffenden Personengruppen selbst der Motor für Veränderungen sein sollten" (ebd.: 162). Von den benachteiligten Personen wird zugleich die Übernahme von mehr Eigenverantwortung und Eigeninitiative sowie als Folge davon mehr Autonomie erwartet. Dies führt mitunter zu einer Diskussion um das Verhältnis von individueller und gesellschaftlicher Verantwortung. Um Personen von unten her zu befähigen, müssen die Mächtigen, also Fachpersonen, Institutionen, Führungspersonen, aber auch die Verwaltung und Politik etc., einen Teil ihrer Macht abgeben. Hier eröffnet sich unmittelbar die Frage, ob das (immer) möglich und vor allem erwünscht ist. Eine weitere Frage ist, wohin, in welche Richtung sich die Personen befähigen sollen, d.h. in welchen Bereichen, Kompetenzen, Möglichkeiten etc. sollen die Personen mit welchen Zielen befähigt werden und wer hier die wer die Richtung bestimmt. Ein letzter Punkt betrifft das Dilemma der Selbstbestimmung versus die soziale Kontrolle und beschützende Intervention. So ist bei Personen, die nur über wenige persönliche oder soziale Ressourcen verfügen, darauf zu achten, wie viel Selbstbestimmung und Selbstverantwortung möglich sind, wie viel Schutz (in diesem Sinne eine unterstützende soziale Kontrolle) geboten werden muss, ohne in eine negative Kontrolle zu kippen (vgl. Herriger 2010: 223).

Partizipation ist, ähnlich wie Empowerment, ein Begriff, der sowohl im Rahmen von Quartier- und Stadtentwicklung als auch von Gesundheitsförderung gerne und oft verwendet wird, aber genauso oft diffus oder uneingelöst bleibt. „Auch wenn die unterschiedlichen Partizipationsbegriffe häufig synonym verwendet werden, widerspiegeln sie eine jeweils verschiedene Grundhaltung insbesondere bezogen auf die Frage der Machtverteilung in Partizipationsprozessen" (zit. nach Klöti & Drilling 2014: 32). Die verschiedenen Stufenmodelle der Partizipation, wie sie in der Literatur und Praxis verwendet werden, und die unterschiedlichen Betonungen der Stufen in konkreten Projekten zeigen oftmals deutlich, welche Werthaltung dahintersteht. Wird Partizipation als Beteiligung (hierarchische Beziehung) oder als Teilhabe (egalitäre Beziehung) bezeichnet und gesehen, ist das Ausdruck einer gegebenen Machtverteilung (vgl. Klöti et al. 2013).

Für Projekte, die Empowerment und Partizipation fördern und leben wollen, heißt es, dass die Prozesse sorgfältig angegangen werden müssen. „Für eine Partizipationspraxis, die nicht beliebig, sondern fundiert und professionell gestaltet sein soll, ist es notwendig, sich als Verwaltung beispielsweise im Rahmen eines Leitbildprozesses bewusst für einen Partizipationsbegriff und damit auch für eine bestimmte Partizipationshaltung zu entscheiden" (Klöti & Drilling 2014: 32). Wird in Entwicklungsprojekten partizipativ gearbeitet, ist auf verschiedene Bedingungen zu achten. Im Wesentlichen geht es um Fragen der Inklusion der Beteiligten und der Gerechtigkeit, der Qualität der Prozesse, der Transparenz, der Kommunikation, der Sozialisation von Beteiligten sowie um die Einbettung in die bestehenden Strukturen.

Capacity building oder Kapazitätsentwicklung ist ein eher neues Konzept und ist dem Konzept Empowerment sehr ähnlich. Ein Unterschied ist, dass capacity building vielmehr die Ebene der Gemeinde oder Gemeinschaft (z.B. Quartier) adressiert und weniger Einzelpersonen, während Empowerment alle Ebenen ansprechen kann. Gemäß Trojan und Nickel (2013) ist mit Empowerment stärker die politische Befähigung Benachteiligter gemeint, während capacity building die Lernprozesse und Entwicklungen im Gemeinwesen betont.

Smith, Tang und Nutbeam (2006: 2) definieren capacity building als die Weiterentwicklung von Wissen, Fertigkeiten, Commitment, Strukturen, Systemen und Führung, um effektive Gesundheitsförderung zu ermöglichen. Dabei wird auf drei Ebenen angesetzt: 1) Weiterentwicklung von Wissen und Fertigkeiten bei Personen in der Praxis und beteiligten Personen; 2) Ausbau der Unterstützung und Infrastruktur für Gesundheitsförderung in Organisationen; 3) Förderung von Zusammenhalt und Partnerschaften für Gesundheit auf kommunaler und gesellschaftlicher Ebene (vgl. ebd.).

Der Begriff capacity building wird explizit als Nutzendimension und Zielparameter für Prävention und Gesundheitsförderung aufgeführt. Der Indikator dient als Schätzer für die Dauerhaftigkeit von angestossenen Entwicklungen. Darunter wird die Bereitschaft und Befähigung, geeignete Strukturen zu entwickeln, das erfolgreiche Anbieten einer Maßnahme, die Nutzung und Mobilisierung geeigneter Ressourcen und Kooperationsstrukturen und die Entwicklung geeigneter Strategien zur Umsetzung von Maßnahmen verstanden (Trojan & Nickel 2013). Ein Konzept, um die Strukturen und Kompetenzen im Quartier zu erfassen, die einen Einfluss auf die Gesundheit haben, ist der KEQ-Fragebogen (Kapazitätsentwicklung im Quartier) aus Deutschland. Dieser Fragebogen beinhaltet fünf zentrale Dimension: Bürgerbeteiligung, verantwortliche lokale Führung, vorhandene Ressourcen, Vernetzung und Kooperation, Gesundheitsversorgung (für Details siehe Trojan & Nickel 2013: 221).[4]

Soziale Ungleichheit in den Quartieren und Gesundheit

Gesundheit hängt stark von sozialen Ungleichheiten ab (z.B. Richter & Hurrelmann 2011). Ein Modell zu den Zusammenhängen und Wirkungspfaden hat Mielck (2005) vorgelegt (vgl. Abbildung 3). In vereinfachter Weise wird gezeigt, dass soziale Ungleichheit über verschiedene intermediäre Faktoren mehr oder weniger direkt auf die gesundheitlichen Chancen wirkt sowie dass es eine Rückkoppelung dieser Ungleichheiten gibt.

---

4   Für spezifische Details zum Instrument siehe https://www.lzg.gc.nrw.de/service/koopera tionen/reg_knoten1/qualitaetsentwicklung/instrumente/keq/ (Zugriffsdatum: 31.01.2016)

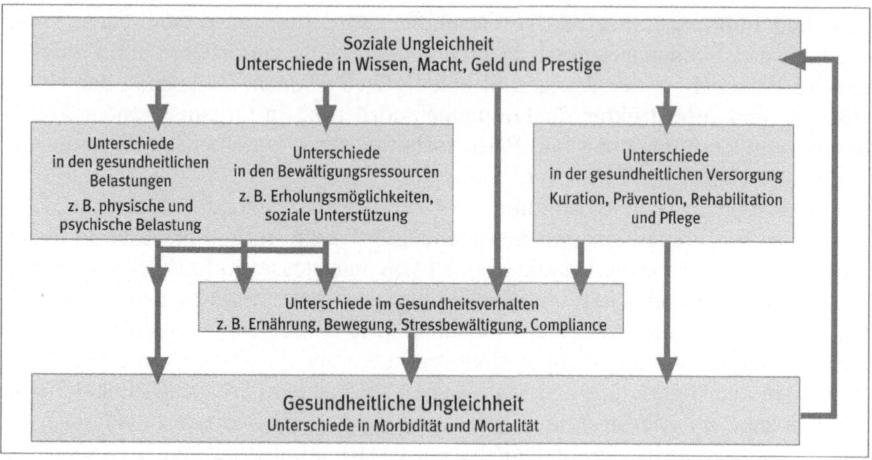

Abbildung 3:   Der Zusammenhang zwischen sozialer und gesundheitlicher Ungleichheit (Mielck 2005, zit. nach Gold et al. 2014)

Ist die Rede von Ungleichheiten, ist es wichtig den Begriff, gerade im Gesundheitskontext, einzuordnen. Nicht alle Menschen haben zu materiellen, finanziellen oder kulturellen (inkl. Bildung und Information) Ressourcen den gleichen Zugang. Diese sozialen Ungleichheiten haben viele Ursachen, manifestieren sich u.a. in städtischen Kontexten resp. zwischen Quartieren, haben verschiedene Folgen, wie Auswirkungen auf die Gesundheit, und haben somit direkte Auswirkungen auf die gesundheitliche Chancenungleichheit. In diesem Zusammenhang tauchen vier Begriffe auf (vgl. Stephens 2011):

- difference (Unterschied)
- inequality (Ungleichheit, vgl. auch die gesundheitliche Chancen(un)gleichheit[5])
- inequity (Ungerechtigkeit) und damit zusammenhängend
- injustice (Unrecht)

Eine Differenzierung dieser Begriffe ist wichtig, damit Prozesse und Lösungen adäquat entwickelt werden können und sich bestehende Problematiken nicht allenfalls noch verstärken. Ein einfaches Beispiel kann das illustrieren: Der einfache und rasche Zugang zu Grünflächen in Städten wird oft als wichtiger Faktor für die Gesundheit der Bevölkerung beschrieben: frische Luft, Bewegung, Ruhe

---

5   www.gesundheitliche-chancengleichheit.de (Zugriffsdatum: 30.5.2016)

oder auch das Knüpfen von Kontakten sind möglich. Gemäss Stephens (ebd.) gibt es beispielsweise auch dichte, urbane Quartiere, in welchen die wohlhabenderen Menschen aus eigener Wahl wohnen wollen (und hier die Vorzüge geniessen) und als Folge davon einen erschwerten oder weiter entfernten Zugang zu Grünflächen haben (diese Leute werden im Gegenzug eher über ein Auto und einen Parkplatz in Hausnähe verfügen). Eine solche Situation dokumentiert einen Unterschied betr. Zugangsmöglichkeiten und stellt eine Ungleichheit dar, ist aber nicht eine Ungerechtigkeit oder ein Unrecht, da es eben auf Freiwilligkeit basiert und nicht auf politischen Entscheidungen oder ressourcenbedingten Exklusionswirkungen (vgl. ebd.: 33). Anders ist die Situation, wenn aufgrund der sozialen Schicht beispielsweise die Lebenserwartungen deutlich unterschiedlich sind. Hier hat die soziale Ungleichheit, operationalisiert über Faktoren wie Einkommen, Vermögen, Macht, Sozialprestige, Bildung oder Wissen eine ungerechte Auswirkung auf die Gesundheit (Lampert et al. 2007).

Beschäftigt man sich mit Quartier und Gesundheit, wird eine Unterscheidung zwischen der Ebene der Personen (Bewohnerinnen und Bewohner) und der Ebene des Quartiers selbst relevant. Was für ein ganzes Quartier z.B. hinsichtlich adäquater Infrastruktur (z.B. fehlende öffentliche Grünflächen, schlechte Anbindung an ÖV) gilt, kann für einzelne Personen, abhängig von deren individuellen Möglichkeiten und Ressourcen, eine gänzlich andere Bewertung haben (z.B. eigener Garten, Privatfahrzeuge). Quartierseffekte bilden sich also unter Umständen selektiv ab.

3   Gestaltungsvisionen

Nahezu alle benannten Begriffe in ihren theoretischen Kontexten spielen in den Programmen zu Quartier und Gesundheit eine wichtige Rolle: teilweise weil sich diese direkt darauf beziehen oder weil sie sie implizit mit sich führen. Im Folgenden werden einzelne Programme kurz skizziert.

Gesunde Stadt

Das Programm Gesunde Städte (Healthy Cities) (vgl. Altgeld 2004; Strobl & Bruce 2000) ist ein langfristiges, internationales Programm, welches sich auf Städte konzentriert. Grundlage ist die Erklärung der Alma-Ata Konferenz von 1978 (World Health Organization 1978) sowie die Ottawa-Charta von 1986 (World Health Organization 1986) (vgl. Barten et al. 2007, Göpel 2012). Das Programm definiert eine „gesunde Stadt" als Stadt, in welcher die Gesundheit und das Wohlergehen der Bürgerinnen und Bürger in den Mittelpunkt öffentlicher Entscheidungsprozesse gerückt werden. Eine gesunde Stadt muss dementsprechend nicht notwendigerweise ein besonders hohes gesundheitliches Niveau nachweisen können. Stattdessen sollte eine gesunde Stadt in erster Linie bewusst die Gesundheit der Bürgerinnen und Bürger ins Zentrum stellen und dementsprechend Maßnahmen ergreifen, diese zu verbessern (vgl. Göpel 2012).

Wichtig ist gemäß der WHO das politische Commitment der Städte zur Gesundheit und zur Bereitschaft, sich auf die Prozesse einzulassen sowie die Strukturen zu entwickeln. Gesunde Städte, so die WHO, sollten die Determinanten der Gesundheit (vgl. Kapitel 2) anerkennen und sich auf partizipative, die breite Bevölkerung inkludierende Prozesse einlassen.[6]

Konkrete Arbeitsinstrumente, die von der WHO bereitgestellt werden, sind beispielsweise die Checkliste der Gesunden Städte[7] oder der Leitfaden für Planung und Umsetzung physischer Aktivitäten im Rahmen von gesunden Städten (vgl. Edwards & Tsouros 2008).

Dem europäischen Netzwerk Gesunder Städte (WHO-Regionalbüro für Europa 2014) gehören heute gut 100 Städte in 30 Ländern an. Die meisten Länder Europas haben eigene Landes-Netzwerke mit zahlreichen weiteren beteiligten Städten, insgesamt über 1.500.

Projets urbains

In der Schweiz haben sechs Bundesämter aus fünf verschiedenen Departementen das Programm „Projets urbains – Soziale Integration in Wohngebieten" (PPU) entwickelt und ab 2008 umgesetzt. Diese Trägerschaft zeugt von einer breiten Abstützung durch verschiedene Politikfelder und dokumentiert, dass Intersektoralität ein wichtiger Punkt für gelingende Entwicklungsprojekte auf der Ebene des Quartiers ist. Ziel der Projets urbains ist, die Lebensqualität in Quartieren, welche vor sozialen und städtebaulichen Herausforderungen stehen, nachhaltig zu verbessern, günstige Voraussetzungen für die gesellschaftliche Integration zu schaffen sowie dazu förderliche bauliche Aufwertungen und soziale Infrastrukturmaßnahmen anzustossen. Die Stärke der Projets urbains ist der ganzheitliche und partizipative Ansatz: Jedes Projekt formuliert Maßnahmen in den Bereichen Raumplanung, Wohnen, Infrastruktur, Sicherheit, Verkehr, Sozial- und Integrationspolitik und setzt diese unter Einbezug aller Betroffenen um. Die Gesundheit

---

6   www.euro.who.int/en/health-topics/environment-and-health/urban-health/activities/healthy-cities/who-european-healthy-cities-network/what-is-a-healthy-city (Zugriffsdatum: 30.5.2016)
7   www.euro.who.int/en/health-topics/environment-and-health/urban-health/activities/healthy-cities/who-european-healthy-cities-network/what-is-a-healthy-city/healthy-city-checklist (Zugriffsdatum: 30.5.2016)

wird nicht direkt adressiert, aber indirekt werden viele der weiter oben darge-stellten Determinanten der Gesundheit angesprochen.[8]

Soziale Stadt

In Deutschland stammt das Programm „Soziale Stadt" aus der Tradition der Städtebauförderung, setzt sich aber verstärkt die Gesundheitsförderung im Setting Stadt und Quartier zum Ziel. Inhaltlich stehen vor allem städtebaulichen Investitionen in das Wohnumfeld, aber auch die soziale Integration und der gesellschaftliche Zusammenhalt aller Bevölkerungsgruppen der entsprechenden Quartiere im Zentrum. Diesbezüglich sollen lokale Initiativen im Bereich der Beschäftigung, der Kultur und Sozialarbeit gefördert werden und die lokale Bevölkerung beteiligt und aktiviert werden (Häussermann 2005: 1031). Zudem wird vermehrt auf die Generationengerechtigkeit und die Förderung der Gesundheit geachtet (Bundesinstitut für Bau-, Stadt- und Raumforschung 2014). Die Gesundheitsförderung als explizites Handlungsfeld des Programms wird dadurch begründet, dass in benachteiligten Stadtteilen viele sozioökonomisch benachteiligte oder arme Menschen leben. Die sozioökonomische Benachteiligung geht oftmals einher mit gesundheitlichen Risiken, da Armut ein erhebliches Gesundheitsrisiko darstellt. Neben sozialbedingten Gesundheitsproblemen (ungesunde Ernährung, Bewegungsarmut, starker Alkoholkonsum u.a.) sind vermehrt umweltbedingte Gesundheitsrisiken vorhanden (hohes Verkehrsaufkommen, Lärmemission, Schadstoffemission, Unfallrisiken, fehlende Grünflächen). Gleichzeitig bietet der benachteiligte Stadtteil aber auch Chancen für die Gesundheitsförderung, denn das Quartier oder der Stadtteil als Lebenswelt ist von hoher gesundheitlicher Relevanz für die dort lebenden Menschen (vgl. Böhme & Reimann 2012). Das Setting Stadtteil oder Quartier kann für Menschen aus prekären Verhältnissen stabilisierend wirken, zudem werden Zielgruppen erreicht, welche über andere Settings wie die Schule nicht erreicht werden (Böhme & Reimann 2012). Das Programm Soziale Stadt betont deshalb auch, dass die Gesundheitsförderung als Settingentwicklung wahrgenommen werden soll, namentlich in Form einer Modifikation der Lebensbedingungen (vgl. Altgeld 2004).

Programme zur Nachhaltigkeit

Wie auch in der Diskussion zu Gesundheitsförderung wird in Bezug auf ökologische Problemlagen seit geraumer Zeit darauf hingewiesen, dass diese nicht isoliert betrachtet werden können. Stattdessen sollte ihnen mit ganzheitlichen Handlungsansätzen begegnet werden (vgl. Altgeld 2004). Ein wesentliches Grundla-

---

8   Vgl. http://www.are.admin.ch/themen/agglomeration/00630/02258/index.html?lang=de (Zugriffsdatum: 30.5.2016)

gendokument, welches zum ganzheitlichen Entwicklungsansatz unter Einbezug des Sozialen, der Wirtschaft und der Ökologie auffordert, stellt die Agenda 21 dar. Als Grundlage der national und international geforderten Nachhaltigkeitsstrategie der Agenda 21 gilt die integrierte Stadtentwicklung (vgl. Altgeld 2004). Das Konzept der integrierten Stadtentwicklung wurde durch die Leipzig-Charta des 24. Mai 2007 auch im europäischen Rahmen verankert und wird seither in der Diskussion zu den Schnittstellen zwischen Stadtentwicklung und Gesundheitsförderung erwähnt (Deutscher Städtetag 2013).

4   Quartier und Gesundheit – auf dem Weg zu einer theoriebasierten Programmatik?

Sowohl Gesundheitsförderungsprojekte im urbanen Kontext wie auch Quartierentwicklungsprojekte haben den Anspruch, einen Beitrag zur Minderung der sozialen Ungleichheit zu leisten. Bei genauerer Betrachtung der Ziele der verschiedenen Programme und Projekte zeigt sich, dass es oft um die oben beschriebenen sozialen Determinanten von Gesundheit geht und somit um die Minderung der gesundheitlichen Ungleichheit (Corburn 2011, Schmitt 2012; Trojan & Süss 2013). Angestrebt wird eine gezielte Ressourcenstärkung der Menschen und eine Minderung des Gefährdungspotenzials bei sozial benachteiligten Bevölkerungsgruppen und/oder benachteiligten Quartieren (Trojan & Süss 2013). Wichtiger Baustein hierfür ist eine politische Entscheidungsmacht, welche Empowerment und Partizipation der Bevölkerung ermöglicht oder fördern kann (Barten et al. 2007). Partizipation wird von Göpel (2012) und Trojan (1994, Trojan et al. 2013) als wichtiges Prinzip der beiden Felder, also sowohl der Stadt- und Quartierentwicklung als auch der Gesundheitsförderung, gesehen. Um nachhaltige Gesundheitsgewinne zu erzielen, müssen allerdings – und das ist in der Praxis oft eine große Herausforderung – strukturelle Voraussetzungen im Gemeinwesen geschaffen werden, damit Bewohnerinnen und Bewohner selbst zumindest eine Teilkontrolle über ihre eigene Gesundheit und deren Determinanten gewinnen können. Es bedarf aber nicht nur der Beteiligung von Bewohnerinnen und Bewohnern, sondern aller professionellen und nicht professionellen Akteurinnen und Akteuren, beispielsweise in Stadtteilkonferenzen oder Runde Tische (vgl. Trojan & Nickel 2013). Die thematische Verbindung zwischen Stadt- und Quartierentwicklung und Gesundheitsförderung ist nicht neu. Jedoch, so Bär (2015: 26), besteht einerseits bei den Gesundheitswissenschaften eine Raumblindheit, während andererseits zumindest in der deutschsprachigen Stadtforschung das Thema Gesundheit oft nur eine Marginalie darstellt. Dennoch wird auf der programmatischen Ebene internationaler Übereinkommen der Einfluss der städtischen Umwelt sowie der Lebenswelt auf die Gesundheit der Bewohnerinnen und Bewohner wiederholt hervorgehoben. Es werden Programme zur Intervention auf Ebene der Stadt- und Quartierstrukturen und der Lebensweisen postuliert, diese Programme sollen sich positiv auf Gesundheit auswirken. Mit der konzeptionellen Entwicklung von Gesundheitsförderung hat der „Setting-Ansatz" bzw. die „Setting-Orientierung" einen hohen Stellenwert bekommen.

Die zu Beginn des Beitrags aufgeworfene Frage, wie sich ein Quartier entwickeln kann oder wie ein Quartier entwickelt werden soll, damit die Menschen ihre Gesundheit optimal entfalten und sichern können, kann an dieser Stelle wie folgt beantwortet werden.

Einerseits gibt es verschiedene Programme, die sich dieser Frage in unterschiedlicher Form annehmen (siehe u.a. weiter oben im Beitrag) und es gibt eine ganze Reihe an lokalen Projekten und Initiativen (vgl. verschiedene Beiträge in diesem Band), welche Gesundheit im und mit dem Quartier entwickeln. Obwohl all diese Projekte in der Konkretisierung große Unterschiede aufweisen, zeigen sie doch auch Gemeinsamkeiten auf.

In Zusammenhang mit Quartier und Gesundheit müssen folgende Punkte als notwendig postuliert werden, damit es gelingen kann, im und mit dem Quartier die Gesundheit der Menschen herzustellen und zu erhalten:

- *Entwicklung*: Sowohl die Gesundheit als auch die Quartiere sind nie als Zustand, d.h. als fertige, nicht veränderbare und somit fixe Gegebenheiten zu sehen, sondern als solche, die sich stetig verändern, anpassen und entwickeln. Beide sind vielen Einflussfaktoren ausgesetzt und in stetigem Wandel. Diese Entwicklung(en) kann man, zumindest teilweise, planen und steuern.
- *Health in all policies*: Zentrales Anliegen ist, dass die Gesundheitsperspektive nicht nur im sogenannten Gesundheitswesen, sondern in allen Politikbereichen eingenommen werden muss. Wie das Modell der *Determinanten der Gesundheit* (vgl. weiter oben), aber auch viele Praxisprojekte zeigen, muss *intersektoral* gedacht, geplant und gehandelt werden.
- *Soziale Ungleichheit* kann als eine Folge von ungleichen Ausprägungen der Determinanten gesehen werden und hat Einfluss auf die *gesundheitliche Chancengleichheit*. Soziale (Un-)Gleichheit wiederum wird ebenfalls in allen Politikfeldern determiniert.
- Der *Setting-Ansatz* ist ein programmatischer sowie methodischer Zugang in organisationalen Einheiten, wie ein Quartier sie darstellt, und eröffnet viele Möglichkeiten, wie man intersektoral und kooperativ arbeiten kann. Im

Quartier manifestieren sich, auch wenn in Verzahnung mit den größeren Einheiten wie Stadt oder Nation, die genannten Determinanten der Gesundheit.

- *Partizipation, Empowerment, Integration*: Diese Ansätze sind sowohl in der Gesundheitsförderung als auch in der Quartierentwicklung geforderte, aber auch immer mehr geförderte Arbeitsmaximen. Die Einhaltung dieser führt zu besseren, breit abgestützten und längerfristig tragbaren Lösungen. Die Selbstbestimmung, zumindest in Teilen, der Menschen trägt maßgeblich dazu bei.
- *Lokale Ressourcen*: Die Ressourcen der Menschen im Quartier (soziale Ressourcen, soziales Kapital), aber auch die vorhanden Infrastrukturen, gilt es durch die oben genannten Ansätze zu fördern und zu vernetzen, damit sie zum Tragen kommen.
- *Forschung*: Damit diese genannten Elemente sich noch stärker von einer normativen Forderung zu einer wissenschaftlichen Evidenz entwickeln können, braucht es fundierte und die Komplexität aufnehmende Forschung.

5   Die Beiträge in diesem Band

Zahlreiche der hier skizzierten Aspekte von Quartier und Gesundheit werden in den Beiträgen dieses Sammelbands aufgegriffen. Das Buch gliedert sich nach der Einführung in drei Hauptteile. Teil eins thematisiert das Wohngebiet als Kontext und dessen Effekte auf die Gesundheit. Der zweite Teil geht auf Zielgruppen und Settings ein und die Beiträge thematisieren quartiersbezogene Interventionen im Gesundheitskontext. Der dritte Teil schließlich geht auf Themenbereiche von sozialer Ungleichheit und Gesundheit ein.

Im *ersten Teil* thematisiert *Jürgen Friedrichs* in seinem Artikel „Effekte des Wohngebiets auf die mentale und physische Gesundheit der Bewohner/innen" die Beziehungen zwischen den Merkmalen von Wohngebieten und der Gesundheit der Bewohner/innen und stellt die Frage, ob es einen Effekt des Kontextes gibt. Anhand zahlreicher internationaler empirischer Studien wird gezeigt, dass ein solcher Effekt – auch bei Kontrolle individueller Merkmale – besteht. So hat das Ausmaß der Benachteiligung eines Wohngebietes, gemessen u.a. über die Armutsquote oder die wahrgenommene Verwahrlosung, einen negativen Effekt auf den selbst-berichteten Gesundheitszustand, Depression und Übergewicht. In den Studien wird auch der Mechanismus, eine Kette von Hypothesen spezifiziert, die von den Kontextmerkmalen des Wohngebiets auf die individuellen Reaktionen führen. Diese Kette von Hypothesen wird für unterschiedliche Effekte genau dargestellt.

Im *zweiten Teil* des Buches zum Thema *Zielgruppen und Settings: Quartiersbezogene Interventionen im Gesundheitskontext* setzt sich zunächst *Birgit Wolter* in ihrem Beitrag „Gesundheitsförderliche Quartiere für alte Menschen – Herausforderungen und Barrieren" mit der Bedeutung des Quartiers für ein gesundes, selbstbestimmtes Leben im Alter auseinander. Ältere Menschen orientieren mit abnehmender Gesundheit ihre Aktionsräume zunehmend auf das Quartier, das damit an Bedeutung für die Bewältigung des Alltags und soziale Teilhabe gewinnt. Insbesondere Menschen mit geringen ökonomischen Ressourcen und eingeschränkter Mobilität sind auf Angebote in ihrem Wohnumfeld angewiesen. Sie sind zugleich besonders betroffen von problematischen städtebaulichen und gesellschaftlichen Entwicklungen, wie städtischen Schrumpfungsprozessen oder Gentrifizierung. Die Angebotslandschaft im Quartier und das sozialräumlich ausgerichtete Engagement der Akteure beeinflussen ebenso die Chancen auf ein gutes Leben im Alter wie die Qualität der öffentlichen Räume und der Zusammenhalt der Nachbarschaft. Diese Zusammenhänge werden mit der Hilfe von ausgewählten Ergebnissen aus einem laufenden Forschungsprojekt des Instituts für Gerontologische Forschung e. V. dargestellt, dabei wird vor allem die Situation alter Menschen mit Pflegebedarf in den Fokus genommen.

Elke Dahlbeck gibt in ihrem Beitrag „Gut leben zu Hause im Quartier – Ergebnisse einer Bürgerbefragung" einen Überblick über erste Erfahrungen beim Aufbau eines gesundheitsbezogenen Quartiersmanagements im Rahmen des Projektes „Proviva". Im Mittelpunkt stehen die empirischen Ergebnisse einer schriftlich durchgeführten Bürgerbefragung von Senioren und Seniorinnen ab 65 Jahre in zwei Stadtteilen Leverkusens über die gesundheitliche Lage, die Unterstützungsbedarfe, die Inanspruchnahme von Hilfeleistungen sowie die Angebotswünsche vor Ort. Diese Erkenntnisse dienten als wichtige Informationsgrundlage für die Ausrichtung des Gesundheits- und Quartiersmanagements. Die gewonnenen Erkenntnisse aus der Befragung sowie aus dem Projektverlauf, insbesondere die sich ergebenden Herausforderungen, für den Aufbau von gesundheitsbezogenen Unterstützungsstrukturen im Quartier werden in den Schlussfolgerungen näher beschrieben.

Bianca Rodekohr widmet sich in ihrem Beitrag „Inklusive Sozialplanung – partizipative und sozialräumliche Gestaltung der Schnittstelle der Alten- und Behindertenhilfe für Menschen mit und ohne lebenslange Behinderung im Alter" der Frage, wie eine inklusive Sozialplanung für ältere Menschen mit und ohne lebenslange Behinderung sozialräumlich umgesetzt werden kann. Hintergrund des BMBF-Forschungsprojekts SoPHiA („Sozialraumorientierte kommunale

Planung von Hilfe- und Unterstützungsarrangements für Menschen mit und ohne lebenslange Behinderung im Alter") ist zum einen die UN-Behindertenrechts-konvention, das damit verbundene Recht auf Teilhabe und zum anderen die kriti-sche Auseinandersetzung mit der Frage, wie die bisher stark voneinander ge-trennten Systeme der Alten- und Behindertenhilfe miteinander verknüpft werden und sinnvoll voneinander profitieren können. Ausgangspunkt ist der älter wer-dende Mensch und sein Lebensumfeld.

Ausgewählte Ergebnisse des Forschungsprojekts werden vorgestellt. Her-ausforderungen im Prozess, die Entwicklung eines neuen Rollen- und Koopera-tionsverständnisses der Sozialplaner_innen sowie Erkenntnisse für die Gestal-tung und Vernetzung auf Quartiersebene werden benannt.

Mit dem Beitrag „Gesund durch Beteiligung – Kinder und Jugendliche als Akteure einer gesundheitsfördernden Quartiersentwicklung" thematisiert *Jan Abt* den Themenkomplex Kind – Bewegung – Gesundheit. „Die dicken Kinder von Bullerbü" ist kein Titel eines Kinderbuches, der sich besonders verkaufsfördernd auswirken würde. Astrid Lindgren schrieb ihren Klassiker über die Erlebnisse von sieben Kindern auf dem schwedischen Land bereits 1955 und in ihrem Titel fehlt ein Wort, das in Hinblick auf die Gesundheit von Kindern heute eine ge-wisse Brisanz hat: Gegenwärtig sind in Deutschland bereits 15 % der 3–17-jährigen übergewichtig, davon 6 % adipös. Gegenüber den 1990er Jahren hat dieser Anteil um 50 % zugenommen (vgl. Kurth & Schaffrath Rosario 2007: 737). Unter anderem ist der Bewegungsmangel von Kindern für diese Entwick-lung verantwortlich. Dabei besitzen Kinder ein eigenes, intrinsisches Bewe-gungsbedürfnis und für ihre Entwicklung ist es essentiell, dieses umsetzen zu können, denn „regelmäßige körperliche Aktivität im Kindes- und Jugendalter hat eine positive Wirkung auf die physische sowie psychische Gesundheit von Kin-dern und Jugendlichen. Beispielsweise haben körperlich aktive Kinder ein güns-tigeres kardiovaskuläres Risikoprofil und eine höhere Knochendichte, sind selte-ner übergewichtig und haben ein besseres psychisches Wohlbefinden" (Manz et al. 2014: 840). Gesunde Kindheit und Bewegung gehören untrennbar zusammen und machen den bewegungsfreundlichen öffentlichen Raum im Quartier zu ei-nem wichtigen Element der Gesundheitsförderung.

Merle Müller und *Eike Quilling* behandeln in ihrem Artikel „Gesundes Aufwachsen im Quartier – interdisziplinäre Netzwerkarbeit im Spannungsfeld von Jugend- und Gesundheitshilfe" die Bedeutung der Städte und Gemeinden für die Gesundheitsförderung und betonen die Bedeutung dieser Settings für die Zu-gangswege zu den Zielgruppen (Böhme & Stender 2015). Aufgrund einer sehr heterogenen Trägerlandschaft in den diversen Lebenswelten wie Kindertagesstät-ten, Schulen, Jugendeinrichtungen und Vereinen handelt es sich bei Kommunen bzw. Quartieren um sehr komplexe und regional sehr unterschiedliche Settings.

Gesundheitsförderung in Netzwerken zu organisieren hat sich daher als erfolgversprechendes Modell herausgestellt, das belegen verschiedene Studien (Kolip et al. 2014, Quilling et al. 2013). Dabei sind die Aspekte der Kommunikation, Partizipation und des Netzwerkmanagements von besonderer Bedeutung. Diese werden in dem Artikel näher betrachtet. In Abhängigkeit des Ziels und der Adressatengruppen kann Gesundheitsförderung im Quartier sehr unterschiedlich gestaltet werden. Dabei steht stets das gemeinsame Ziel der unterschiedlichen Akteure im Mittelpunkt. Um das Ziel des gesunden Aufwachsens in der Kommune zu ermöglichen, sind in quartiersbezogenen Netzwerken meist sehr unterschiedliche Akteure beteiligt, die es zu koordinieren gilt. Die Organisation der Koordination in Netzwerken hat sich dabei als erfolgreich herausgestellt. Die Beiträger versuchen, die besonderen Aspekte der kommunalen Netzwerkarbeit im Quartier anhand zwei unterschiedlicher Praxisbeispiele, die die Deutsche Sporthochschule Köln evaluiert hat, darzustellen. Beide Praxisbeispiele haben gemein, dass sie das gesunde Aufwachsen von Kindern und Jugendlichen in der Kommune fördern wollen.

Schließlich präsentieren in diesem zweiten Teil des Buches *Johannes Guschelbauer, Monika Bader-Wehinger* und *Katrin Friesenbichler* mit ihrem Beitrag „Neu wohnen – Gesund leben: Gesundheitsförderung trifft Stadtteilmanagement" ein Praxisprojekt. In diesem Beitrag wird das Wiener Projekt „Neu wohnen – Gesund leben", das von Oktober 2012 bis Dezember 2014 umgesetzt wurde, vorgestellt. Ziel des Projekts war es, zur gesundheitsförderlichen Gestaltung der Strukturen in einem Wiener Stadtentwicklungsgebiet beizutragen und die Gesundheitspotenziale der regionalen AkteurInnen und BewohnerInnen zu stärken. Das Praxisprojekt „Neu wohnen – Gesund leben" sollte Erfahrungen der intersektoralen Zusammenarbeit der Geschäftsgruppen „Wohnen, Wohnbau und Stadterneuerung" und „Gesundheit und Soziales" der Wiener Stadtverwaltung sowie deren beauftragte Einrichtungen „Gebietsbetreuung Stadterneuerung" und „Wiener Gesundheitsförderung" generieren. Neben einer Analyse der jeweiligen Handlungsfelder sollten auch zwei Pilotprojekte entwickelt, geplant und umgesetzt werden. Die Arbeit des Stadtteilmanagements der Gebietsbetreuung Stadterneuerung und jene der kommunalen Gesundheitsförderung überschneiden sich in manchen Themen und methodischen Zugängen. Für Österreich waren bislang keine Kooperationsprojekte der Gesundheitsförderung mit der Stadtteilarbeit in Stadtentwicklungsgebieten bekannt, insofern hat das Projekt „Neu wohnen – Gesund leben" mit diesem Ansatz Neuland betreten. Das Projekt wurde prozessbegleitend extern durch „prospect unternehmensberatung gmbH" evaluiert.

Im dritten Teil des Buches, *Quartier, soziale Ungleichheit und Gesundheit,* postulieren *Christa Böhme* und *Thomas Preuß* mit ihrem Beitrag „Mehr Gesundheit in Quartieren durch Umweltgerechtigkeit im städtischen Raum" die Forderung, dass Umweltgerechtigkeit als übergreifendes Thema an bestehende sozialräumlich orientierte Aktivitäten und Programme der integrierten Stadtentwicklungsplanung mit dem Ziel angedockt werden sollte, die in benachteiligten Quartieren mit Blick auf Umwelt sowie soziale und gesundheitliche Lage bestehenden Mehrfachbelastungen abzubauen bzw. deren Entstehung zu vermeiden. Hierbei ist gezielt auf bestehende Lücken der sozialräumlichen Integration von Umwelt, sozialer und gesundheitlicher Lage zu fokussieren. Notwendig sind hierfür kleinräumige Daten sowie die kartografische Darstellung von Gebieten mit Mehrfachbelastungen. Zur Schaffung von mehr Umweltgerechtigkeit besteht eine Vielzahl unterschiedlicher Umsetzungsinstrumente, die in einem integrierten Konzept gebündelt werden sollten. Für eine erfolgreiche Implementierung des Ansatzes Umweltgerechtigkeit in das kommunale Verwaltungshandeln sind dabei sowohl ämterübergreifende Kooperationen sowie Informations- und Datenaustausch als auch die kommunalpolitische Verankerung des Ansatzes unerlässlich.

„Die Rolle der Sozialen Arbeit im Überschneidungsbereich von Stadtentwicklung und Gesundheitsförderung" lautet der Beitrag von *Andrea Zumbrunn, Carlo Fabian, Nadine Käser, Wim Nieuwenboom, Simon Süsstrunk* und *Felix Wettstein*. Sowohl Stadt- und Quartierentwicklung als auch die Förderung der Gesundheit sind zwei Handlungsfelder, in welchen die Soziale Arbeit tätig ist. Für die Erfüllung ihrer Aufgaben muss die Soziale Arbeit oftmals beide Handlungsfelder gleichermaßen berücksichtigen, sei es in gesundheitsfördernden Quartierprojekten oder sozialraumorientierter aufsuchender Sozialer Arbeit. Trotz der Plausibilität des Zusammenhangs ist die Soziale Arbeit in der Praxis immer wieder darum bemüht, den jeweils anderen Handlungsbereich angemessen einzubringen. Die präsentierte Studie untersucht die Rolle der Sozialen Arbeit im Überschneidungsbereich von Quartier-/Stadtentwicklung und der Förderung von Gesundheit. Die dargelegte Literatur und die Erkenntnisse aus der Fokusgruppe legen den Schluss nahe, dass die Soziale Arbeit im Überschneidungsbereich insgesamt selten explizit erwähnt wird, sich aber vielfältige Chancen für den Einbezug der Sozialen Arbeit in Projekte von Stadtentwicklung und Förderung von Gesundheit zeigen. So kann eine „gesundheitsbezogene Soziale Arbeit" nachteiligen städtischen Lebensbedingungen durch den Abbau von benachteiligenden Strukturen entgegenwirken. Eine aufsuchende Quartierarbeit erhöht zudem die Chance der Einbindung und Teilhabe der Bevölkerung in Projekten von Stadtentwicklung und Förderung von Gesundheit. Zudem wird deutlich, dass sich, gemessen an den fachlichen Anforderungen an das professionelle Handeln im Überschneidungsbereich (bspw. niederschwellige, netzwerkorientierte und partizipative Interventionen), die Soziale Arbeit als Partnerin in quartier- und gemeindeorientierten Projekten anbietet. Eine künftige, anwendungsorientierte Forschung und Entwicklung im Überschneidungsbereich der Handlungsfelder sollte ihren Blick vermehrt auf die Entwicklung gemeinsamer Ziele auf Basis anerkannter Theorien und Good Practice richten und das Postulat der Chancengleichheit ins Zentrum rücken.

Im Artikel von *Kerstin Hausegger-Nestelberger* „Stadtteilbezogene Gesundheitsförderung. Eine empirische Analyse über eine Maßnahme im „Setting Quartier" – das Projekt ‚Brunch am Grünanger'" schließlich erfolgt eine Auseinandersetzung mit dem Thema der stadtteilbezogenen Gesundheitsförderung unter Einbezug sozialer Ungleichheit auf theoretischer und empirischer Ebene. Den Forschungsgegenstand bildet die Maßnahme „Brunch am Grünanger". Diese wird vom Sozialmedizinischen Zentrum Graz Liebenau in einem sozial benachteiligten Stadtgebiet der steirischen Landeshauptstadt Graz angeboten. Der aktuelle Forschungsstand wurde mit Hilfe von qualitativen Forschungsmethoden theoriegeleitet analysiert. Die im Beitrag durchgeführte Analyse ergibt, dass der Brunch am Grünanger eine gesundheitsfördernde Maßnahme im Setting Stadtteil ist. Die Zielgruppe, welche die Bewohner und Bewohnerinnen am Grünanger bilden, wird teilweise erreicht. Für jene Personen, welche daran teilnehmen, stellt der Brunch am Grünanger ein Zentrum sozialer Vernetzung sowie eine niederschwellige Anlaufstelle dar.

Literatur

Altgeld, T. (2004): Gesundheitsfördernde Settingansätze in benachteiligten städtischen Quartieren: Expertise im Auftrag der Regiestelle E&C der Stiftung SPI. Hannover.

Bär, G. (2015): Gesundheitsförderung lokal verorten. Wiesbaden.

Barten, F., Mitlin, D., Mulholland, C., Hardoy, A. & R. Stern (2007): Integrated Approaches to Address the Social Determinants of Health for Reducing Health Inequity. Journal of Urban Health 84 (1): 164-173. URL: http://dx.doi.org/10.1007/s 11524-007-9173-7. 10.1007/s11524-007-9173-7.

Berkman, L. & T. Glass (2000): Social Integration, Social Networks, Social Support, and Health. In: Berkman, L. & I. Kawachi (ed.): Social Epidemiology. New York: 137-173.

Berkman, L., Glass, T., Brissette, I. & T. Seeman (ed.) (2000): From social integration to health: Durkheim in the new millennium. Social Science and Medicine 51: 843–857.

Bertram, H. & B. Hollstein (2003): Soziale Beziehungen und soziale Netzwerke. Berliner Journal für Soziologie 13 (2): 147-151. 10.1007/bf03204572.

Böhme, C. & B. Reimann (2012): Gesundheitsfördernde Stadtteilentwicklung: mehr Gesundheit im Quartier. In: Böhme, C., Kliemke, C., Reimann, B. & W. Süss (ed.): Handbuch Stadtplanung und Gesundheit. Bern: 199-210.

Böhme, C. & K.-P. Stender (ed.) (2015): Gesundheitsförderung und Gesunde / Soziale Stadt / Kommunalpolitische Perspektive. Verfügbar unter: http://www.bzga.de/leitbe

griffe/?uid=d488e4b99d79ea9a91d6f-f219061a87d&id=sysverz_liste_5&idx=123, Stand: 20.01.2016.

Bourdieu, P. (1982): Die feinen Unterschiede: Kritik der gesellschaftlichen Urteilskraft. Frankfurt a. M.

Bourdieu, P. (1983): Ökonomisches Kapital, kulturelles Kapital, soziales Kapital. In: Kreckel, R. (ed.). Soziale Ungleichheiten. Bd. 2. Göttingen: 183-198.

Bourdieu, P. (1997): Ortseffekte. In: Bourdieu, P. (ed.). Das Elende der Welt. Konstanz: 117-123.

Bundesamt für Gesundheit (2013): Die gesundheitspolitischen Prioritäten des Bundesrates. Bern.

Bundesinstitut für Bau- Stadt- und Raumforschung (2014): Soziale Stadt – Investitionen im Quartier. URL: http://www.staedtebaufoerderung.info/StBauF/DE/Programm/ SozialeStadt/soziale_stadt_node.html.

Coleman, J. (1990): Foundations of Social Theory. Cambridge.

Corburn, J. (2011): Toward Healthy Cities: People, Places, the Politics of Urban Planning and Power. J Urban Health 88 (2): 376-377. 10.1007/s11524-011-9560-y.

Dahlgren, G. & M. Whitehead (1991): Policies and strategies to promote social equity in health. Stockholm.

Deutscher Städtetag (2013): Integrierte Stadtentwicklungsplanung und Stadtentwicklungsmanagement – Strategien und Instrumente nachhaltiger Stadtentwicklung. Berlin.

Diaz-Bone, R. (2007): Review Essay: Gibt es eine qualitative Netzwerkanalyse? Forum: Qualitative Social Research 8 (1). URL: http://www.qualitative-research.net/ index.php/fqs/article/view/224/494.

Diewald, M. & S. Sattler (2010): Soziale Unterstützungsnetzwerke. In: Stegbauer, C. & R. Häußling (ed.): Handbuch Netzwerkforschung. Wiesbaden: 689-699.

Edwards, P. & A. D. Tsouros (ed.) (2008): A healthy city is an active city: a physical activity planning guide. Kopenhagen.

Engelmann, F. & A. Halkow (2008): Der Setting Ansatz in der Gesundheitsförderung. Genealogie, Konzeption, Praxis, Evidenzbasiereung. Berlin.

Fabian, C. (2009): Kommunales Change Management: Prävention in der Gemeinde unter spezieller Berücksichtigung der lokalen Diagnose. Bern.

Fabian, C., Caspar, C., Pannatier, G., Kneubühler, Y., Dieth, D. & C. Wilhelm (2010): Gesundheitsförderung und Prävention in der Gemeinde. Praxishilfe zur bedarfsgerechten Planung. 2. Aufl. Bern. URL: http://upload.sitesystem.ch/B2DBB48B7E/ 5B4613A676/2CD298A55F.pdf.

Fabian, C., Käser, N., Nieuwenboom, W., Süsstrunk, S., Wettstein, F. & A. Zumbrunn (2015): Stadtentwicklung und Förderung der Gesundheit – Ein Handlungsfeld für die Soziale Arbeit. Grundlagen und Praxisimplikationen. Basel.

Faltermeier, T. (2009): Gesundheit: körperliche, psychische und soziale Dimensionen. In: Bengel, J. & M Jerusalem (ed.): Handbuch der Gesundheitspsychologie und Medizinischen Psychologie. Göttingen: 46-57.

Fergus, S., Lewis, M., Darbes, L. & R. Butterfield (ed.) (2005): HIV Risk and Protection Among Gay Male Couples: The Role of Gay Community Integration. Health Education and Behavior 32 (2): 151-171.

Franzkowiak, P. (2011): Soziale Unterstützung. In: Bundeszentrale für gesundheitliche Aufklärung (ed.): Leitbegriffe der Gesundheitsförderung und Prävention: Glossar zu Konzepten, Strategien und Methoden. Werback-Gamburg: 516-520.

Früchtel, F., Cyprian, G. & W. Budde (2013): Sozialer Raum und Soziale Arbeit. Textbook: Theoretische Grundlagen. Wiesbaden.

Gold, C., Bräunling, S., Geene, R., Kilian, H., Sadowski, U. & A. Weber (2014): Aktiv werden für die Gesundheit – Arbeitshilfen für kommunale Prävention und Gesundheitsförderung. Bd. 1: Gesundheit. Berlin-Brandenburg.

Göpel, E. (2012): Internationale Leitlinien und Konzepte für Gesundheit und Stadtentwicklung. In: Böhme, C., Kliemke, C., Reimann, B. & W. Süss (ed.). Handbuch Stadtplanung und Gesundheit. Bern: 49-60.

Granovetter, M. S. (ed.) (1973): The Strength of Weak Ties. American Journal of Sociology 78 (6): 1360-1380.

Graumann, C. F. & L. Kruse (2008): Umweltpsychologie – Ort, Gegenstand, Herkünfte, Trends. In: Lantermann, E.-D. & V. Linneweber (ed.): Grundlagen, Paradigmen und Methoden der Umweltpsychologie. Göttingen: 4-65.

Hartung, S. & R. Rosenbrock (ed.) (2011): Settingansatz / Lebensweltansatz. In: Hurrelmann, K. & P. Franzkowiak (ed.): Leitbegriffe der Gesundheitsförderung und Prävention. Werbach: 497-500. URL: http://www.leitbegriffe.bzga.de/alphabetisches-verzeichnis/settingansatz-lebensweltansatz/?uid=080eb2835fd83fdc71459b7e51200fc4.

Häussermann, H. (ed.) (2005): Soziale Stadt. In: Akademie für Raumforschung und Landesplanung (ed.): Handwörterbuch der Raumordnung. Bd. 4. Hannover: 1031-1036.

Herriger, N. (ed.) (2010): Empowerment in der Sozialen Arbeit. Eine Einführung. 4. Aufl. Stuttgart.

Hollstein, B. (2003): Netzwerkveränderungen verstehen. Zur Integration von struktur- und akteurstheoretischen Perspektiven. Berliner Journal für Soziologie 13 (2): 153-174. URL: http://dx.doi.org/10.1007/BF03204573. 10.1007/bf03204573.

Hurrelmann, K. & P. Franzkowiak (2011): Leitbegriffe der Gesundheitsförderung und Prävention. Glossar zu Konzepten, Strategien und Methoden. Werbach.

Kessl, F. & C. Reutlinger (2007): Sozialraum. Wiesbaden.

Keyes, C. L. M. (2007): Promoting and Protecting Mental Health as Flourishing: A Complementary Strategy for Improving National Mental Health. American Psychologist 62: 95-108.

Kilian, H., Geene, R. & T. Philippi (2004): Die Praxis der Gesundheitsförderung für sozial Benachteiligte im Setting. In: Rosenbrock, R., Bellwinkel, M. & A. Schröer (ed.): Primärprävention im Kontext sozialer Ungleichheit. Bremerhaven: 151-230.

Klöti, T. & M. Drilling (2014): Forschungsbericht. Basel.

Klöti, T., Drilling, M. & S. Weiss (2013): Partizipation in der kollaborativen Siedlungsplanung. Sozial Aktuell 45 (10): 23-27.

Knoblauch, H., Flick, U. & C. Maeder (2005): Qualitative Methoden in Europa. Die Vielfalt der Sozialforschung. Bd. 6. URL: http://www.qualitative-research.net/index.php/fqs/article/view/3.

Kolip, P. et al. (2014): Nachhaltigkeit der Aktionsbündnisse für gesunde Lebensstile und Lebenswelten, Zentren für Bewegungsförderung und weiterer modellhafter Maßnahmen im Rahmen von IN FORM. Kurzbericht. Verfügbar unter: https://www.bun

desgesundheitsministerium.de/leadmin/dateien/Publikationen/Kurzberichte/Kurzbe
richt_Nachhaltigkeit_InForm_2014.pdf, Stand: 30.01.2016.

Kraschl, C., Drewes, J. & D. Kleiber (2010): Empowerment als Strategie in der HIV-
Prävention. In: Drewes, J. & H. Sweers (ed.): Strukturelle Prävention und Gesundheitsförderung im Kontext von HIV. Berlin: 151-169.

Kurth, B.-M. & A. Schaffrath Rosario (2007): Die Verbreitung von Übergewicht und
Adipositas bei Kindern und Jugendlichen in Deutschland. Ergebnisse des bundes-
weiten Kinder- und Jugendgesundheitssurveys (KiGGS). Bundesgesundheitsblatt –
Gesundheitsforschung – Gesundheitsschutz 50 (5/6): 736-743.

Lampert, T., Kroll, L. E. & A. Dunkelberg (2007): Soziale Ungleichheit der Lebenserwartung in Deutschland. Aus Politik und Zeitgeschichte 42: 11-17.

Leppin, A. & R. Schwarzer (1997): Sozialer Rückhalt, Krankheit und Gesundheitsverhalten. In: Schwarzer, R. (ed.). Gesundheitspsychologie. Göttingen: 349-373.

Löw, M. (2001): Raumsoziologie. Frankfurt a. M.

Manz, K., Schlack, R., Poethko-Müller, C., Mensink, G., Finger, J. & T. Lampert (2014):
Körperlich-sportliche Aktivität und Nutzung elektronischer Medien im Kindes- und
Jugendalter. Ergebnisse der KiGGS-Studie – Erste Folgebefragung (KiGGS Welle
1). Bundesgesundheitsblatt – Gesundheitsforschung – Gesundheitsschutz 57 (7):
840-848.

Mielck, A. (2005): Soziale Ungleichheit und Gesundheit. Einführung in die aktuelle Diskussion. Bern.

Oehler, P., &. M. Drilling (2010): Quartier. In: Reutlinger, C., Fritsche, C. & E. Lingg
(ed.): Raumwissenschaftliche Basics. Eine Einführung für die Soziale Arbeit. Wiesbaden: 201-209.

Pelikan, J. M. (2011): Organisationsentwicklung als Methode der Gesundheitsförderung.
In: Hurrelmann, K. & P. Franzkowiak (ed.): Leitbegriffe der Gesundheitsförderung
und Prävention. Werbach: 400-403.

Petermann, S. (2012): Theorie, Operationalisierung und Daten individuellen sozialen Kapitals. In: Hennig, M. & C. Stegbauer (ed.): Die Integration von Theorie und Methode in der Netzwerkforschung. Wiesbaden: 95-115. URL: http://dx.doi.org/10.1007/
978-3-531-93464-8_6.

Pfadenhauer, M. (2005): Szenen-Ethnografie. Zur soziologischen Lebensweltanalyse von
(posttraditionaler) Vergemeinschaftung. Forum: Qualitative Social Research 6 (3).
URL: http://www.qualitative-research.net/index.php/fqs/article/view/23.

Putnam, R. D. (1993): Making Democracy Work: Civic Traditions in Modern Italy.
Princeton.

Quilling, E., Goldapp, C., Chumi, I., Gosch, F., Hermann, A., Lütkemeier, L., Müller, M.,
Ordelmans, E. & E. Rühl (2013): Sekundäranalyse der im Rahmen des Nationalen
Aktionsplans IN FORM seitens des BMG geförderten Projekte, Kurzbericht. Ver-
fügbar unter: https://www.bundesgesundheitsministerium.de/leadmin/dateien/Publi
kationen/Praevention/Kurzberichte/141022_Kurzbericht_Sekundaeranalyse_IN_
FORM.pdf, Stand: 20.01.2016.

Richter, M. & K. Hurrelmann (2011): Determinanten von Gesundheit. In: Hurrelmann, K.
& P. Franzkowiak (ed.): Leitbegriffe der Gesundheitsförderung und Prävention.
Werbach: 45-48. URL: http://www.leitbegriffe.bzga.de.

Rosenbrock, R. (2001): Was ist New Public Health. Bundesgesundheitsblatt – Gesundheitsforschung – Gesundheitsschutz. 8: 753-762.

Schmitt, J. (2012): Gesundheitsaspekte in der partizipativen Stadtentwicklung. Public Health Forum 20 (2): 11.e11-11.e13. URL: http://www.sciencedirect.com/science/article/pii/S0944558712000170. http://dx.doi.org/10.1016/j.phf.2012.03.014.

Schnur, O. (2014): Quartiersforschung im Überblick: Konzepte, Definitionen und aktuelle Perspektiven. In: Schnur, O. (ed.): Quartiersforschung. Wiesbaden: 21-56. URL: http://dx.doi.org/10.1007/978-3-531-19963-4_2.

Smith, B. J., Tang, K. C. & D. Nutbeam (2006): WHO Health Promotion Glossary: new terms. Health Promotion International: 1-6. URL: http://www.who.int/healthpromotion/about/HP%20Glossay%20in%20HPI.pdf.

Stephens, C. (2011): Revisiting urban health and social inequalities: the devil is in the detail and the solution is in all of us. Environment and Urbanization 23 (1): 29-40. URL: <Go to ISI>://WOS:000289490400003. 10.1177/0956247811398588.

Sterdt, E. & U. Walter (2012): Ansätze und Strategien der Prävention und Gesundheitsförderung im Kontext von Stadtplanung. In: Böhme, C./Kliemke, C./Reimann, B. & W. Süss (ed.): Handbuch Stadtplanung und Gesundheit. Bern: 27-36.

Strobl, J. & N. Bruce (2000): Achieving wider participation in strategic health planning: experience from the consultation phase of Liverpool's ‚City Health Plan'. Health Promotion International 15 (3): 215-225. URL: <Go to ISI>://WOS:000089567000005. 10.1093/heapro/15.3.215.

Strübing, J. (2013): Qualitative Sozialforschung: Eine komprimierte Einführung für Studierende. München. URL: http://books.google.ch/books?id=0eRrqw5Ka3IC.

Trojan, A. (1994): Gesundheit und Stadterneuerung. In: Stumm, B. &. A. Trojan (ed.): Gesundheit in der Stadt. Modelle – Erfahrungen – Perspektiven. Frankfurt a. M.: 9-37.

Trojan, A. & W. Süss (2013): Gesundheit fördern, wo die Menschen leben. Das Setting Gemeinwesen. Weinheim.

Trojan, A., Nickel, S., Wolf, K. & W. Süss (2013): Partizipation als strategisches Element in der quartiersbezogenen Gesundheitsförderung. In: Trojan, A. (ed.): Quartiersbezogene Gesundheitsförderung. Weinheim: 270-279.

Trojan, A. & S. Nickel (2013): Konzept und Methode des Instruments zur Messung der Kapazitätsentwicklung. Weinheim.

WHO-Regionalbüro für Europa (2014): Phase VI (2014-2018) des Gesunde-Städte-Netzwerks der Europäischen Region der WHO: Ziele und Anforderungen. Kopenhagen.

Willutzki, U. (2013): Ressourcen: Einige Bemerkungen zur Begriffsklärung. In: Schemmel, H. & J. Schaller (ed.): Ressourcen. Ein Hand- und Lesebuch zur therapeutischen Arbeit. 2. vollst. übrearb. und erw. Aufl. Tübingen: DGVT-Verlag. S. 61-82.

World Health Organization (1978): Declaration of Alma-Ata. International Conference on Primary Health Care. Alma-Ata, USSR. URL: http://www.who.int/publications/almaata_declaration_en.pdf.

World Health Organization (1986): Ottawa Charter for Health Promotion. Geneva. URL: http://www.euro.who.int/__data/assets/pdf_file/0006/129534/Ottawa_Charter_G.pdf?ua=1.

World Health Organisation (1998): The WHO Health Promotion Glossary. Geneva.

I Kontexte: Quartierseffekte und Gesundheit

Effekte des Wohngebiets auf die mentale und physische Gesundheit der Bewohner/Innen

Jürgen Friedrichs

Eine der grundlegenden Annahmen der Soziologie ist, das Handeln von Individuen sei nicht allein auf Merkmale der Person, wie z.B. Alter, Bildung oder psychische Dispositionen wie z.B. Aggressivität, zurückzuführen, sondern auch – oder gar vor allem – auf Bedingungen ihrer jeweiligen Umwelt. Die Umwelt stellt einen Kontext dar, der sowohl Optionen (Chancen) als auch Restriktionen für das Handeln aufweist. Einer der am häufigsten untersuchten Kontexte ist das Wohngebiet (neighbourhood). In der sozialwissenschaftlichen Literatur über die generellen Effekte des Wohngebietes auf dessen Bewohner/innen hat sich gezeigt, dass die (Nachbarschafts-)Effekte – verglichen mit den Individualeffekten – sehr niedrig sind (u.a. Brooks-Gunn et al. 1993, Dietz 2002, Durlauf 2005, Galster 2003, 2007, Leventhal & Brooks-Gunn 2000, van Ham et al. 2012).

Das Problem ist nun, wie der Kontext auf die Individuen wirkt – worin der Kontexteffekt besteht (vgl. dazu Abbildung 1). Dazu ist es sinnvoll, zwei in der Literatur gelegentlich synonym verwendete Konzepte zu unterscheiden. Zum einen ist es der Kontexteffekt, der in der Annahme besteht, es gäbe eine Wirkung des Kontextes auf die Individuen. Wie die Wirkung genau zustande kommt, ist bislang unzureichend aufgeklärt (Friedrichs 2014, Galster 2014, Opp 2004, 2013, van Ham et al. 2012). Eine methodologische Analyse der Kontexteffekte erbringt, dass sich ein Teil von ihnen durch lerntheoretisch basierte Mechanismen genauer fassen lässt (Friedrichs 2016). Zum anderen sind es „soziale Mechanismen" (Hedstrom 2005, Hedstrom & Swedberg 1998), in denen ein Kontextmerkmal über eine Kette von Hypothesen mit einem Ergebnis, dem Handeln von Individuen, verbunden wird. Hingegen weist die umfangreiche Literatur zum Zusammenhang von Merkmalen des Wohngebiets und dem Gesundheitszustand der Bewohner deutliche Effekte nach. Mehr noch: In ihr werden häufig auch die Mechanismen spezifiziert, die den Effekt auftreten lassen. Diese Analysen sind deshalb so wichtig, weil sie über die empirisch hinreichend nachgewiesenen Zusammenhänge zwischen sozialer Schicht einerseits und Gesundheitsverhalten und Erkrankungen andererseits hinausgehen und die verstärkenden (oder vermindernden) Einflüsse des Wohngebiets untersuchen.

Die folgende Darstellung gibt einen Überblick über wichtige Befunde der internationalen Forschung zu Kontexteffekten des Wohngebiets auf den Gesundheitszustand und das Gesundheitsverhalten von Bewohner/innen. Ich verwende statt des Ausdrucks „neighbourhood" oder „Quartier" durchgängig den Ausdruck „Wohngebiet". Aus der Vielzahl von Studien habe ich für den jeweiligen Gegenstand typische ausgewählt. In der folgenden Analyse geht es um fünf Fragen:

1. Hat das Wohngebiet einen Effekt auf die mentale und psychische Gesundheit der Bewohner/innen? Oder sind es nur individuelle Merkmale und Dispositionen, die zu Krankheiten führen?
2. Welche Merkmale des Wohngebiets – unabhängig von individuellen Merkmalen – bewirken solche Effekte?
3. Welche Effekte oder Auswirkungen lassen sich nachweisen?
4. Wie kommt der Effekt zustande, d.h. welcher Mechanismus verbindet die Makroebene des Wohngebiets mit der Mikroebene des Individuums?
5. Sind von den Effekten alle sozialen Bewohnergruppen gleichermaßen betroffen?

Bei der Analyse der Merkmale oder Bedingungen des Wohngebiets, die zu mentalen und physischen Schäden bei Bewohnern führen, konzentriere ich mich auf solche Bedingungen und Erkrankungen, die häufig in der Literatur untersucht wurden. Dabei geht es um so unterschiedliche Auswirkungen wie Stress, Asthma, Depressionen, Übergewicht oder den subjektiv als schlecht beurteilten Gesundheitszustand als abhängige Variablen. Außerdem geht es darum, zu beschreiben, wie diese Effekte zustande kommen, die in der Literatur – explizit oder nur implizit – angeführt werden.

In einem abschließenden Teil gehe ich darauf ein, welche Folgerungen für politische und präventive Maßnahmen sich aus diesen Befunden ergeben. Geht es nur um Maßnahmen für eine individuelle Prävention oder auch um Maßnahmen, die sich auf das Wohngebiet richten?

1 Problem

Das Problem der Effekte des Wohngebiets auf das Verhalten der Bewohner/innen lässt sich am besten durch ein Makro-Mikro-Modell darstellen, das seit Coleman (1987, 1990) in der Soziologie verwendet wird. Es ist in Abbildung 1 dargestellt. Die Beziehung auf der Makroebene (Anteil Arme → Anteil der Bewohner mit Depressionen) wird durch die Beziehungen zwischen der Makro-und Mikroebene (Kontexteffekt), eine Handlungstheorie auf der Mikroebene, z.B.

Rational Choice Theorie, und der Beziehung zwischen Mikro- und Makroebene (Aggregationseffekt) erklärt, also durch einen „Umweg" über die Makro-Mikro-Makroebene.

Den realen Bedingungen angemessener ist es, eine Mesoebene einzuführen; sie kann aus Institutionen wie der Schule oder Familie, aber auch aus Überzeugungen der Individuen über das Kollektiv, bestehen. Zu Letzteren gehören das Konzept des Sozialkapitals in einem Wohngebiet und das Konzept der kollektiven Wirksamkeit (collective efficacy), das von Sampson und Kollegen eingeführt wurde (Sampson 2006, 2012, Sampson & Groves 1989, Sampson et al. 1997). Es misst das Vertrauen und die soziale Kontrolle im Wohngebiet. Demnach gibt es neben dem direkten auch noch einen indirekten Effekt der Makroebene auf die Mikroebene. Es ist plausibel, dass der direkte Effekt (Wohngebiet → Individuum) durch die indirekten (Wohngebiet → Familie → Individuum) verstärkt oder aber aufgehoben wird.

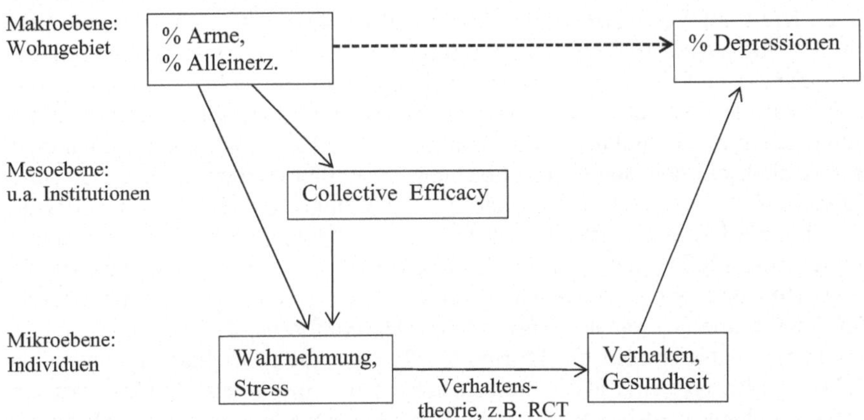

Abbildung 1:   Das Makro-Mikro-Modell

Effekte des Wohngebiets u.a. auf Kriminalität, Schulschwänzen, Schwangerschaft von Teenagern sind nachgewiesen (z.B. Dietz 2002, Ellen & Turner 1997, Friedrichs 2014, Galster 2007, 2008, 2012, 2014, Galster & Friedrichs 2015, Haynie 2001, Sampson et al. 2002, Manley & Van Ham 2012). Als Effekte wurden häufig kollektive Sozialisation, fehlende positive Rollenmodelle, gegenseitige Ansteckung oder Ausstattung des Gebiets (Infrastruktur) angeführt. Damit wissen wir jedoch noch nicht, wie der Effekt zustande kommt, kennen also den Mechanismus nicht.

2   Effekte des Wohngebiets auf die Gesundheit: Einfaches Modell

In zahlreichen Studien sind die Einflüsse von Bedingungen (oder Merkmalen) des Wohngebiets auf den Gesundheitszustand untersucht worden. Dabei wurden zumeist folgende Merkmale des Wohngebiets verwendet:

- Anteil Armer
- Anteil Alleinerziehender
- Anteil an Minoritäten
- Anteil niedriger Einkommen
- Sozio-ökonomischer Status (SES)

Die Effekte wurden untersucht, indem man Individualmerkmale wie Alter, Geschlecht und Bildung kontrollierte (u.a. Bleich et al. 2012, Bryden et al. 2013, Diez Roux 2001). Es wurden Effekte auf den selbst-berichteten Gesundheitszustand, Kreislauf-Versagen, Depressionen und Übergewicht nachgewiesen. Auch sind Effekte auf Morbidität und Mortalität belegt. Die Befunde sind, verglichen mit denen in anderen Bereichen der Soziologie, relativ ähnlich, es werden vielfach auch die gleichen Messinstrumente verwendet, sodass man von einer gut entwickelten und kumulativen Forschung sprechen kann. Das belegen auch mehrere Artikel, die den Stand der Forschung darstellen (Cohen et al. 2003, 2007, Curtis et al. 2013, Diez Roux & Mair 2010, O'Campo et al. 2009, Robert 1999).

In einer Längsschnittstudie mit Daten aus England und Wales untersuchten Boyle et al. (2004) mehr als 77.612 Haushalte, die über die drei Stichproben 1971, 1981 und 1991 im gleichen Wohngebiet gewohnt haben. Was sich über die Zeit ändern konnte, war das Ausmaß der Deprivation des Gebiets. Die Autoren zeigen nun, dass sowohl die Morbidität als auch die Mortalität in statushohen Gebieten niedriger sind als in statusniedrigen und mit einem Wechsel des Gebiets von einem niedrigeren zu einem höheren Status eine geringere Morbidität und Mortalität verbunden sind sowie umgekehrt mit einem Wechsel zu einem niedrigeren Status beide Werte ansteigen.

Mehrere Merkmale des Wohngebiets haben sich als abträglich für den *selbst-berichteten Gesundheitszustand* erwiesen (Browning et al. 2003, McCulloch 2001, Mulvaney-Day et al. 2007, Ross 2000, Stafford et al. 2008, Zhang & Ta 2009). Den Einfluss von Wohlstand und Armut auf selbst-berichtete Gesundheit untersuchten Browning et al. (2003) mit Daten von Surveys in Chicago 1991-1999. Sie zerlegten die Effekte von Wohngebiet, Individuen und Zeit. Der Grad des Wohlstands (gemessen über den Anteil hoher Einkommen), aber nicht derjenige der Armut, wies bei Kontrolle individueller Merkmale, einschließlich des sozialen Status, einen Effekt auf die Gesundheit bei Schwarzen und Latinos, jedoch nicht bei Weißen auf. Die Autoren erklären den Befund damit, dass mit steigendem Anteil wohlhabender Bewohner sowohl die infrastrukturelle Ausstattung des Gebiets als auch die soziale Organisation besser werden.

Da „Gesundheitszustand" ein mehrdimensionales Konzept ist, tritt die Frage auf, welche Merkmale oder Eigenschaften Befragte heranziehen, wenn sie aufgefordert werden, ihren Gesundheitszustand zu beurteilen. Den Ergebnissen von Au & Johnston (2014) zufolge ist der wichtigste Aspekt „Vitalität" („full of life and energetic"), gefolgt von „mobil zu sein" und von „keine Schmerzen zu haben" (ebd.: 27). Der selbst-berichtete Gesundheitszustand wurde durch die Frage „In general, would you say your health is: excellent, very good, good, fair or poor?" erhoben. Zusätzlich wurde als Instrument der Test SF-36 (Ware 2000) eingesetzt, der acht verschiedene Dimensionen der Gesundheit misst.

Das Wohngebiet kann einen Einfluss auf das *Kreislauf-Versagen* haben (u.a. Diez Roux et al. 2008, Pickett & Pearl 2001). Diez Roux et al. referieren eine Reihe von internationalen Studien, die signifikante Effekte der Benachteiligung und der Kriminalitätsrate im Wohngebiet auf Herzkranzgefäße nachweisen. Auch vermindert die Ausstattung des Wohngebiets mit Geschäften oder Supermärkten mit gesunder Nahrung das Auftreten solchen Erkrankungen.

Zur Ausstattung gehören auch Grünflächen. Wie Lachowycz und Jones (2014) zeigen, führen Grünflächen im Wohngebiet dazu, dass mehr Bewohner/innen spazieren gehen, was sich wiederum auf ein geringeres Risiko, früh zu sterben, auswirkt. Die nachfolgende Grafik zeigt am Beispiel der Grünflächen, wie sich die Ausstattung des Wohngebiets als Chance für Aktivitäten auswirkt, hier auf die Gesundheit.

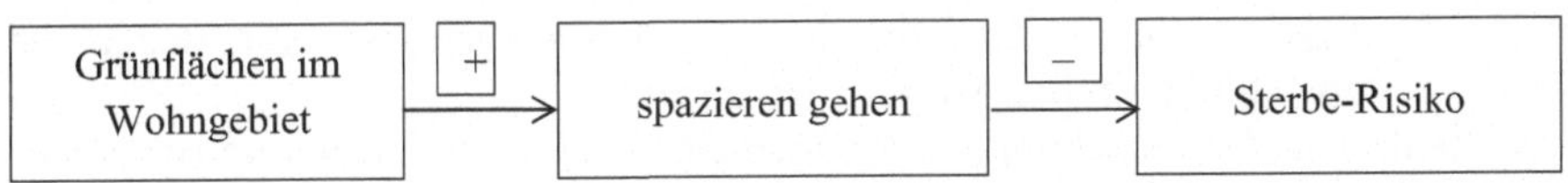

Eine Vielzahl von Studien richtet sich auf das Vorkommen von *Depressionen* (Giurgescu et al. 2015, Greif & Dodoo 2015, Mair et al. 2010, 2015, McCulloch 2001, O'Campo et al. 2015, Whitley & Prince 2005) und Wohlbefinden (Cutrona et al. 2000). So belegt Ross (2000) in einer nordamerikanischen Studie mit einer Wahrscheinlichkeitsstichprobe von 2.400 Erwachsenen, dass in benachteiligten Gebieten (gemessen über die Anteile von Armen und von Alleinerziehenden) signifikant mehr Depressionen auftraten. Der Befund galt auch unter Kontrolle von Individualmerkmalen wie Geschlecht, Alter, Ethnie, Bildung und Einkommen. Die Beziehung bestand jedoch nicht mehr, wenn das Ausmaß der wahrgenommenen Verwahrlosung (Kriminalität, physische Verwahrlosung) einbezogen wurde. Der Kontexteffekt des Gebiets bestand demnach nur dann, wenn Benachteiligung *und* Verwahrlosung gemeinsam auftraten, statistisch ein Interaktionseffekt.

In einer Studie von 2.412 Personen in 87 Stadtteilen in Toronto fanden O'Campo et al. (2015), dass geringe soziale Kontrolle, geringe Kohäsion und andere Probleme im Wohngebiet zu höheren Anteilen von depressiven Bewohnern, mehr Angstgefühlen und höheren Anteilen von übergewichtigen Personen führten. Die Effekte waren stärker bei Frauen als bei Männern, bei Älteren stärker als bei Jüngeren.

Die Zusammenhänge von Merkmalen des Wohngebiets, Verwahrlosung und sozialen Beziehungen und Depression untersuchte Kim (2010). Die Studie bezog sich auf Einwohner von Illinois; der „Community, Crime and Health Survey" wurde 1995 und dann erneut 1998 durchgeführt, umfasste 2.482 resp. 1.327 Befragte. Verwahrlosung und geringe soziale Beziehungen wirkten sich beide begünstigend auf Depressionen aus. Hingegen hatten soziale Unterstützung und Kontakte in der Nachbarschaft – also soziales Kapital – einen negativen Effekt auf das Ausmaß der Depressionen. Hier, wie auch in anderen berichteten Studien, zeigt sich, dass die Benachteiligung des Wohngebiets für sich genommen nur einen sehr geringen direkten Effekt von .07 auf eine Folge, hier: Depressionen, hat. Bedeutsamer sind die indirekten Effekte, z.B. mit dem Ausmaß der wahrgenommenen Verwahrlosung. In anderen Studien sind dies Interaktionseffekte. Das differenzierte Modell zeigt Abbildung 2.

Mair et al. (2015) zeigen an einer Stichprobe von 103 Wohngebieten in New York, wie sich zwischen 2002 und 2007 die Veränderungen der Kohäsion, von Gewaltdelikten und des Sicherheitsempfindens auf das Auftreten von Arteriosklerose auswirkten. Weiße lebten vor allem in Gebieten, in denen sich die Werte für diese Merkmale verbesserten. Wo sich hingegen die Bedingungen verschlechterten, nahm auch die Arteriosklerose zu.

Zahlreiche Untersuchungen erbringen einen Zusammenhang von Benachteiligung des Gebiets mit dem Anteil von Personen mit *Übergewicht* (u.a. Burnette & Hill 2008, Maguire et al. 2015, O'Campo et al. 2015) und mit den kognitiven Fähigkeiten (Sharkey & Elwert 2011).

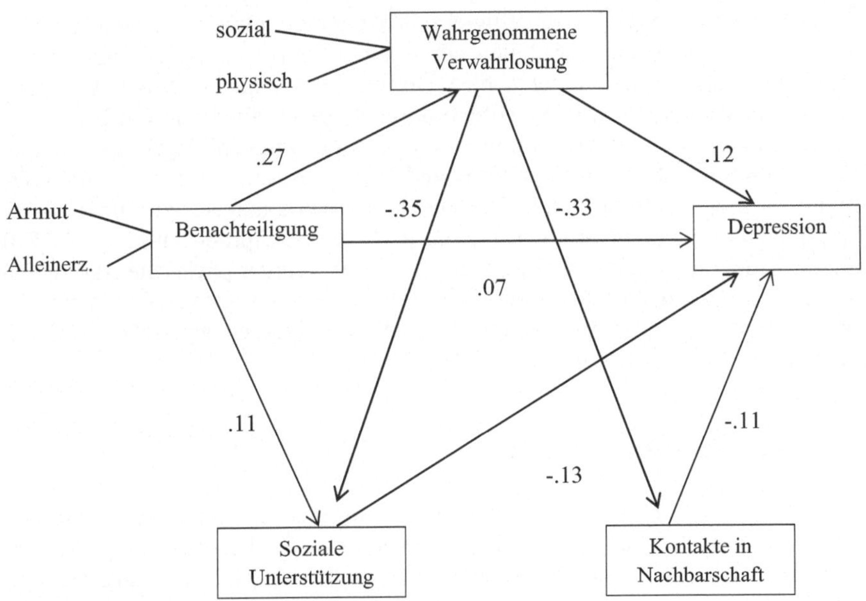

Abbildung 2:   Das Modell von Kim (2010: 266)

Die Wirkungen der Merkmale des Wohngebiets sind nicht einheitlich für alle sozialen Gruppen. So zeigten Bassett und Moore (2014) auf der Basis der „Montreal Neighborhood Networks and Healthy Aging Study" mit 2.643 Befragten, dass in benachteiligten Wohngebieten mehr Personen Schlafstörungen haben, dies gilt allerdings signifikant stärker für Frauen als für Männer. Hohes Vertrauen in das Wohngebiet verringerte die Wahrscheinlichkeit von Schlafstörungen bei Frauen, aber nicht bei Männern. Vermutlich geht diese höhere Anfälligkeit (Vulnerabilität) der Frauen darauf zurück, dass sie mehr Zeit im Gebiet verbringen. Ein ähnliches Ergebnis berichten Barrington et al. (2014). In benachteiligten Wohngebieten war die Kriminalitätsfurcht höher und die wahrgenommene soziale Kontrolle niedriger, aber nur bei Frauen trat eine physiologische Reaktion, eine Veränderung des Cortisolspiegels, auf. Die Autoren erklären den Effekt durch folgenden Mechanismus: Wer weniger soziale Kontrolle im Wohngebiet wahrnimmt, nimmt auch mehr soziale Bedrohungen wahr, diese Bedrohungen erzeugen Stress, auf den die physiologische Reaktion ein erschöpfter allostatischer Regelmechanismus und eine Senkung des Cortisolspiegels ist (ebd.: 124; vgl. dazu die Ausführungen im nächsten Kapitel).

Den Einfluss von benachteiligtem Wohngebiet, physischer und sozialer Verwahrlosung und hohen Anteilen ethnischer Minoritäten auf die physischen Aktivitäten von Kindern untersuchten Brewer und Kimbro (2014). Die physischen Aktivitäten der Kinder wurden durch folgende Frage an die Eltern gemessen: „In a typical week, on how many days does the child get exercise that causes rapid breathing, perspiration, and rapid heartbeat for 20 continuous minutes or more?". Die Daten kamen aus der nordamerikanischen Studie „Early Childhood Longitudinal Study Kindergarten", die Stichprobe umfasste 17.510 Kinder. Kinder der ethnischen Minoritäten wiesen weniger physische Aktivitäten auf als diejenigen der weißen Majorität. Höhere Verwahrlosung und Konzentration von Minoritäten im Wohngebiet führten zu geringerer physischer Aktivität und höherem Sicherheitsempfinden.

3 Effekte: Erweitertes Modell

Erweitert man das einfache Modell um die Mesoebene, findet man in diesem Forschungsbereich relativ viele Studien. Ich stelle einige Untersuchungen für die Mesoebene dar, die Institutionen und soziales Kapital in den Mittelpunkt stellen.

3.1 Mesoebene: Institutionen

Sharkey und Elwert (2011) zeigen, dass sich in Familien, die über zwei Generationen in einem benachteiligten Gebiet wohnen, die kognitiven Fähigkeiten der Kinder um mehr als die Hälfte einer Standardabweichung verschlechtern. Familiäre Instabilität führt, wie Johansson et al. (2015) belegen, zu einem höheren Alkoholkonsum von Jugendlichen. Wohngebiet und Institution können auch verstärkende Wirkungen haben. So fanden Dunn et al. (2015), dass sie einen Effekt auf das Rauchen von Jugendlichen haben. Ähnliche Effekte belegen Wang et al. (2014) in einer Längsschnittstudie: Leben Jugendliche in einem risikoreichen Wohngebiet oder haben risikoreiche peers, bei zugleich geringer Kontrolle durch die Eltern, dann entwickelt sich eine hohe Risikogruppe von Jugendlichen.

3.2 Mesoebene: Soziales Kapital

Eine andere Form, die Mesoebene einzubeziehen, ist, nach dem sozialen Kapital im Wohngebiet zu fragen. Das Konzept wird in der hier behandelten Literatur ebenso uneinheitlich behandelt wie in der Soziologie allgemein (siehe Franzen & Freitag 2007). Im engeren Sinne lassen sich hierunter soziale Netzwerke (und deren Nutzen) verstehen, seien es die lokalen Beziehungen oder nur die sozialen

Hilfs- und Unterstützungs-Netzwerke im Gebiet. Die weitere Bedeutung bezieht sich auf den sozialen Zusammenhalt im Wohngebiet: Kohäsion, soziale Kontrolle, Vertrauen, kollektive Wirksamkeit. Hierbei handelt es sich um von den Bewohnern wahrgenommene Eigenschaften, die aber quasi als soziale Tatsache auf einer Ebene über den Individuen, der Mesoebene, lokalisiert werden. Es geht demnach nicht um objektiv vorhandene Bedingungen, sondern darum, wie die Bewohner sie wahrnehmen (Sampson et al. 2002). Formal dargestellt:

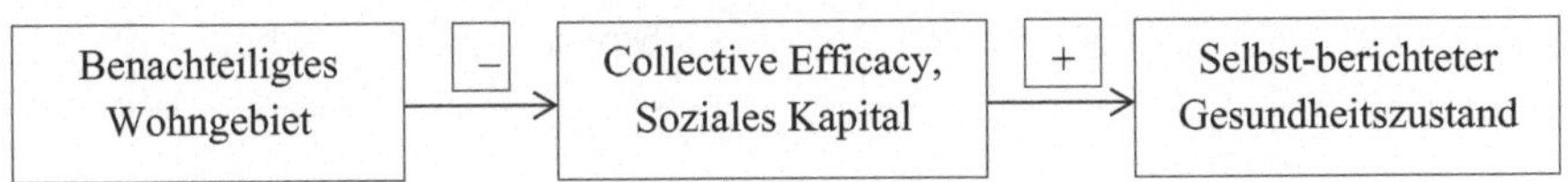

Sehr ausführlich spezifizieren Franzini et al. (2005; vgl. auch Hong et al. 2014) diese Zusammenhänge in einer Studie über Wohngebiete in Texas. Die Benachteiligung des Wohngebiets wird durch die Anteile der Armen, der Arbeitslosen und der Alleinerziehenden gemessen, die Mesoebene über Kohäsion, soziale Kontrolle, Verwahrlosung, Kriminalitätsfurcht und collective efficacy. Die abhängige Variable auf der Individualebene ist der selbst-berichtete Gesundheitszustand, zusätzlich wurden sozio-demografische Variablen einbezogen. Die Wohngebietsmerkmale weisen deutliche Effekte auf das soziale Kapital (-.37), die Verwahrlosung (.29) und Kriminalitätsfurcht (.45) auf. Soziales Kapital wiederum hat einen positiven Effekt auf den selbst-berichteten Gesundheitszustand (.30), Verwahrlosung einen negativen (-.36).

Die Befunde zu den Wirkungen des sozialen Kapitals sind sehr einheitlich. Ein umfangreiches lokales Netzwerk, Unterstützung durch Nachbarn ebenso wie soziale Kontrolle, soziale Kohäsion und collective efficacy wirken sich positiv auf die Gesundheit der Bewohner/innen aus (sei es selbst-berichtet, seien es diagnostizierte Angststörungen oder Depressionen). Besteht in einem Wohngebiet ein hohes soziales Kapital, so wirkt es positiv auf die Individuen , mehr Sport zu betreiben (Prins et al. 2014), es treten weniger Depressionen auf (Curtona et al. 2000, Mair et al. 2010, McCulloch 2001, Whitley & Prince 2005), es tritt seltener Schizophrenie auf (Boydell et al. 2001) und der selbst-berichtete Gesundheitszustand ist besser (Mair et al. 2010, McCulloch 2001, Mulvaney-Day et al. 2007, Ross 2000, Zhang & Ta 2009).

4   Effekte: Komplexes Modell

Die Mechanismen lassen sich nur aufklären, wenn man bio-chemische Prozesse im Körper hinzunimmt. Dann entsteht ein komplexes Erklärungsmodell. Es geht von dem Modell:

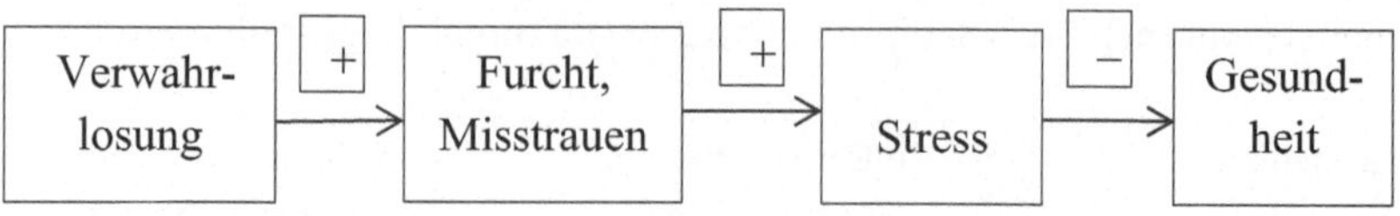

zu diesem:

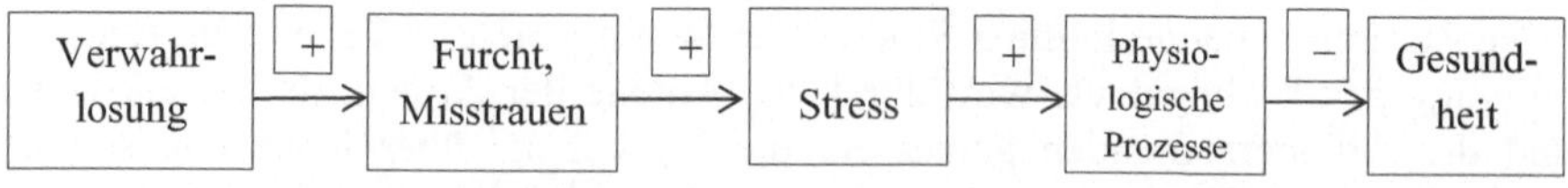

Der entscheidende Mechanismus, der Umgebung und Individuum verbindet, sind die durch (dauerhaften) Stress ausgelösten physiologischen Prozesse. Stress führt zu einer allostatischen Belastung (allostatic load; McEwen & Stellar 1993), die sich bei geringem Stress positiv ist, bei starkem und vor allem andauernden jedoch negativ auf den Organismus auswirkt. Es werden zu viele Hormone ausgeschüttet, z.B. Adrenalin oder Cortisol. Cortisol regelt eine Vielzahl von physiologischen Prozessen, den Blutzuckerspiegel und beschleunigt den Abbau von Eiweiß und Fett. Bei stark erhöhtem Cortisol-Ausstoß entsteht Hunger, sodann wird zu viel Nahrung aufgenommen, was zu einer exzessiven Speicherung von Energie führt: Übergewicht ist die Folge.

Diese methodologisch überzeugende Erklärung ist in zahlreichen Studien verwendet worden und hat sich empirisch bewährt (u.a. Brenner et al. 2013, Burdette & Hill 2008, Cohen et al. 2012, Jiménez et al. 2015, Schulz et al. 2013, Steptoe & Feldman 2001, Thayer et al. 2015). So zeigen Schulz et al. (2013) in einer Studie über Detroit mit 919 Befragten, dass in benachteiligten Gebieten („neighborhood poverty") in Kombination mit wahrgenommener Verwahrlosung das „kumulative biologische Risiko" steigt, und zwar von Herz-Kreislauf- und Stoffwechsel-Erkrankungen und Schlaganfall. In einer Studie von 654 Befragten in 37 Wohngebieten unterschiedlichen sozialen Status fanden Steptoe und Feldman (2001), dass Probleme im Wohngebiet – bei Kontrolle individueller Merkmale – bei Bewohnern in benachteiligten Gebieten zu weniger sozialem Kapital, mehr Gesundheitsproblemen und mehr Stress führten. Aufschlussreich ist auch eine Studie über N=55 schwangere Frauen in Neuseeland, die aufgrund ihrer ethnischen Zugehörigkeit diskriminiert wurden (Thayer et al. 2015). Sie berichteten einen schlechteren Gesundheitszustand, wiesen (deshalb) höhere Cortisol-Werte auf; selbst ihre Babys hatten eine höhere Cortisol-Reaktivität. Sollte sich dieser Befund in anderen Studien bewähren, dann könnte man davon sprechen, nicht nur Armut vererbe sich, sondern auch Diskriminierung im Wohngebiet.

5 Folgerungen

Der Zusammenhang von Merkmalen des Wohngebiets und dem Gesundheitszustand der Bewohner/innen ist in zahlreichen – und einer steigenden Zahl – von Studien untersucht worden. Die Ergebnisse stimmen weitgehend überein; die Forschung ist kumulativ. Es werden fast immer Mehrebenen-Analysen (Wohngebiet – Individuen) vorgenommen und multiple Regressionen verwendet.

Die Studien zeigen übereinstimmend einen Effekt des Wohngebiets auf die Gesundheit der Bewohner/innen. Dieser Effekt ist jedoch nur in geringem Maße direkt, er tritt vielmehr dann auf, wenn andere Merkmale des Gebiets als negativ wahrgenommen werden, z.B. die soziale Kontrolle oder eine starke Verwahrlosung. Dabei geht es in fast allen Studien um die *wahrgenommene* Verwahrlosung. Zugespitzt könnte man folgern, in einem benachteiligten Gebiet zu wohnen, habe keine (zusätzlichen) benachteiligenden Wirkungen auf die Bewohner/innen. Die Frage „Do poor Neighbourhoods make their residents poorer?" (Friedrichs 1998) lässt sich nach den Forschungsergebnissen zur Gesundheit dann so beantworten: Ja, aber nur, wenn weitere (wahrgenommene) negative Eigenschaften hinzukommen.

Drei Mechanismen sind es, die die nachgewiesenen Effekte ausmachen:

- Erstens ist es die Ausstattung des Gebiets, welche die Chancen gesundheitlich ausgerichteten Verhaltens begünstigt, z.B. Ernährung, spazieren gehen oder Sport zu betreiben.
- Zweitens – und wichtiger – sind es die negativen Folgen der Benachteiligung, gemessen über den Anteil der Armen, der Sozialhilfeempfänger oder der Alleinerziehenden. Diese Quoten haben sich in vielen internationalen Studien als sinnvoll, d.h. Varianz aufklärend, erwiesen. Es liegt jedoch nur selten ein direkter Effekt vor, sondern erst, wenn diese Merkmale zusammen mit geringer sozialer Kontrolle, geringer collective efficacy oder Verwahrlosung auftreten, erzeugen sie einen dauerhaften Stress, der zu den physio-biologischen Friktionen führt.
- Drittens sind es die lokalen Netzwerke, vor allem die Unterstützungsnetzwerke, die die negativen Effekte des Gebiets vermindern.

Die Ergebnisse geben auch Hinweise darauf, wie man die Lebensbedingungen in armen oder benachteiligten Wohngebieten verbessern könnte. Naheliegend ist es, die infrastrukturelle Ausstattung des Gebiets zu verbessern. Wichtiger noch ist es, das soziale Kapital in seinen verschiedenen Ausprägungen als soziale Kontrolle, soziale Kohäsion und collective efficacy zu erhöhen. Wie dies möglich ist, liegt außerhalb dieser Studien. Hier können wir nur Vermutungen äußern. Sehr wahrscheinlich ist die soziale Kontrolle umso geringer, je heterogener die Bewohnerschaft *und* je höher die Fluktuation im Gebiet ist. Um das zu verbessern, sind gebietsbezogene Programme erforderlich (wie z.B. das Programm „Soziale Stadt" in Deutschland).

Allerdings sind solche Maßnahmen oder Programme nur begrenzt geeignet, die negativen Wirkungen von Benachteiligung zu mildern. Es sind im übertragenen Sinn „pharmakologische Programme", die nicht die grundsätzlichen Ursachen der Deprivation angehen. Dazu bedürfte es einer Politik, die mehr Arbeitsplätze schafft, einen besseren Zugang zum Arbeitsmarkt ermöglicht und – letztlich – einer geringeren sozialen Ungleichheit.

Literatur

Au, N. & D. W. Johnston (2014): Self-assessed health: What does it mean and what does it hide? Social Science & Medicine 121 (10): 21-28.

Barrington, W. E., Stafford, M., Hamer, M., Beresford, S. A. A., Koepsell, T. & A. Steptoe (2014): Neighborhood Socioeconomic Deprivation, Perceived Neighborhood Factors, and Cortisol Responses to Induced Stress Among Healthy Adults. Health & Place 27 (2): 120-126.

Bassett, E. & S. Moore (2014): Neighbourhood disadvantage, network capital and restless sleep: Is the association moderated by gender in urban-dwelling adults? Social Science & Medicine 108 (2): 185-193.

Bleich, S. N., Jarlenski, M. P., Bell, C. N. & T. LaVeist (2012): Health inequalities: Trends, progress, and policy. Annual Review of Public Health 33: 7-40.

Boydell, J., van Os, J. & K. McKenzie (2001): Incidence of schizophrenia in ethnic minorities in London: Ecological study of interaction with environment. British Medical Journal 323 (7325): 1336-1338.

Boyle, P., Norman, P. & P. Rees (2004): Changing places. Do changes in the relative deprivation of areas influence limiting long-term illness and mortality among non-migrant people living in non-deprived households? Social Science & Medicine 58 (9): 2459-2471.

Brenner, A. B., Zimmerman, M. A., Bauermeister, J. A. & C. H. Caldwell (2013): The physiological expression of living in disadvantaged neighborhoods for youth. Journal of Youth and Adolescence 42 (6): 792-806.

Brewer, M. & R. T. Kimbro (2014): Neighbourhood context and immigrant children's physical activity. Social Science & Medicine 116 (6): 1-9.

Brooks-Gunn, J., Duncan, G. J., Klebanov, P. K. & N. Sealand (1993): Do Neighborhoods Influence Child and Adolescent Development? American Journal of Sociology 29 (1): 167-207.

Browning, C. R., Cagney, K. A. & M. Wen (2003): Explaining variation in health status across space and time: Implications for racial and ethnic disparities in self-rated health. Social Science & Medicine 57 (7): 1221-1235.

Bryden, A., Roberts, B., Petticrew, M. & M. McKee (2013): A Systematic Review of the Influence of Community Level Factors on Alcohol Use. Health and Place 21 (1): 70-85.

Burdette, A. M. & T. D. Hill (2008): An Examination of Processes Linking Perceived Neighborhood Disorder and Obesity. Social Science & Medicine 67 (3): 38-46.

Cohen, D., Mason, K., Bedimo, A., Scribner, R., Basolo, V. & T. A. Farley (2003): Neighborhood Physical Conditions and Health. American Journal of Public Health 93 (3): 467-471.

Cohen, S., Janicki-Deverts, D. & G. E. Miller (2007): Psychological stress and disease. Journal of the American Medical Association 298 (14): 1685-1687.

Cohen, S., Janicki-Deverts, D., Doyle, W. J., Miller, G. E., Frank, E., Rabin, B. S. & R. B. Turner (2012): Chronic stress, glucocorticoid receptor resistance, inflammation, and disease risk. Publications of the National Academy of Sciences 109 (16): 5995-5999.

Coleman, J. S. (1987): Microfoundations and Macrosocial Behavior. In: Alexander, J. C., Münch, R. & Smelser, N. J. (eds.): The Micro-Macro Link. Berkeley: 153-173.

Coleman, J. S. (1990): Foundations of Social Theory. Cambridge, MA.

Crane, J. (1991): The Epidemic Theory of Ghettos and Neighborhood Effects on Dropping Out and Teenage Childbearing. American Journal of Sociology 96 (5): 1226-1259.

Curtis, S., Pain, S., Fuller, S., Khatib, Y., Rothon, C., Stephen A., Stanfeld, S. A. & S. Daya (2013): Neighborhood Risk Factors for Common Mental Disorders among Young People Aged 10-20 Years: A Structured Review of Quantitative Research. Health & Place 20 (1): 81-90.

Cutrona, C. E., Russell, D. W., Hessling, R. M., Brown, P. A. & Murry, V. (2000): Direct and moderating effects of community context on the psychological well-being of African American Women. Journal of Personality and Social Psychology 79 (6): 1088-1101.

Dietz, R. D. (2002): Estimation of Neighborhood Effects in the Social Sciences. Social Science Research 31 (4): 539-575.

Diez Roux, A. V. (2001): Investigating Neighborhood and Area Effects on Health. American Journal of Public Health 91 (11): 1783-1789.

Diez Roux, A. V. (2007): Neighborhoods and health: where we are and were do we go from here? Revue d'Epidémiologie et de Santé Publique 55 (1): 13-21.

Diez Roux, A. V., Kershaw, K. & L. Lisabeth (2008): Neighbourhoods and cardiovascular risk: Beyond individual-level risk factors. Current Cardiovascular Risk Reports 2 (3): 175-180.

Diez Roux, A. V. & C. Mair (2010): Neighborhoods and Health. Annals of the New York Academy of Sciences 1186: 125-145.

Dunn, E. C., Richmond, T. C., Milliren, C. E. & S. V. Subramanian (2015): Using cross-classified multilevel models to disentangle school and neighbourhood effects: An example focusing on smoking behaviors among adolescents in the United States. Health & Place 31 (12): 224-232.

Durlauf, S. (2004: Neighborhood Effects. In: Vernon Henderson , J. & Thisse, J.-F. (eds.): Handbook of Regional and Urban Economics. Vol. 4: Cities and Geography. Amsterdam: 2173-2242.

Ellen, I. G. & Turner, M. A. (1997): Does Neighborhood Matter? Assessing Recent Evidence. Housing Policy Debate 8 (4): 833-866.

Fitzpatrick, K. M., Piko, B. F., Wright, D. R. & M. LaGory (2005): Depressive symptomatology, exposure to violence, and the role of social capital among African American adolescents. American Journal of Orthopsychiatry 75 (2): 262-274.

Franzen, A. & Freitag, M. (eds.) (2007): Sozialkapital. Wiesbaden. (Sonderheft 47 der Kölner Zeitschrift für Soziologie und Sozialpsychologie)

Franzini, L., Caughy, M., Spears, W. & M. E. Fernandez Esquer (2005): Neighbourhood economic conditions, social processes, and self-rated health in low-income neighbourhoods in Texas: A multilevel latent variables model. Social Science & Medicine 61 (2): 1135-1150.

Friedrichs, J. (1998): Do Poor Neighborhoods Make Their Residents Poorer? Context Effects of Poverty Neighborhoods on Residents. In: Andreß, H. J. (Hrsg.): Empirical Poverty Research in Comparative Perspective. Aldershot: 77-99.

Friedrichs, J. (2014): Kontexteffekte von Wohngebieten. In: Friedrichs, J. & Nonnenmacher, A. (eds.): Soziale Kontexte und Soziale Mechanismen. Wiesbaden: 287-316. (Sonderheft 55 der Kölner Zeitschrift für Soziologie und Sozialpsychologie)

Friedrichs, J. (2016): Neighbourhood Effects: Lost in Transition? Analyse & Kritik 38 (1): 73-90.

Galster, G. C. (2003): Investigating Behavioral Impacts of Poor Neighborhoods: Towards New Data and Analytic Strategies. Housing Studies 18 (6): 893-914.

Galster, G. C. (2007): Neighborhood Social Mix as a Goal of Housing Policy: A Theoretical Analysis. European Journal of Housing Policy 7 (1): 19-43.

Galster, G. C. (2008): Quantifying the Effects of Neighbourhood on Individuals: Challenges, Alternative Approaches, and Promising Directions. Schmollers Jahrbuch 128: 7-48.

Galster, G. C. (2012): The Mechanism(s) of Neighbourhood Effects: Theory, Evidence, and Policy Implications. In: Van Ham, M. et al. (eds.): Neighbourhood Effects Research: New Perspectives. Dordrecht: 23-56.

Galster, G.C. (2014): Nonlinear and Threshold Aspects of Neighbourhood Effects. In: Friedrichs, J. & Nonnenmacher, A. (eds.): Soziale Kontexte und Soziale Mechanismen. Wiesbaden: 117-133. (Sonderheft 55 der Kölner Zeitschrift für Soziologie und Sozialpsychologie)

Galster, G. C. & J. Friedrichs (2015): The Dialectic of Neighbourjood Social Mix: Editor's Introduction to the Special Issue. HousingStudies 30(2): 175-191

Giurgescu, C., Misra, D. P., Sealy-Jefferson, S., Caldwell, C. H., Templin, T. N., Slaughter-Acey, J. C. & T. L. Osypuk (2015): The impact of neighbourhood quality, perceived stress, and social support on depressive symptoms during pregnancy in African American women. Social Science & Medicine 130 (2): 172-180.

Greif, M. J. & F. N.-A. Dodoo (2015): How community physical, structural, and social stressors relate to mental health in the urban slums of Accra, Ghana. Health & Place 33 (2): 57-66.

Haynie, D. L. (2001): Delinquent Peers Revisited: Does Network Structure Matter? American Journal of Sociology 106 (4): 1013-1057.

Hedström, P. (2005): Dissecting the Social: On the Principles of Analytical Sociology. Cambridge.

Hedström, P. & R. Swedberg (1998): Social Mechanisms. An Introductory Essay. In: Hedström, P. & R. Swedberg (eds.): Social Mechanisms: An Analytical Approach to Social Theory. Cambridge: 1-31.

Hong, S., Zhang, W. & E. Walton (2014): Neighbourhoods and mental health: Exploring ethnic density, poverty, and social cohesion among Asian Americans and Latinos. Social Science & Medicine 111 (4): 117-124.

Jiménez, M. P., Osypuk, T. L., Arevalo, S., Tucker, K. L. & L. M. Falcon (2015): Neighbourhood socioeconomic context and change in allostatic load among older Puerto Ricans: The Boston Puerto Rican health study. Health & Place 33 (1): 1-8.

Johansson, K., San Sebastian, M., Hammarström, A. & P. E. Gustafsson (2015): Neighbourhood disadvantage and individual adversities in adolescence and total alcohol consumption up to mid-life – Results from the Northern Swedish cohort. Social Science and Medicine 33 (3): 187-194.

Kim, J. (2010): Neighbourhood disadvantage and mental health: The role of neighbourhood disorder and social relationships. Social Science Research 39 (2): 260-271.

Lachowycz, K. & A. P. Jones (2014): Does walking explain associations between access to greenspace and lower mortality? Social Science & Medicine 107 (2): 9-17.

Leventhal, T. & J. Brooks-Gunn (2000): The Neighborhood They Live in: The Effects of Neighborhood Residence on Child and Adolescent Outcomes. Psychological Bulletin 126 (2): 209-337.

Mair, C., Diez Roux, A. V. & S. Galea (2008): Are neighbourhood characteristics associated with depressive symptoms? A review of evidence. Journal of Epidemiology and Community Health 62 (11): 940-946.

Mair, C., Diez Roux, A. V., Osypuk, T. L., Rapp, S. R., Seeman, T. & K. E. Watson (2010): Is neighbourhood racial/ethnic composition associated with depressive symptoms? The multi-ethnic study of atherosclerosis. Social Science & Medicine 71 (3): 541-550.

Mair, C., Diez Roux, A. V. & Golden, S. H., Rapp, S., Seeman, T & S. Shea (2015): Change in neighbourhood environments and depressive symptoms in New York City: The Multi-Ethnic Study of Atherosclerosis. Health & Place 32 (1): 93-98.

Maguire, E. R., Burgoine, T. & P. Monsivais (2015): Area deprivation and the food environment over time: a repeated cross-sectional study on takeaway outlet density and supermarket presence in Norfolk, UK. Health & Place 33 (2): 142-147.

Manley, D. $ M. Van Ham (2012): Neighbourhood Effects, Housing Tenure and Individual Outcomes. In: Van Ham, M., Manley, D., Bailey, N. Simpson, L. & D. Maclennan (eds.): Neighbourhood Research: New Perspectives. Dordrecht: 147-173.

McCulloch, A. (2001): Ward-level Deprivation and Individual Social and Economic Outcomes in the British Household Panel Study. Environment and Planning A 33 (4): 667-684.

McEwen, B. S. & E. Stellar (1993): Stress and the individual. Mechanisms leading to disease. Archives of Internal Medicine 153 (18): 2093-2101. Mulvaney-Day, N. E., Alegria, M. & W. Sribney (2007): Social cohesion, social support, and health among Latinos in the United States. Social Science & Medicine 64 (2): 477-495.

O'Campo, P., Salmon, C., & J. Burke (2009): Neighbourhoods and Mental Well-Being: What are the Pathways? Health & Place 15 (1): 56-68.

O'Campo, P., Wheaton, B., Nisenbaum, R., Glazier, R. H., Dunn, J. R. & C. Chambers (2015): The Neighbourhood Effects on Health and Well-being (NEHW) study. Health & Place 31 (1): 65-74.

Opp, K.-D. (2004): Erklärung durch Mechanismen: Probleme und Alternative. In: Kecskes, R., Wagner, M. & C. Wolf (eds.): Angewandte Soziologie. Wiesbaden: 361-379.

Opp, K.-D. (2013): Rational Choice Theory, the Logic of Explanation, Middle-range Theories and Analytical Sociology: A Reply to Gianluca Manzo and Petri Ylikoski. Social Science Information 52 (3): 394-408.

Pickett, K. E. & M. Pearl (2001): Multilevel analyses of neighbourhood socioeconomic context and health outcomes: A Critical Review. Journal of Epidemiology and Community Health 55 (2): 111-122.

Prins, R. G., Beenackers, M. A., Boog, M. C., Van Lenthe, F. J., Brug, J. & A. Oenema (2014): Neighbourhood social capital as a moderator between individual cognitions and sports behaviour among Dutch adolescents. Social Science & Medicine 105 (1): 9-15.

Robert, S. A. (1999): Socioeconomic position and health: The independent contribution of community economic context. Annual Review of Sociology 25: 489-516.

Ross, C. E. (2000): Walking, exercising, and smoking: Does neighborhood matter? Social Science & Medicine 51 (2): 265-274

Sampson, R. J. (2006): How does Community Context Matter? Social Mechanisms and the Explanation of Crime Rates. In: Wikström, P.-O.H. & R. J. Sampson (Hrsg.): Crime and Its Explanation: Contexts, Mechanisms and Development. Cambridge: 31-60.

Sampson, R. J. (2012): Great American City. Chicago, London.

Sampson, R. J. & W. Groves (1989): Community Structure and Crime: Testing Social Disorganization Theory. American Journal of Sociology 94 (4): 774-802.

Sampson, R. J., Morenoff, J. D. & F. Earls (1999): Beyond Social Capital: Spatial Dynamics of Collective Efficacy for Children. American Sociological Review 64 (5): 633-660.

Sampson, R. J., Morenoff, J. D. & T. Gannon-Rowley (2002): Assessing „Neighborhood Effects": Social Processes and New Directions in Research. Annual Review of Sociology 28: 443-478.

Sampson, R. J., Raudenbush, S. W. & F. Earls (1997): Neighborhoods and Violent Crime: A Multilevel Study of Collective Efficacy. Science 277: 918-924.

Schulz, A. J., Mentz, G., Lachance, L., Zenk, S. N., Johnson, J., Stokes C. & R. Mandell (2013): Do Observed or Perceived Characteristics of the Neighborhood Environment Mediate Associations Between Neighborhood Poverty and Cumulative Biological Risk? Health & Place 24 (2): 147-156.

Sharkey, P. & F. Elwert (2011): The legacy of disadvantage: Multigenerational neighbourhood effects on cognitive ability. American Journal of Sociology 116 (6): 1934-1981.

Stafford, M., Gimeno, D. & M. G. Marmot (2008): Neighbourhood characteristics and trajectories of health functioning: A multilevel prospective analysis. European Journal of Public Health 18 (6): 604-610.

Steptoe, A. & P. J. Feldman (2001): Neighborhood Problems as Sources of Chronic Stress: Development of a Measure of Neighborhood Problems, and Association with Socioeconomic Status and Health. Annals of Behavioral Medicine 23 (3): 177-185.

Thayer, Z. M. & C. W. Kuzawa (2015): Ethnic discrimination predicts poor self-rated health and cortisol in pregnancy: Insights from New Zealand. Social Science and Medicine 128 (1): 36-42.

Van Ham, M., Manley, D., Bailey, N., Simpson, L. & D. Maclennan (2012): Neighbourhood Effects Research. In: Van Ham, M., Manley, D., Bailey, N. Simpson, L. & D. Maclennan (eds.): Neighbourhood Research: New Perspectives. Dordrecht: 1-22.

Wang, B., Deveaux, L., Li, X., Marshall, S. & X. Chen (2014): The impact of youth, family, peer and neighbourhood risk factors on development trajectories if risk involvement from early through middle adolescence. Social Science & Medicine 106: 43-52.

Ware, J. E. J. (2000): SF-36 health survey update. Spine 25: 3130-3139.

Whitley, R. & M. Prince (2005): Fear of crime, mobility and mental health in inner city London. Social Science & Medicine 61 (8): 1678-1688.

Zhang, W. & V. M. Ta (2009): Social connections, immigration-related factors, and self-rated physical and mental health among Asian Americans. Social Science & Medicine 68 (12): 2104-2112.

II Zielgruppen und Settings: Quartiersbezogene Interventionen im Gesundheitskontext

Gesundheitsförderliche Quartiere für alte Menschen – Herausforderungen und Barrieren

Birgit Wolter

1   Einleitung

Ein möglichst langes, selbstbestimmtes Leben in der eigenen Wohnung ist ein zentraler Wunsch der meisten älteren Menschen. Der überwiegende Teil, etwa 70 % der über 65-Jährigen, ist nicht bereit, noch einmal im Leben umzuziehen (BMVBS 2011: 55 ff.), ihre Wohnmobilität ist deutlich niedriger als jene anderer Altersgruppen (Oswald 2012: 570). Mit zunehmendem Alter wächst die Bedeutung einer vertrauten Wohnumgebung, in der Alltagsroutinen aufrechterhalten werden können, auch wenn erste Beeinträchtigungen der Mobilität oder des Wahrnehmungsvermögens einsetzen. Dabei ist die Beziehung zwischen Mensch und Umwelt von Wechselseitigkeit geprägt (Claßen et al. 2014): Einerseits beeinflusst die Umwelt die individuellen Möglichkeiten, selbstständig wohnen und sich versorgen zu können. Barrieren im öffentlichen Raum, die Anzahl und Verfügbarkeit von altersgerechten Wohnungen, das Angebot an Gesundheitsdienstleistungen oder die Qualität der Pflege-Infrastruktur fördern oder beeinträchtigen die Lebensqualität und Autonomie im Alter (Böhme et al. 2014). Auf der anderen Seite gestalten ältere Menschen ihrerseits die Umweltbedingungen, in denen sie altern. Ein hoher Anteil älterer Menschen an der Bevölkerung eines Quartiers stärkt die Nachfrage nach bestimmten Angeboten und Umweltqualitäten, wie barrierearmen Wohnungen, abgesenkten Bordsteinkanten, Sitzgelegenheiten im Straßenraum, Seniorenbegegnungsstätten oder Pflegediensten, und kann dazu führen, dass die Umwelt insgesamt altersgerechter wird.

Allerdings sind die Ressourcen, Ansprüche und Bedarfe von älteren Menschen vielfältig und unterschiedlich. Zudem gibt es keine einheitliche Definition, wer zur Gruppe der älteren Menschen zählt oder ab wann man alt ist. Hält man sich vor Augen, dass die Gruppe der über 65-Jährigen heute 30 Lebensjahre, also ca. zwei aufeinanderfolgende Generationen, umfassen kann, wird die Problematik über „das" Alter sprechen zu wollen, deutlich. Mit einer wachsenden Individualisierung der Lebensstile, einer zunehmenden Unterschiedlichkeit der kulturellen Hintergründe sowie einer absehbar größer werdenden sozialen Ungleichheit erscheint es geradezu vermessen, altersgerechte Umweltbedingungen einheitlich definieren zu wollen. Trotzdem soll im Folgenden der Versuch unternommen werden, einige Merkmale von Quartieren, die das Leben im Alter beeinflussen, herauszuarbeiten. Der Beitrag bezieht sich insbesondere auf die durch den Spitzenverband Bund der Krankenkassen (GKV-Spitzenverband) geförderte und vom Institut für Gerontologische Forschung e. V. durchgeführte Untersuchung „Selbstbestimmt Wohnen und Teilhaben im Quartier (SWuTiQ)". Die Ergebnisse der Studie werfen besondere Schlaglichter auf die umweltbezogenen Bedarfe älterer, unterstützungs- und pflegebedürftiger Menschen mit geringen Ressourcen sowie auf die Gestaltungsmöglichkeiten auf der Ebene des Quartiers.

2 Das Quartier als zentrale räumlich-soziale Bezugsebene im Alter

Mit zunehmendem Alter konzentrieren viele Menschen ihre Alltagsaktivitäten stärker auf ihre Wohnung und ihr Wohnumfeld (Oswald et al. 2013, Saup 1999). Ein großer Teil des Tages wird in der eigenen Wohnung verbracht und Erledigungen erfolgen häufig entweder innerhalb des Wohnquartiers oder auf vertrauten Routen zu ausgewählten Zielen außerhalb des Quartiers. Der Ausstieg aus der Erwerbstätigkeit, gesundheitliche Einschränkungen und ein Wechsel der Mobilitätsform, z.B. die Abgabe des Führerscheins, führen dazu, dass das Wohnquartier oft zur zentralen räumlich-sozialen Bezugsebene im Alter wird. Die außerhäusliche Mobilität nimmt ab, es werden kürzere Strecken zurückgelegt und die bevorzugte Fortbewegungsart ist das Zufußgehen (DLR 2010). Damit gewinnen die Qualität der Wohnung und des Wohnumfeldes sowie das soziale Gefüge der Nachbarschaft an Bedeutung für die eigenständige Bewältigung des Alltags und die individuelle Lebensqualität (Wolter 2013).

Darüber hinaus wird der räumlich-sozialen Wohnumwelt ein wesentlicher Einfluss auf die individuelle Gesundheit zugeschrieben (Heusinger et al. 2015). Der Zusammenhang von Gesundheit und Nachbarschaft in der gesundheitswissenschaftlichen Diskussion geht auf die drei Dimensionen von Gesundheit zurück, die die umfassende Gesundheitsdefinition der World Health Organization (WHO) von 1946[1] benennt. Ihr zufolge bedeutet Gesundheit nicht (nur) die Abwesenheit von Krankheit, sondern ein umfassendes physisches, psychisches und soziales Wohlbefinden. Die WHO erklärt in der Ottawa-Charta for Health Promotion, dass die Gesundheit eines Menschen sowohl von dem individuellen Verhalten als auch von den gesundheitsförderlichen Verhältnissen, in denen er lebt, abhängig ist (World Health Organisation 1986). Dieser Zusammenhang ge-

---

1 Festgeschrieben in der Preambel der Verfassung der World Health Organization vom 7.4.1948

winnt mit zunehmendem Alter und damit häufig einhergehenden Gesundheitseinschränkungen erheblich an Bedeutung. Problematische räumliche oder soziale Umweltbedingungen, wie etwa Barrieren im Wohnumfeld, unzureichende Wohnbedingungen, Lärm- oder Schadstoffemissionen, Nachbarschaftskonflikte oder soziale Ausgrenzung, wirken sich im Alter zusätzlich belastend aus. Insbesondere ältere Menschen, die aufgrund ihres Einkommens, ihrer Bildung oder ihrer sozialen Position unter Armut oder Benachteiligung leiden, sind von solch ungünstigen Umweltgegebenheiten erheblich eingeschränkt oder gar gesundheitlich gefährdet. Zugleich sind sie ihnen häufiger ausgeliefert, da sie weniger Einfluss auf die Wahl ihrer Wohnumgebung ausüben können.

Der Zusammenhang zwischen Wohnbedingungen und Gesundheit lässt sich verschiedenen Mechanismen (physischen und psychosozialen Effekten) sowie verschiedenen Ebenen (Haushaltsebene und Nachbarschaftsebene) zuordnen (Bolte & Kohlhuber 2009). Die gebaute Umwelt sowie das nähere soziale Umfeld stellen hierbei einerseits relevante Einflussfaktoren auf die individuelle Gesundheit als auch Dimensionen umweltbezogener Gesundheitsförderung dar. Die Meso-Ebene der Kommune bzw. des Quartiers bildet dabei eine zentrale Ebene für Interventionen zum Abbau gesundheitlicher Ungleichheit (ebd.: 110). Dieser Zusammenhang ist insbesondere für Zielgruppen mit engen Aktionsradien, wie alte Menschen mit geringen Ressourcen, von großer Bedeutung. Allerdings werden auf der Ebene des Quartiers auch übergeordnete Einflussfaktoren wirksam, die nur im überregionalen oder sogar globalen Kontext zu lösen sind, wie beispielsweise Migration, strukturelle Benachteiligungen oder Armut.

3　Alter(n) als Prozess

„Das" Alter ist eine unscharfe und heterogene Kategorie, es geht eher um den Prozess des Alterns als um einen genau abgegrenzten Lebensabschnitt. Ohne genaue Altersgrenzen verwenden zu können, lassen sich die dritte und die vierte Lebensphase voneinander unterscheiden. Die dritte Lebensphase bezieht sich auf die Zeit zwischen dem Ausstieg aus der Erwerbstätigkeit und dem Beginn der Hochaltrigkeit und ist von einem Zugewinn an verfügbarer Zeit bei heute oft guter Gesundheit gekennzeichnet. Dagegen steht die vierte Lebensphase für den letzten Lebensabschnitt, der vielfach von Gebrechlichkeit, Pflegebedürftigkeit und Verletzlichkeit geprägt ist.

Die sogenannten „Jungen Alten", die zu Beginn der dritten Lebensphase verortet werden, werden häufig als Zielgruppe von „Active Aging"-Angeboten, als konsum- und freizeitorientiert und als potenziell für ehrenamtliches Engagement und Nachbarschaftshilfe zu Aktivierende angesprochen. Dabei dominiert in der öffentlichen Wahrnehmung oft das Bild einer an Ressourcen starken und das Quartier aktiv gestaltenden Bevölkerungsgruppe. Hochaltrige Menschen sind hingegen nur selten die Zielgruppe von Angeboten oder Beteiligungsmöglichkeiten im Quartier, sie werden meist eher als passiv, unterstützungs- oder betreuungsbedürftig und nicht als gestaltend oder aktiv wahrgenommen. Diese Perspektive erschwert ihre soziale und gesellschaftliche Teilhabe zusätzlich – neben subjektiven Faktoren wie gesundheitlichen Beeinträchtigungen – und kann dazu führen, dass sie zunehmend aus dem Alltagsgeschehen im Quartier verdrängt werden und im öffentlichen Leben nicht mehr präsent sind.

Der Prozess des Alterns erfolgt auf unterschiedlichen Ebenen (körperlich, sozial, psychisch) und geschieht nicht abrupt, sondern verläuft sukzessive und teilweise zunächst schleichend. Physische und kognitive Veränderungen, wie die Einschränkung von körperlicher Beweglichkeit und Kraft, die Abnahme des Seh- und Hörvermögens oder die Verlangsamung von Vorgängen der Informationsaufnahme und -verarbeitung setzen oft schon deutlich vor dem Erreichen der vierten Lebensphase ein bzw. verstärken sich kontinuierlich, bis sie im Alltag nur noch mit Hilfsmitteln kompensiert werden können. Zugleich erhöht sich mit zunehmendem Alter die Wahrscheinlichkeit, an einer oder mehreren chronischen Krankheiten zu erkranken. Gleichzeitig schwindet die Wahrscheinlichkeit, sich von Erkrankungen vollständig zu erholen (Scheidt-Nave et al. 2010).

Mit abnehmender Gesundheit wird eine aktive Alltagsgestaltung mühsamer, gleichzeitig sehen sich viele ältere Menschen mit einem Verlust an Ressourcen konfrontiert. Häufig verengen sich nach dem Eintritt in das Rentenalter die finanziellen Spielräume, da die Rente nur einen Teil des bisherigen Einkommens umfasst. Die Anzahl vertrauter sozialer Kontakte nimmt ab, weil regelmäßige Begegnungen mit Kollegen entfallen und (gleichaltrige) Freunde, Bekannte oder Ehepartner erkranken oder sterben. Mit dem Ausstieg aus dem Erwerbsleben ist für viele ältere Menschen außerdem die Notwendigkeit der Weiterbildung nicht mehr gegeben. Erworbenes Wissen und erlernte Fähigkeiten sind mit der Zeit zum Teil nicht mehr relevant. Neue Kenntnisse, beispielsweise über neue Technologien, werden zunehmend mühsam angeeignet. Damit wird die eigenständige Kompensation von Einschränkungen schwieriger und die Gefahr der Einengung des Aktionsradius bis hin zum Rückzug in die eigene Wohnung wird größer, es drohen Einsamkeit und Isolation. Diese Entwicklung kann dazu führen, dass weitere motorische und/oder kognitive Fähigkeiten verloren gehen („wer rastet, der rostet") und bestehende soziale Beziehungen immer weniger aktiv gepflegt werden. Als Folge hiervon kann im Alltag seltener auf informelle soziale Unterstützung zurückgegriffen werden und die Beteiligung an zivilgesellschaftlichen Prozessen und Auseinandersetzungen nimmt ab.

Besonders belastet von Einschränkungen und Verlusten der Ressourcen sind auch hier sozial benachteiligte ältere Menschen, die zugleich in stärkerem Maße gesundheitlichen und sozialen Risikofaktoren ausgesetzt sind. Der Zusammenhang zwischen der sozialen Lage und dem Gesundheitsstatus ist hinreichend belegt: Ein niedriger sozialer Status korreliert mit einer höheren Morbidität und früheren Mortalität (Lampert 2009, Lampert & Kroll 2014). Soziale Benachteiligung geht meist einher mit einem geringen Einkommen, oft aufgrund diskontinuierlicher Erwerbsbiografien, und in der Folge niedrigen Renten. Betroffen hiervon sind in besonderem Maße ältere Menschen mit Migrationshintergrund, die deutlich häufiger als ältere Menschen deutscher Herkunft Grundsicherung beziehen (Amrhein et al. 2015: 37 ff.). Eine geringe formale Bildung oder fehlende Kenntnisse der deutschen (Amts-)Sprache führen zudem dazu, dass hilfreiche Informationen zu Unterstützungsmöglichkeiten nicht wahrgenommen, Anträge nicht gestellt oder Beratungen nicht verstanden werden. Die Nutzung des Internets ist insbesondere unter den älteren Menschen mit einfacher oder mittlerer Bildung (noch) wenig verbreitet, vor allem hochaltrige Menschen (80 Jahre alt und älter) nutzen nur in geringem Maße neue Medien (ebd.: 156 ff.). Diese Belastungen und Barrieren können dazu führen, dass gesundheitliche und soziale Ungleichheiten zusätzlich verstärkt werden. Der Eintritt von Pflegebedürftigkeit bildet in diesem Kontext einen weiteren, belastenden Einschnitt. Sowohl der oder die Pflegebedürftige selbst, als auch die Familienangehörigen werden mit neuen Anforderungen bei der Bewältigung des Alltags konfrontiert, häufig überschattet von Sorge und Trauer. Gerade in Familien mit Migrationshintergrund wird die Pflege meist durch die Angehörigen geleistet, im Allgemeinen durch Ehepartner oder Kinder, die selbst häufig schon zur Gruppe der älteren Menschen zählen.

Da sich die Aktionsräume älterer, sozial benachteiligter Menschen mit Pflegebedarf auf einen sehr engen Radius im Umfeld ihrer Wohnung konzentrieren, stellt die Entwicklung von quartiersbezogenen, förderlichen Bedingungen für ein selbstbestimmtes Wohnen und für soziale Teilhabe bei Pflegebedarf ein Kernelement eines alter(n)sgerechten Quartiers dar (Falk et al. 2011; Kümpers & Wolter 2015) und wird in Zukunft eine der wichtigen Herausforderungen für die Kommunen sein. Die Ansiedelung niedrigschwelliger Unterstützungsangebote und die Zugänglichkeit von Orten und Gelegenheiten zur sozialen Begegnung und gesellschaftlichen Teilhabe sind dabei elementare Bestandteile. Diese Aspekte stehen im Mittelpunkt der im Folgenden vorgestellten Studie.

4   Selbstbestimmt Wohnen und Teilhaben im Quartier – Ergebnisse einer Studie in Berlin

Das Forschungsprojekt „Selbstbestimmt Wohnen und Teilhaben im Quartier" (SWuTiQ) wurde am Institut für Gerontologische Forschung e. V. durchgeführt und vom GKV-Spitzenverband im Rahmen des Modellprogramms zur Weiterentwicklung neuer Wohnformen nach § 45f SGB XI gefördert. Das Ziel des Projektes war die Entwicklung eines Quartierskonzepts zur Förderung des eigenständigen Wohnens und der sozialen Teilhabe von sozial benachteiligten älteren Menschen (60 Jahre alt und älter) mit Unterstützungs- oder Pflegebedarf. Der Fokus lag auf älteren Menschen mit geringen Haushaltseinkommen, die deutscher, türkischer oder arabischer Herkunft sind und trotz Unterstützungs- oder Pflegebedarf im Privathaushalt leben. Als Untersuchungsgebiet wurde der Berliner Stadtteil Moabit Ost ausgewählt. Das einjährige Projekt war im März 2016 abgeschlossen[2]. Kooperationspartner der Studie waren das Bezirksamt von Berlin Mitte/Abteilung Soziales, der Verein Moabiter Ratschlag e. V. und die Kontaktstelle PflegeEngagement Mitte. Die Beteiligung der Kooperationspartner, weiterer Akteure aus dem Quartier sowie der älteren Menschen selbst an der Diskussion der Ergebnisse und der Entwicklung des Konzepts war ein wesentlicher Bestandteil des Vorhabens.

4.1 Methodisches Vorgehen

Das Projekt war als explorative, qualitative Untersuchung angelegt und wurde in drei Phasen durchgeführt. Die erste Phase beinhaltete eine umfassende Sozialraumanalyse, zahlreiche Hintergrundgespräche, acht leitfadengestützte Experten-Interviews, zwei Experten-Workshops und die Befragung der Pflegestützpunkte mit Hilfe eines schriftlichen Fragebogens. In der zweiten Projektphase wurden Fokusgruppen und Interviews mit deutschen und türkischen älteren Menschen durchgeführt. In der dritten Projektphase wurden die Ergebnisse der ersten beiden Phasen zusammengeführt und im Rahmen einer Zukunftswerkstatt gemeinsam mit Akteuren und alten Menschen aus dem Quartier diskutiert. Auf dieser Grundlage wurde ein Wohn- und Teilhabekonzept für Moabit Ost erarbeitet.

---

2   Das Projektende lag einige Monate nach dem Redaktionsschluss für diesen Band, weshalb hier vorläufige Ergebnisse skizziert werden.

4.2 Hintergrund des Projektes

Hintergrund des Vorhabens war das Wissen, dass ein großer Teil der pflegebedürftigen Menschen, im Jahr 2013 ca. 71 %, zu Hause gepflegt wurde (Statistisches Bundesamt 2015). Der überwiegende Teil, nämlich 93 %, aller Seniorenhaushalte (mit einem Haushaltsvorstand im Alter von 65 Jahren und älter) wohnte 2011, nach einer Repräsentativerhebung des Kuratoriums Deutsche Altershilfe, in einer „normalen Wohnung" (BMVBS 2011). Der gleichen Erhebung zufolge wohnten lediglich 5 % der befragten Haushalte in einer barrierearmen Wohnung, während in jedem fünften Haushalt, in dem eine Person im Alter über 80 Jahren lebt, ein Rollator genutzt wurde (ebd.: 40 ff.). Wir müssen daher davon ausgehen, dass auch der überwiegende Teil der pflegebedürftigen älteren Menschen ihren Alltag in nicht barrierearmen Wohnungen organisiert. Für ein selbstständiges Leben im eigenen Haushalt trotz Pflegebedarf und für die Vermeidung von zusätzlichen Gesundheitsrisiken ist allerdings nicht nur eine barrierearme Wohnung, sondern auch ein barrierearmes Wohnumfeld eine grundlegende Voraussetzung. Zwar liegen zur Barrierearmut des öffentlichen Raumes in Deutschland keine übergreifenden, systematischen Daten vor, aber qualitative Erhebungen zeigen, dass auch dieser den Anforderungen von älteren Menschen mit Mobilitätseinschränkungen nur selten gerecht wird (Falk et al. 2011).

Das übergeordnete Paradigma der Altenhilfe (und der ausgesprochene Wunsch von älteren Menschen) lautet „ambulant vor stationär" (Kuhlmey & Bühler 2015). Hierbei gilt es, den Eintritt in die Pflegebedürftigkeit hinauszuzögern und die Wohnbedingungen möglichst vor Beginn massiver Gesundheitsbeeinträchtigungen altersgerecht anzupassen. Wir nahmen in unserer Studie daher nicht nur die Situation von älteren Pflegebedürftigen in den Fokus, sondern auch jene von älteren Menschen, die zum Zeitpunkt der Studie lediglich Unterstützungsbedarf im Alltag hatten und sich damit im Vorfeld der Pflegebedürftigkeit befanden.

4.3 Untersuchungsgebiet: Moabit Ost

Das Untersuchungsgebiet, Moabit Ost, ist Teil des Bezirks Mitte von Berlin und liegt in unmittelbarer Nähe des Regierungsviertels. Im östlichen Bereich des Stadtteils befindet sich der Hauptbahnhof von Berlin und im Süden liegt der nordwestliche Bereich des großen, innerstädtischen Parks, des Tiergartens. Moabit Ost besteht aus sieben lebensweltlich orientierten Räumen (LOR), der kleinsten räumlichen Planungseinheit in Berlin, die sich in ihrer Bau- und Sozialstruktur zum Teil erheblich unterscheiden. Insgesamt lebten 2015 in Moabit Ost etwa 36.000 Menschen, knapp 15 % von ihnen gehörten der Altersgruppe

65+ an (Stichtag 31.12.2014, Amt für Statistik Berlin Brandenburg[3]). Damit lag der Anteil der älteren Menschen unter dem Berliner Durchschnitt von 19 %. Ungefähr 9 % der Altersgruppe 65+ in Moabit Ost waren türkischer Herkunft, unter 1 % stammte aus arabischen Herkunftsländern. Allerdings nimmt der Anteil der älteren Menschen mit türkischem oder arabischem Migrationshintergrund stetig zu. Die Altersarmut war (und ist) im Untersuchungsgebiet, verglichen mit dem Berliner Durchschnitt, relativ hoch. Von 2005 bis 2011 stieg hier der Anteil der über 65-Jährigen, die Grundsicherung empfingen, von 8 % auf über 12 % der Altersgruppe (Bezirksamt Mitte von Berlin 2014), berlinweit lag ihr Anteil im Jahr 2009 bei 4,7 % (Meinlschmidt 2011).

Der hochverdichtete Stadtteil Moabit Ost ist durch seine große soziostrukturelle und bauliche Heterogenität geprägt und befindet sich seit einigen Jahren in einem massiven Veränderungsprozess. Teilräume des Gebietes sind mit einer Vielzahl sozialer Probleme belastet und sind daher seit Jahren Standort von Beratungsangeboten (z.B. Obdachlosenhilfe) und Quartiersmanagementgebiet. Im Zentrum von Moabit Ost befindet sich das Landesamt für Gesundheit und Soziales (LaGeSo) mit der Berliner Erstregistrierungsstelle für Flüchtlinge. Parallel zu unserer Untersuchung nahm die Anzahl von Flüchtlingen rapide zu und die Situation insbesondere in und vor der Erstaufnahmestelle drohte zeitweise zu eskalieren. Diese zusätzlichen Belastungen trafen das Quartier, die Bewohnerschaft und die engagierten Akteure mit unerwarteter Wucht und konnten durch ehrenamtliches Engagement nur teilweise kompensiert werden.

Gleichzeitig erfreuen sich der Stadtteil und vor allem ausgewählte Straßenzüge zunehmend hoher Beliebtheit auf dem Berliner Immobilienmarkt. Hierbei zeigen sich deutliche Merkmale von Gentrifizierung und Verdrängung. Diese Entwicklung ist relativ neuen Datums, lange Zeit war der Stadtteil eher schlecht beleumundet. Vor der Wiedervereinigung lag Moabit Ost direkt an der Berliner Mauer. Diese Tatsache sowie die physische und semantische Dominanz der Justizvollzugsanstalt Moabit im Stadtteil, die Umweltbelastungen durch hier ansässige Gewerbebetriebe und die Tradition als Arbeiterstadtteil führten dazu, dass Moabit Ost als Wohnstandort für besser verdienende Familien nur wenig attraktiv war. Viele der heute noch im Stadtteil lebenden älteren Menschen wohnen bereits seit vielen Jahren im Quartier und konnten auch mit geringen finanziellen Ressourcen hier ihren Alltag bewältigen. Durch die Öffnung der Mauer und die Schließung zahlreicher Gewerbebetriebe hat der Stadtteil deutlich an Attraktivität gewonnen und bietet nun mit einem hohen Gründerzeitbestand in zentraler Lage nachgefragte Wohnqualität. Zu Beginn der 2000er Jahre wurde der über-

---

3   Online-Datenbank unter: www.statistik-berlin-brandenburg.de

wiegende Teil des kommunalen Wohnungsbestandes in Moabit Ost verkauft, 2015 befanden sich nur noch ca. 2 % der Mietwohnungen in öffentlicher Hand.

Die lokale Angebotslandschaft für ältere Menschen und im Speziellen für ältere Menschen mit Unterstützungs- oder Pflegebedarf war zum Zeitpunkt der Untersuchung überschaubar. Kommunale Einrichtungen, wie zum Beispiel Seniorenwohnhäuser oder Begegnungsstätten, wurden in den letzten Jahren geschlossen oder privatisiert bzw. in freie Trägerschaft übergeben und mit eingeschränktem Angebot weiter betrieben. Angebote für Pflegebedürftige gab es nur wenige, innovative Wohnformen oder Beteiligungsformate für alte Menschen waren nicht vorhanden. Die einzige ambulante Tagespflege mit kultursensibler Ausrichtung plante aufgrund der hohen Gewerbemieten ihren Standort an den Stadtrand von Berlin zu verlegen. Über die Situation der selbstständig lebenden älteren Menschen mit Unterstützungs- oder Pflegebedarf war wenig bekannt. Es musste davon ausgegangen werden, dass ihre Alltagsbewältigung weitgehend privat organisiert wurde und sich an die wenig förderlichen Gegebenheiten anpasste.

Vor diesem Hintergrund galt es, einerseits die Einschätzung der professionellen Akteure aus der Kommunalverwaltung, Altenhilfe und Wohnungswirtschaft und andererseits die Perspektive der älteren Menschen selbst kennenzulernen. Unser Projekt stieß von Beginn an auf großes Interesse in der lokalen Akteurslandschaft, wir konnten erfolgreich Workshops und Interviews durchführen. Allerdings gelang es uns nur eingeschränkt, die Wohnungswirtschaft für Interviews oder zur Teilnahme an Workshops zu gewinnen. Anfragen an Wohnungsunternehmen blieben unbeantwortet und Zuständigkeiten unklar. Dieses Problem ist vor allem deshalb von erheblicher Bedeutung, weil die Wohnungswirtschaft der zentrale Partner für die Kommune bei einer alter(n)sgerechten Gestaltung von Wohnbedingungen ist, sowohl bei der Entwicklung von neuen Wohnkonzepten als auch bei der alter(n)sgerechten Anpassung von Wohnraum.

4.4 Problem: Wohnungsmarkt und alter(n)sgerechte Wohnungen

In den Expertengesprächen wurde deutlich, dass auch die kommunale Verwaltung nur schwer Zugang zur Wohnungswirtschaft findet. Insbesondere die im Quartier agierenden, internationalen Immobilienfonds, die hier im wachsenden Maße Wohnraum gekauft haben, aber auch private Immobilienbesitzer, beteiligten sich kaum an dem gemeinsamen Prozess der Entwicklung förderlicher Quartiersbedingungen. Zudem fehlten, nach Aussagen aus der Verwaltung, sowohl der offizielle Arbeitsauftrag als auch die finanziellen Mittel für die Weiterentwicklung des alter(n)sgerechten Wohnens im Quartier. „Barrierefreiheit" gilt zwar als Querschnittsziel der meisten Städtebauförderungsprogramme, ist aber weder als *conditio sine qua non* festgeschrieben noch stellt sie mehr als nur *ein* Merkmal von alter(n)sgerechten Wohnbedingungen dar. Sie ist, vor allem beim privaten Wohnungsbau bzw. bei der Modernisierung von Wohnraum, in der Umsetzung mangels gesetzlicher Vorgaben kaum einzufordern. Ein zentrales Problem in Moabit Ost waren zudem die steigenden Mieten in Kombination mit einer geringen Leerstandsquote. Diese Situation hat teilweise dazu geführt, dass ältere Menschen in zu großen, zu teuren oder nicht alter(n)sgerechten Wohnungen wohnen, weil ein Umzug in eine kleinere, günstige, barrierearme Wohnung im Quartier nicht möglich oder zu teuer wäre.

Die Angst, bei einem Umzug das Quartier verlassen zu müssen und damit hilfreiche informelle Netzwerke zu verlieren, war unter den sozial benachteiligten älteren Menschen groß. Niedrige Renten und Mobilitätseinschränkungen wurden von ihnen teilweise durch Nachbarschaftshilfe kompensiert. Für ältere Menschen mit Migrationshintergrund stellte die räumliche Nähe von Menschen gleicher Herkunft und Sprache eine oft grundlegende Voraussetzung für die Bewältigung des Alltags dar, insbesondere wenn geringe Kenntnisse der deutschen Sprache oder Analphabetismus hinzukamen. Geringe Ressourcen verhindern meist die Aufrechterhaltung nachbarschaftlicher Unterstützungsbeziehungen über eine größere räumliche Distanz, der Aufbau neuer sozialer Netzwerke wird mit zunehmendem Alter zudem schwerer. Diese Situation führte teilweise dazu, dass gerade ressourcenarme ältere Menschen in ihren Wohnungen verharrten und ihren Alltag um die räumlichen Widrigkeiten herum organisierten. Zumal im Fall von baulichen Barrieren die Gefahr besteht, dass der Eintritt von massiven Mobilitätseinschränkungen ein Verlassen der Wohnung ohne fremde Hilfe unmöglich macht: *„Ich brauche immer Hilfe. Ist erste Etage"* (FG1, TN1, 28). Es drohen Einsamkeit und Isolation mit erheblichen negativen Auswirkungen auf die seelische und körperliche Gesundheit.

Im Kreis der Expertinnen und Experten wurde in diesem Kontext die Wirksamkeit und Machbarkeit eines quartiersbezogenen Umzugsmanagements diskutiert. Ein solches Management könnte innerhalb des Quartiers Umzüge koordinieren und die gesamte Wohnungswirtschaft (privat und kommunal) einbeziehen. Angesichts der Unzugänglichkeit der Wohnungswirtschaft erscheint diese Idee aber nur schwer umsetzbar und ohne den Einsatz auf höherer politischer Ebene nicht machbar: *„Wir können uns schöne Konzepte oder Bebauungsvorschläge vorstellen. Die Ideen haben wir, aber: wer betreibt das, ist das langfristig zu sichern, ist die Renditeerwartung der Grundstückseigentümer nicht zu hoch? Das funktioniert einfach nicht. Ich glaube, da müssen woanders Stellschrauben gedreht werden, um das auf unser Gebiet runterzubrechen"* (IV1, 38).

4.5　Problem: alter(n)sgerechtes Quartier

Moabit Ost bietet mit seiner dichten innerstädtischen Bebauung und einer vielfältigen Angebotsstruktur gute Voraussetzungen für ein alter(n)sgerechtes Quartier. Ein enges Fuß- und Radwegenetz, mehrere Buslinien und eine U-Bahnstrecke erschließen das Gebiet und verbinden es mit anderen Stadtteilen. Allerdings wurde in den Gesprächen mit den älteren Menschen deutlich, dass die vermeintlich kurzen Wege oft zu lang sind, um sie mit Gehstock, einem Rollator oder im Rollstuhl zu bewältigen. Busse fuhren in ungünstigen Takten und waren nicht immer barrierefrei, die Aufzüge zur U-Bahn waren regelmäßig defekt. Die Nutzung von Gehwegen und Übergängen an Ampeln mit Rollator oder Rollstuhl erwies sich teilweise als Problem: *„Und* [die Straßen sind] *auch nicht so für Rollstuhlfahrer geeignet, weil die Läden in die Straße reinbauen, man kommt nicht vorbei, da stehen noch Leute vor und quatschen ...“* (FG1, TN2, 6).

Zudem sind nicht alle öffentlichen Gebäude barrierefrei zugänglich: *„Erschwerend, und fast, ich würde schon bald sagen: diskriminierend, empfinde ich das Postamt hier vorne, Lübecker Straße. In Bezug auf Service. Die haben keinen behindertengerechten Eingang. Die haben zwar eine Klingel, aber wenn Sie dort klingeln, da können Sie Ihr Strickzeug mitnehmen und einen Pullover stricken, bis da jemand kommt“* (FG1, TN3, 25). Die eigenständige Erledigung von alltäglichen Besorgungen wird damit zu einem aufwändigen Vorhaben mit ungewissem Ausgang: wird heute ein barrierefreier Bus eingesetzt? Reagiert jemand auf die Klingel am Postamt? Muss ich vor dem Gebäude im Regen warten?

Ein anderer, die Mobilität einschränkender Aspekt ist die Meidung bestimmter, Angst einflößender Orte. Im Zentrum von Moabit Ost befindet sich eine Grünanlage, der Kleine Tiergarten (vgl. Abb.1). Unabhängig von ihrem Geschlecht und ihrer Herkunft erklärten die älteren Menschen, mit denen wir sprachen, dass sie die Anlage unangenehm fänden und nach Möglichkeit umgehen würden, obwohl sie eine der wenigen grünen Oasen im Quartier ist. Damit sind zum Teil erhebliche Umwege nötig, um vom Norden in den Süden des Stadtteils zu gelangen. Eine Gesprächspartnerin berichtete, dass sie den Park außerdem nicht durchquere, weil der (migrantische) Mitarbeiter des Mobilitätshilfedienstes, der ihren Rollstuhl schob, Angst vor Belästigungen durch Drogenverkäufer habe: *„Ja, er hatte Angst, dass er da Theater kriegt mit den Leuten, die da die Verkäufe tätigen“* (FG1, TN1, 21).

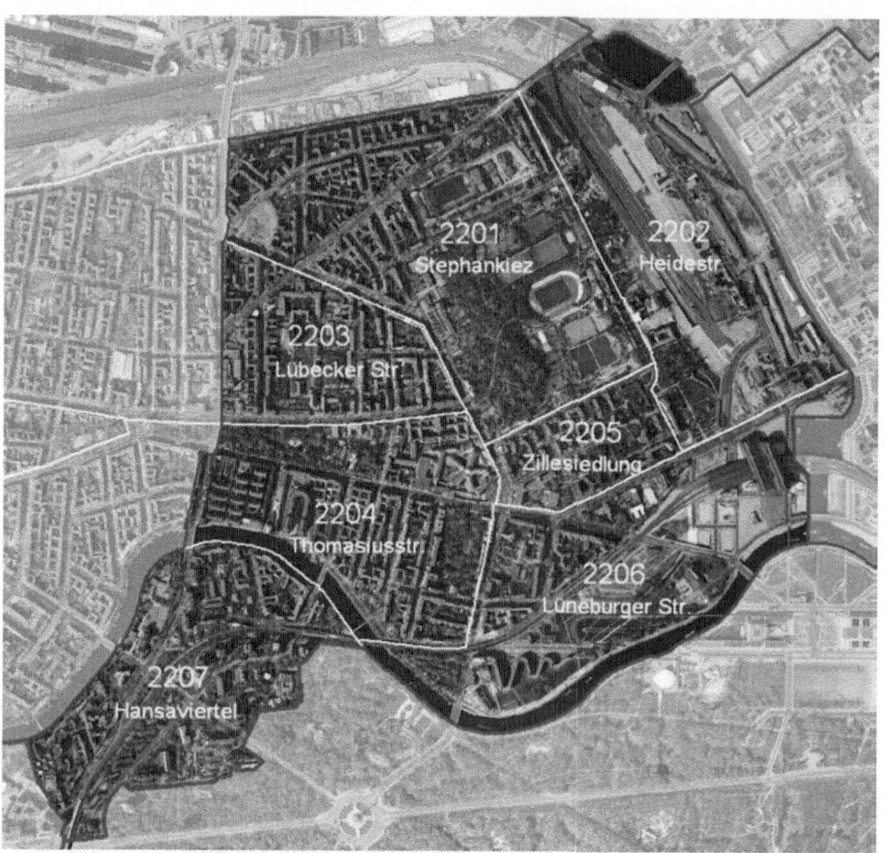

Abbildung 1:   Räumliche Barriere „Kleiner Tiergarten" in Moabit Ost. Luftbild der
Bezirksregion „Moabit Ost" mit Planungsraumgrenzen, -nummern und
-namen. Quelle: Geoportal Berlin/Digitale Farbige Orthophotos
(DOP20RGB), nachträglich bearbeitet

Die hier genannten Aspekte (lange Wege, ÖPNV, Angsträume) wurden auch in
den Experten-Gesprächen reflektiert und sowohl als Einschränkung des eigenständigen Wohnens im Alter als auch des gelingenden Zugangs zur Zielgruppe
wahrgenommen: *„Und so eine Strecke* [vom nördlichen Bereich/Stephankiez in
Moabit Ost über den Kleinen Tiergarten zur Spree] *ist schon eine Barriere, die
ich als Älterer nicht einfach so überwinde. Das ist auch im Kopf eine Barriere…"* (IV1, 93). Außerdem wurde in diesem Zusammenhang thematisiert, dass
das Ausruhen und Momente der Immobilität wichtige Komponenten von Mobili-

tät im Alter sind. Sitzgelegenheiten im öffentlichen Raum als Voraussetzung für die Fortbewegung waren im Quartier allerdings nach Wahrnehmung der älteren Menschen und der Akteure nicht ausreichend vorhanden: *„In der Lübecker Straße, da haben wir jetzt auch so ein Projekt, da wurde es auch deutlich, da haben wir so Hochbeete auf die Straße gestellt und da war auch wirklich ein Wunsch, gerade von den Älteren, dass man da Bänke hinzustellt. Da gibt es halt keine einzige Bank. Und das ist, glaube ich, auch oft ein ganz großes Problem im Viertel"* (IV 3, 38).

4.6 Problem: Soziale Teilhabe und Partizipation

Moabit Ost zeichnet sich durch eine lebendige und vielfältige Beteiligungskultur und Selbsthilfestrukturen aus. Die Bürgerinitiativen „Betroffenenrat Lehrter Straße" und „Bürger für den Stephankiez (BürSte e.V.)" engagieren sich für die Entwicklung und Gestaltung ihrer Nachbarschaften im Stadtteil. Die Initiative „Eigeninitiativ im Alter e. V." richtet sich mit ihren Angeboten an ältere Menschen ab 50 Jahren und die ebenfalls im Quartier angesiedelte Selbsthilfe-Kontakt- und Beratungsstelle hat zum Ziel, weitere Selbsthilfe-Initiativen und Angebote, unter anderem für die Angehörigen von Pflegebedürftigen, zu fördern. Der Planungsraum Lübecker Straße und ein Teil des Stephankiezes bilden ein Gebiet des Quartiersmanagements, mit dessen Hilfe die nachbarschaftlichen und sozialen Strukturen im Kiez gestärkt werden sollen. Zum Quartiersmanagement gehören ein Quartiersrat und ein Vergaberat, diese Gremien werden von gewählten Bewohnern und Bewohnerinnen besetzt und an der Projektentwicklung und Mittelvergabe beteiligt. Schließlich verfügt der Bezirk Mitte über eine sehr engagierte und respektierte Seniorenvertretung, die ebenfalls regelmäßig von der älteren Bewohnerschaft gewählt wird.[4]

Vor dem Hintergrund unseres Projektes interessierte uns besonders, ob und in welchem Umfang sich auch alte bzw. hochaltrige Menschen, Pflegebedürftige und alte Menschen türkischer oder arabischer Herkunft an der Entwicklung ihres Quartiers beteiligen und ihre Interessen in den bestehenden Gremien einbringen. In den Gesprächen und Interviews mit Bürgerinitiativen und dem Quartiersmanagement wurde deutlich, dass ältere Menschen mit und ohne Migrationshintergrund durchaus die Beteiligungsmöglichkeiten nutzten. Vor allem die sogenannten „jungen Alten" und hier zu einem beachtlichen Anteil türkischstämmige Ältere organisierten Nachbarschaftsaktivitäten oder Selbsthilfeangebote.

---

4   Vgl. Gesetz zur Stärkung der Mitwirkungsrechte der Seniorinnen und Senioren am gesellschaftlichen Leben im Land Berlin (Berliner Seniorenmitwirkungsgesetz – BerlSenG) vom 22. Mai 2006 (GVBl S. 458), geändert durch Artikel I des Gesetzes vom 20. Mail 2011 (GVBl S. 225) mit Wirkung vom 02. Juni 2011.

Wir konnten in unserer Erhebung aber kein Beispiel für die Beteiligung von pflegebedürftigen älteren Menschen finden. Im Experten-Interview zeigte sich, dass Mobilität eine wesentliche Voraussetzung für Beteiligung ist: *„Ich meine, solange die Leute mobil sind, können sie sich eigentlich schon ganz gut beteiligen"* (IV 3, 82). Sobald aber die Mobilität eingeschränkt ist, wird die Beteiligung schwierig oder unmöglich. Mobilitätshilfedienste waren im Quartier zwar vorhanden, sie waren aber überlastet, kämpften mit Mittelkürzungen und standen den einzelnen Pflegebedürftigen nur im sehr begrenzten Umfang zu Verfügung. Auch in unserer Erhebungsphase wurden wir mit dem Problem konfrontiert, dass ältere, mobilitätseingeschränkte Menschen an unseren Gruppendiskussionen teilnehmen wollten, aber keine Möglichkeit hatten, den Veranstaltungsort zu erreichen.

Eine eingeschränkte Mobilität beeinflusst nicht nur die Chancen für Beteiligung, sie begrenzt auch den Umfang der sozialen Teilhabe insgesamt. Die Möglichkeiten und Angebote für soziale Teilhabe für ältere Menschen mit Einschränkungen sind aus Sicht der Akteure im Quartier auch jenseits dieses Problems unzureichend, vor allem da die Teilnahme an Aktivitäten oft voraussetzungsvoll ist: *„Viele können sich, aufgrund der niedrigen Renten, einfach viele Tätigkeiten und Ausflüge nicht leisten. Zudem gibt es Sprachbarrieren"* (WS1, 8Y).

Im Experten-Interview wurde darauf hingewiesen, dass die öffentliche Hand gegenwärtig kaum Verantwortung für die Förderung der sozialen Teilhabe älterer Menschen übernimmt: *„ … die Kommune hat sich aus der Versorgung der Senioren zurückgezogen. Es gibt keine kommunalen Einrichtungen, die sind privatisiert. (...) Altenversorgung ist keine gemeindliche Aufgabe mehr"* (IV 1, 15). Und im gleichen Interview wird im Folgenden gefragt: *„Wo sind die Orte, wo sich die Alten zusammenfinden? Ich sehe die gesamte Infrastruktur, diese Netzstruktur nicht, an der sich dann Kristallisationspunkte bilden können. Die gesamte Struktur fehlt aus meiner Sicht"* (IV1, 51). Mit der Privatisierung von Seniorenwohnhäusern und Begegnungsstätten fehlen der Kommune die räumlichen und personellen Ressourcen sowie die konkreten Einflussmöglichkeiten, um aktiv die soziale Teilhabe älterer Menschen fördern zu können.

Im Quartier haben sich, möglicherweise als Reaktion auf den Mangel an Alternativen, informelle Strukturen und Treffpunkte ausgebildet. So eigneten sich türkische Nachbarinnen eine öffentliche Bank in ihrer Straße an, um sich dort regelmäßig zum Kaffeetrinken zu treffen. Da der Ort nur bei schönem Wetter genutzt werden kann, haben sie beim Quartiersmanagement eine Überdachung beantragt. Auch die von uns befragten türkischstämmigen Männer äußerten im Gruppengespräch den Wunsch nach einem Ort, an dem sie sich unabhängig vom Wetter treffen könnten. Zum Zeitpunkt der Untersuchung erfolgten ihre Begegnungen ebenfalls vor allem im öffentlichen Raum, was in einem Experten-

Interview kritisch wahrgenommen wurde: *„Und deswegen, was bei mir ange-kommen ist, dass viele von den Senioren leider meistens sich auf den Straßen be-finden, auf der Bank sitzen. Stundenlang, manche von ihnen. Genießen manch-mal die Sonne, das gute Wetter, trinken vielleicht ihren Tee oder holen ihren Kaffee, wenn sie es schaffen, sonst bleiben sie einfach still und sitzen und gu-cken, was um sie herum passiert. Es ist leider keine Zeit, die man mit Sinn ver-bringt. Ja, die brauchen sinnvolle Zeitverbringung, auch was sie stärkt und ihre Gesundheit unterstützt"* (IV 2, 16).

Dieses Zitat drückt eine interessante Ambivalenz aus: Zum einen wird wahrgenommen, dass die älteren Menschen sich im öffentlichen Raum aufhalten und es augenscheinlich genießen (jedenfalls bei gutem Wetter). Allerdings er-scheint dieser Genuss aus professioneller Sicht zwiespältig, weil er „sinnvolle" Aktivitäten verhindert und keinen Beitrag zur Gesundheitsförderung darstellt. Es blieb in dem Interview unklar, ob (aus Expertenperspektive) auch die älteren Menschen selbst lieber andere Aktivitäten durchführen würden und ihnen hierzu die Angebote fehlen, oder ob sie mit dem In-der-Sonne-sitzen eigentlich ganz zu-frieden sind und kein Interesse an zusätzlichen Angeboten haben. Die Aussagen der türkischen Männer in der Fokusgruppe waren jedenfalls eindeutig, dass sie sich zumindest gerne bei jedem Wetter treffen würden und ihnen hierzu der Raum fehlte.

Um die Menschen im Quartier zu erreichen, ihre Bedarfe und Probleme zu erfahren und mit ihnen gegebenenfalls weitere Aktivitäten zu entwickeln, spielen die selbst geschaffenen, informell genutzten Orte im öffentlichen Raum eine wichtige Rolle. An ihnen werden Nachbarschaften gestaltet und soziale Teilhabe aufrechterhalten. Diese Orte zu identifizieren, ihre Nutzungsmöglichkeit und Zu-gänglichkeit auch für ältere Pflegebedürftige zu prüfen und hier gegebenenfalls Angebote anzudocken, ohne den informellen Charakter zu zerstören, könnte ein Element einer alter(n)sgerechten Quartiersentwicklung sein.

5 Fazit

Die Unterstützung der eigenständigen Alltagsbewältigung und der Aufrechter-haltung sozialer Beziehungen alter Menschen durch förderliche Umweltbedin-gungen gewinnt zunehmend an Bedeutung. Zugehende, niedrigschwellige und offene Angebote im Wohnumfeld, der Abbau von räumlichen und sozialen Bar-rieren, eine aktive Nachbarschaft und die Stärkung von informellen Strukturen bilden Komponenten eines (gesundheits-)förderlichen Quartiers. Die Vernetzung von Akteuren, die Ermutigung zu bürgerschaftlichem Engagement und die Betei-ligung von allen Bewohnern und Bewohnerinnen an der Gestaltung alter(n)sgerechter Quartiere sind hierbei Maßnahmen, die vielerorts erfolgreich gefördert und erprobt werden. Eine besondere Herausforderung bildet die Förderung der sozialen Teilhabe und des selbstbestimmten Wohnens für alte, sozial benachteiligte Menschen mit Pflegebedarf.

Das Beispiel Moabit Ost zeigt, dass der Einfluss der Bezirksverwaltung auf die Quartiersgestaltung zum Teil, beispielsweise bezogen auf den Immobilienmarkt und die Wohnungswirtschaft, gering ist. Steigende Mietpreise und ein geringes Angebot an bezahlbaren, altersgerechten Wohnungen hindern ältere Menschen mit Pflegebedarf daran, in angemessenere Wohnungen umzuziehen und können zu problematischen oder gar gesundheitsgefährdenden Wohnsituationen führen. Für die Erprobung von innovativen Wohnlösungen, wie gemeinschaftliche Wohnformen, fehlen die nötigen räumlichen Ressourcen. Durch die Privatisierung des kommunalen Wohnungsbestandes und der kommunalen Einrichtungen der Altenhilfe verfügt die Kommune nicht mehr über die Einflussmöglichkeiten zur Gestaltung alter(n)sgerechter Wohn- und Teilhabeangebote.

Soziale Träger oder Pflegeeinrichtungen können ihre Standorte wegen der steigenden Gewerbemieten kaum halten und entfallen damit sowohl als unterstützende als auch als gestaltende Akteure im Quartier. Die soziale Teilhabe ist ebenso wie die Alltagsbewältigung zu einem großen Teil von den persönlichen Ressourcen und der individuellen Mobilität abhängig. Mobilitätshilfedienste werden den wachsenden Bedarfen nicht Herr bzw. es stehen den Pflegebedürftigen nicht genug Möglichkeiten zur Inanspruchnahme der Dienste zur Verfügung.

Die Entwicklung eines gesundheitsförderlichen, alter(n)sgerechten Quartiers sollte, das zeigen die Ergebnisse in dem Forschungsprojekt, auf zwei Ebenen erfolgen. Zum einen müssen die kommunalen Akteure über Handlungsmöglichkeiten und Ressourcen verfügen, um ein Quartier auch im Sinne von benachteiligten oder schwächeren Zielgruppen gestalten zu können. Zum anderen sollte an die bestehenden, informellen Strukturen und Orte angeknüpft und diese als Ausgangspunkte für Teilhabe und Unterstützung gewählt werden. Die aktive Beteiligung der älteren Unterstützungs- und Pflegebedürftigen an der Quartiersgestaltung sollte zielgerichtet gefördert werden. Angesichts der stark eingeschränkten Mobilität insbesondere hochaltriger und pflegebedürftiger Menschen ist eine kleinräumliche, an Nachbarschaften orientierte Strategie sinnvoll. Zugleich wurde in der Studie aber auch deutlich, dass sich manche Probleme (z.B. Verdrängung auf dem Wohnungsmarkt) nicht im Quartier lösen lassen, sondern im Quartierskontext lediglich benachteiligende Auswüchse gemildert werden können. Hier ist ein integriertes Handeln auf politischer, kommunaler, Akteurs- und zivilgesellschaftlicher Ebene erforderlich.

Literatur

Amrhein, L., Heusinger, J., Ottovay, K. & B. Wolter (2015): Die Hochaltrigen. Expertise zur Lebenslage der über 80-Jährigen. Köln.

Bezirksamt Mitte von Berlin (2014): Gemeinsam Älterwerden in Mitte. Moderne Seniorenpolitik in Mitte. Berlin.

BMVBS – Bundesministerium für Verkehr, Bauen und Wohnen (2011: Wohnen im Alter. Forschungen, Heft 147. Autor/innen: Kremer-Preiss, U.; Mehnert, T. & H. Stolarz. Bonn: Bundesamt für Bauwesen und Raumordnung.

Böhme, C., Franke, T. & B. Wolter (2014): Alternsgerechte Quartiersentwicklung. Vorschläge für ein stadt(teil)entwicklungspolitisches Leitkonzept. PLANERIN (4): 5456.

Bolte, G. & M. Kohlhuber (2009): Soziale Ungleichheit bei umweltbezogener Gesundheit: Erklärungsansätze aus umweltepidemiologischer Perspektive. In: Richter, M. & K. Hurrelmann (eds.): Gesundheitliche Ungleichheit. Wiesbaden: 99-116.

Claßen, K., Oswald, F., Doh, M., Kleinemas, U. & H.-W. Wahl (2014): Umwelten des Alterns. Wohnen Mobilität, Technik und Medien. Stuttgart.

DLR –Deutsches Zentrum für Luft- und Raumfahrt e. V. & infas – Institut für angewandte Sozialwissenschaft GmbH (2010): MiD 2008 – Mobilität in Deutschland 2008. Ergebnisbericht. Bonn, Berlin.

Falk, K., Heusinger, J., Kammerer, K., Khan-Zvorničanin, M., Kümpers, S. & M. Zander (2011): Alt, arm, pflegebedürftig. Selbstbestimmungs- und Teilhabechancen im benachteiligten Quartier. Berlin.

Heusinger, J., Kammerer, K., Schuster, M. & B. Wolter (2015): Quartiersstrukturen für Gesundheit und Selbstbestimmung im höheren Lebensalter verbessern. Gesundheitswesen 77 (Suppl. 1): 122-123.

Kümpers, S. & B. Wolter (2015): Soziale Teilhabe pflegebedürftiger älterer Menschen in innovativen Wohnformen. In: Jacobs K., Kuhlmey, A., Greß, S. & A. Schwinger (eds.): Pflegereport 2015. Stuttgart: 135-146

Kuhlmey, A. & S. Bühler (2015): Pflegebedürftigkeit: Herausforderungen für spezifische Wohn- und Versorgungsformen – eine Einführung in das Thema. In: Jacobs, K., Kuhlmey, A., Greß, S. & A. Schwinger (eds.): Pflegereport 2015. Stuttgart: 3-14.

Lampert, T. (2009): Soziale Ungleichheit und Gesundheit im höheren Lebensalter. In: Böhm, K., Tesch-Römer, C. & T. Ziese (eds.): Gesundheit und Krankheit im Alter. Beiträge zur Gesundheitsberichterstattung des Bundes. Berlin: 121-133.

Lampert, T. & L. E. Kroll (2014): Soziale Unterschiede in der Mortalität und Lebenserwartung. Berlin. GBE kompakt 5 (2). Online verfügbar: www.rki.de/DE/Content/Gesundheitsmonitoring/Gesundheitsberichterstattung/GBEDownloadsK/2014_2_soziale_unterschiede.pdf?__blob=publicationFile (Zugriff: 17.03.2014).

Meinlschmidt, G. (ed.) (2011): Sozialstatistisches Berichtswesen Berlin. Spezialbericht. Zur sozialen Lage älterer Menschen in Berlin. Armutsrisiken und Sozialleistungsbezug. Berlin.

Oswald, F. (2012): Umzug im Alter. In: Wahl, H.-W., Tesch-Römer, C. & J. P. Ziegelmann (eds.): Angewandte Gerontologie. Stuttgart: 569-575.

Oswald, F., Kaspar, R., Frenzel-Erkert, U. & N. Konopik (2013): Hier will ich wohnen bleiben. Ergebnisse eines Frankfurter Forschungsprojekts zur Bedeutung des Wohnens in der Nachbarschaft für gesundes Altern. Frankfurt a. M.

Saup, W. (1999) Alte Menschen in ihrer Wohnung. In: Wahl, H.-W., Mollenkopf, H. & F. Oswald (eds.): Alte Menschen in ihrer Umwelt. Wiesbaden: 43-51.

Scheidt-Nave, C., Richter, S., Fuchs, J. & A. Kuhlmey (2010): Herausforderungen an die Gesundheitsforschung für eine alternde Gesellschaft am Beispiel „Multimorbidität". Bundesgesundheitsblatt – Gesundheitsforschung – Gesundheitsschutz 53 (5): 441-450.

Senatsverwaltung für Stadtentwicklung und Umwelt (2013): Monitoring Soziale Stadtentwicklung Berlin 2013. Berlin.

Statistisches Bundesamt (2015): Pflegestatistik 2013. Pflege im Rahmen der Pflegeversicherung. Deutschlandergebnisse. Wiesbaden.

Wolter, B. (2013): Nachbarschaft: förderliche und hinderliche Effekte auf die Gesundheit älterer Menschen. Jahrbuch für Kritische Medizin und Gesundheitswissenschaften 48: 71–87.

World Health Organisation (1986): Ottawa Charter for Health Promotion, First International Conference on Health Promotion, Ottawa, 21 November 1986 - WHO/HPR/HEP/95.1.

Mehr Gesundheit ins Quartier? Ermittlung der gesundheitliche Lage und Unterstützungsbedarfe für eine optimierte Versorgung

Elke Dahlbeck

1 Hintergrund

Der sozio-demografische Wandel richtet an Politik, Wirtschaft und Gesellschaft neue Aufgaben. Geringere Geburtenraten sowie die Zunahme der Frauenerwerbstätigkeit stellen die bislang auf familiale Unterstützungsleistungen beruhenden informellen Strukturen bei Hilfe- und Pflegebedürftigkeit vor enorme Herausforderungen (Kaufmann 1997, 2005, Bäcker et al. 2008: 178 f.). Auch wenn es heute vielen Menschen bis ins hohe Alter gut oder sogar sehr gut geht, steigt mit zunehmendem Alter die Wahrscheinlichkeit zu erkranken oder pflegebedürftig zu werden. Zwischen 2003 und 2013 stieg die Anzahl der Pflegebedürftigen (nach SGB XI) deutschlandweit um fast 550.000 (26,4 %) auf knapp 2,63 Mio. Überproportional stieg dabei der Anteil der ambulant betreuten Pflegebedürftigen (36,8 %), während der Anteil der stationär betreuten Pflegebedürftigen um rund 28 % wuchs. Der Zuwachs der reinen Pflegegeldempfänger lag bei 26,4 %. Damit werden nach wie vor etwas weniger als die Hälfte der Pflegebedürftigen (47,7 %) nur durch Angehörige bzw. rund 23,5 % durch ambulante Pflegedienste zu Hause gepflegt[1].

Vor diesem Hintergrund nimmt nicht nur die Bedeutung der eigenen Wohnung bzw. des eigenen Hauses, sondern auch des sozialräumlichen Umfelds zu. Barrierefreiheit in der Wohnung und im Quartier sind ebenso wichtige Voraussetzungen wie die Etablierung von niedrigschwelligen und nahtlos ineinandergreifenden Versorgungsdiensten. Ziel einer optimierten Gesundheitsversorgung sollte sein, die Unterstützungsstrukturen den sozialräumlichen Besonderheiten und Gegebenheiten anzupassen und die sektorübergreifenden Versorgungsprozesse zu optimieren, um dem Bedarf der dort lebenden Bürgerinnen und Bürger zu entsprechen.

---

1 Quelle: Statistisches Bundesamt, Pflegestatistik , Berechnung: IAT

Städte und Kreise unterscheiden sich in Hinblick auf ihre sozialstrukturelle und gesundheitliche Lage (Dahlbeck & Neu 2014). Insbesondere innerhalb der Städte gibt es große Differenzen zwischen den verschiedenen Sozialräumen (Neu et al. 2011). Und auch auf individueller Ebene werfen gesundheitliche Probleme häufig soziale Fragen auf (und umgekehrt). Die Etablierung eines Gesundheits- und Quartiersmanagements, welches soziale und gesundheitliche Fragestellungen verknüpft, kann eine wirkungsvolle Unterstützungsstruktur im Quartier bilden. Hier setzte das Projekt „Proviva" an. Im Rahmen des Projektes wurde „ein sektorübergreifendes kommunales technikunterstütztes Gesundheitsmanagement für ein lebenswertes und vitales Alter"[2] entwickelt und erprobt.

Für eine passgenaue Ausgestaltung des gesundheitsbezogenen Quartiersmanagements wurde zunächst eine schriftliche Bürgerbefragung durchgeführt, um Bedarfe und Wünsche der älteren Bürgerinnen und Bürger ab 65 Jahren im Quartier zu ermitteln. Im Folgenden werden die wichtigsten Ergebnisse der Befragung vorgestellt. Hierfür wird zunächst das Projekt „Proviva" mit seinen einzelnen Bausteinen dargestellt (Abschnitt 2). Anschließend werden ausgewählte Ergebnisse der schriftlichen Befragung in den zwei „Erprobungsstadtteilen" Leverkusens – Opladen und Rheindorf – ausführlich beschrieben (Abschnitt 3). Zum Abschluss des Artikels werden einige Schlussfolgerungen aus den Erfahrungen formuliert (Abschnitt 4).

2   Proviva – gut Leben zu Hause im Quartier

2.1 Projektziele und -beteiligte

Das durch das Ministerium für Gesundheit, Emanzipation, Pflege und Alter des Landes Nordrhein-Westfalen (MGEPA NRW) sowie durch Mittel der Europäischen Union (EU) geförderte Projekt „Proviva – gut leben zu Hause im Quartier"[3] hatte zum Ziel, die Versorgung im Quartier sektorübergreifend zu optimieren und die Teilhabe der Älteren zu stärken. Die Förderperiode lag zwischen Februar 2013 und Juli 2015.

---

2   http://www.proviva-lev.de/index.php/projekt
3   www.proviva-lev.de

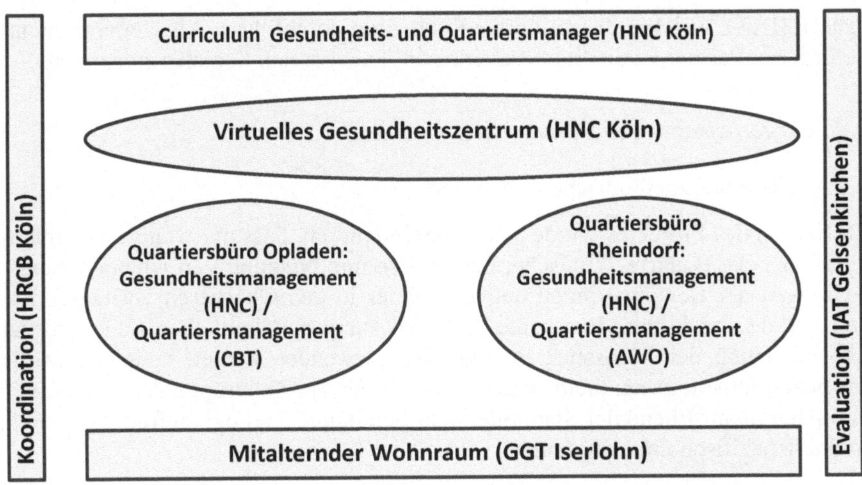

Abbildung 1:   Arbeitspakete und Verantwortlichkeiten im „Proviva"-Projekt
                   Quelle: IAT

Kern des Projektes war der Aufbau und die Erprobung quartiersbezogener Versorgungs- und Unterstützungsstrukturen in Form eines Gesundheits- und Quartiersmanagements als Anlauf-, Beratungs-, Koordinierungs- und Aktivierungsstelle rund um das Thema „Leben im Alter" für die Bürgerinnen und Bürger ab 65 Jahren in den beiden Stadtteilen Leverkusens Opladen und Rheindorf. Das Vorgehen war hierbei bewusst auf einen breiten populationsorientierten Ansatz zu gesundheitlichen und sozialen Fragen bzw. Problemen gelegt. Bei dem Aufbau der stadtteilbezogenen Unterstützungsstrukturen wurde darauf geachtet, „das Rad nicht neu zu erfinden" und Akteure vor Ort einzubinden. Die beiden „Proviva"-Büros in Opladen und Rheindorf wurden zwischen Juli 2014 und Juli 2015 ein Jahr erprobt. Das Quartiersmanagement in Opladen wurde von der Caritas-Betriebsführungs- und Trägergesellschaft GmbH (CBT) und in Rheindorf von der Begegnungsstätte der Arbeiterwohlfahrt im Kreisbezirk Leverkusen e.V. (AWO) getragen. Das Gesundheitsmanagement lag in beiden Stadtteilen in der Verantwortung der HerzNetz-Center Köln GmbH (HNC). Unterstützt wurde die Arbeit der Gesundheits- und Quartiersmanager durch eine IT-Infrastruktur, die im Rahmen von „Proviva" etabliert und erprobt werden sollte. Auch hier lag die Verantwortung bei HNC. Die Deutsche Gesellschaft für Gerontotechnik®mbH aus Iserlohn (GGT) erstellte einen Handlungsleitfaden „Barrierearmes Wohnen". Weitere Projektpartner waren die Gesundheitsregion KölnBonn e.V. (HRCB), die die Gesamtkoordination des Projektes innehatte, sowie das Institut Arbeit und Technik der Westfälischen Hochschule Gelsenkirchen – Bocholt – Recklinghausen (IAT), welches die formative Evaluation durchführte. Als weiterer, nicht geförderter Partner ist die Stadt Leverkusen, Fachbereich Soziales zu nennen.

2.2 Bürgerbefragung in Opladen und Rheindorf

2.2.1 Ziele und methodisches Vorgehen

Zu Beginn des Projektes wurde sehr schnell deutlich, dass nur wenige Informationen über die Bedarfe, Wünsche, Kenntnisse und Nutzung von Unterstützungsleistungen der Bewohnerinnen und Bewohner in den Quartieren vorliegen. Zudem wurde ersichtlich, dass keine Angaben zur gesundheitlichen Lage und zur Lebensqualität der Menschen im Quartier verwendet werden konnten, da die amtliche Statistik gesundheitsbezogene Daten für die Zielgruppe der 65-Jährigen und Älteren auf Ebene der Stadtteile nicht beinhaltet. Ziel der Befragung war es, stadtteilspezifische Informationen

- zu den Unterstützungsbedarfen, der Inanspruchnahme und den Wünschen zu erhalten, um hieraus Handlungsempfehlungen für die Erprobungsphase der Gesundheits- und Quartiersmanagerinnen zu generieren;
- über die gesundheitliche Lage und Lebensqualität der Zielgruppe „65 Jahre und älter" zu erhalten, um hieraus im Rahmen der Evaluation ein Datenset zu generieren, welches geeignet ist, gesundheitsbezogene Quartiersansätze auf ihre Wirksamkeit hin zu bewerten.

Der vollstandardisierte vierseitige Fragebogen gliedert sich in die vier Themenblöcke:

- Sozio-demografische Merkmale,
- Gesundheit und Lebensqualität,
- Unterstützungsbedarfe sowie
- Inanspruchnahme, Wünsche und Kenntnisse vorhandener Angebote und Dienstleistungen.

Der postalische Versand der 8.025 Fragebögen an alle Bürgerinnen und Bürger in Leverkusen Opladen und Rheindorf, die 65 Jahre oder älter waren und in Privathaushalten lebten, erfolgte im Februar 2014 durch die Stadt Leverkusen.[4]

---

4   Neben einem durch HRCB und IAT verfassten kurzen Anschreiben wurde die Befragung durch ein persönliches Anschreiben des Oberbürgermeisters der Stadt Leverkusen, Reinhard Buchhorn, sowie durch eine Pressekonferenz aktiv beworben.

Nach Bereinigung der Daten konnten 3.050 Fragebögen in die Auswertung miteinfließen. Die Rücklaufquote beträgt damit 38 %.[5][6]

2.2.2 Sozialstruktur der Stadtteile Opladen und Rheindorf

Insgesamt wohnen in Leverkusen 162.790 Menschen (Stand 31.12.2013), davon 23.702 (14,6 %) in Opladen und 15.955 (9,8 %) in Rheindorf. Der Anteil der Bevölkerung ab 65 Jahren liegt in Leverkusen bei 21,8 %, die entsprechenden Anteile betragen in Opladen 21,9 % und in Rheindorf 21 %. Ausgewählte Merkmale zu den beiden Stadtteilen sind Tabelle 1 zu entnehmen.

	Leverkusen	Opladen	Rheindorf
Bevölkerung (31.12.2013)	162.790	23.702	15.955
Bevölkerung 65+ (Anteil an Gesamtbevölkerung in %) (31.12.2013)	35.422 (21,8 %)	5.188 (21,9 %)	3.357 (21,0 %)
Anteil Frauen an der Bevölkerung 65+ (31.12.2013)	20.459 (65,7 %)[7]	3.127 (60,3 %)	1.950 (58,1 %)
Verfügbares Jahreseinkommen der Haushalte je Einwohner (31.12.2007)	15.247 Euro je Einwohner	14.181-14.837 Euro je Einwohner	10.506-11.564 Euro je Einwohner
Empfänger der Grundsicherung im Alter (SGB XII) 65+ (31.12. 2012), Anteile an Bevölkerung 65+ in % (31.12.2012)	2.274 (6,4 %)	465 (8,9 %)	230 (6,8 %)
Anteil der Personen in Bedarfsgemeinschaften im SGB II an der Bevölkerung u65 in % (31.12.2011)	9,1 %	9,9 %	13,5 %

Tabelle 1:   Ausgewählte Kennziffern für Leverkusen, Opladen und Rheindorf
Quelle: Angaben der Kommunalstatistik der Stadt Leverkusen, Stadt Leverkusen 2013, Stadt Leverkusen o.J.

Die beiden Stadtteile unterscheiden sich hinsichtlich ihrer Sozialstruktur, wobei Rheindorf sich durch ein niedrigeres verfügbares durchschnittliches Einkommen

---

5   Die Unterstützung der Stadt Leverkusen war sicherlich ein Grund für den hohen Rücklauf. Ein besonderer Dank gilt somit nicht nur den vielen Bürgerinnen und Bürgern, die sich die Zeit genommen haben, den Fragebogen auszufüllen, sondern auch der Stadt Leverkusen: dem Oberbürgermeister Herrn Buchhorn , der Fachbereichsleiterin Soziales Frau Vogt und ihrer Kollegin im Fachbereich Soziales Frau Skerhut.

6   Bei der Interpretation ist zu beachten, dass bestimmte Bevölkerungsgruppen bei schriftlichen Befragungen unterrepräsentiert sind. Dies gilt u.a. für gesundheitlich stark beeinträchtigte Personen.

der privaten Haushalte je Einwohner pro Jahr (rund 10.500–11.500 Euro) sowie einen höheren Anteil an Personen in Bedarfsgemeinschaften im SGB II mit 13,5 % auszeichnet als Opladen mit einem entsprechenden verfügbaren Durchschnittseinkommen von rund 14.200–14.800 Euro je Einwohner und einer geringeren SGB-II-Quote von 9,9 %.

3 Ergebnisse der schriftlichen Befragung

Auch die Ergebnisse der Bürgerbefragung zeigen Unterschiede zwischen den Stadtteilen. Insbesondere das Bildungsniveau – gemessen am Anteil der Befragten mit (Fach-)Hochschulabschluss – unterscheidet sich mit einem Anteil von 6 % in Rheindorf und 13,3 % in Opladen deutlich voneinander (Tab. 2).

	Opladen	Rheindorf	Opladen/Rheindorf
Befragte (65+)	1.859	1.141	3.050
Durchschnittsalter	75,7	76,6	76,1
Anteil Frauen	58,4 % (n=1.859)	57,2 % (n=1.141)	57,9 % (n=3.050)
Anteil Befragte mit Migrationshintergrund	11,7 % (n=1.841)	13,5 % (n=1.181)	12,4 % (n=3.022)
Anteil Befragte mit (Fach-)Hochschulabschluss	13,3 % (n=1.845)	6 % (n=1.184)	10,5 % (n=3.029)
Anteil Befragte in Single-Haushalten	35,2 % (n=1.810)	31,6 % (n=1.150)	33,8 % (n=2.960)

Tabelle 2:   Ausgewählte Kennziffern der Befragten in Opladen und Rheindorf
Quelle: IAT

3.1 Gesundheitliche Lage in Opladen und Rheindorf: Alter und Bildung entscheiden über den subjektiven Gesundheitsstatus

Mit zunehmendem Alter steigt die Wahrscheinlichkeit, (dauerhaft) an verschiedenen Krankheiten zu leiden. Neben Herz-Kreislauf-Erkrankungen sowie Erkrankungen des Bewegungsapparates (Wurm & Saß 2015: 130) sind weitere Erkrankungen wie der Verlust des Hör- und Sehvermögens sowie Inkontinenz zu nennen, die ältere Menschen in ihrer Selbstständigkeit und Mobilität zunehmend einschränken können (Heusinger et al. 2013: 44 ff.).

Neben den objektiv messbaren Erkrankungen wird im Rahmen von schriftlichen Befragungen häufig der subjektive Gesundheitsstatus herangezogen. Dieser unterscheidet sich insbesondere in höheren Altersklassen von den objektiven Befundungen und Diagnosen. Der subjektive Gesundheitsstatus ist jedoch ein wichtiger Hinweis auf die „eigene gefühlte Gesundheit" zum Zeitpunkt der Befragung, „bildet die persönlichen und sozialen Dimensionen des eigenen Befindens ab" (RKI 2014: 1) und ist damit ein wichtiger Indikator für künftige Inanspruchnahme von Gesundheitsdiensten, die Sterblichkeit sowie das Auftreten von chronischen Erkrankungen (ebd.).

Der Mehrheit der Befragten (n=2.973) geht es subjektiv gesundheitlich[7] gut (40,6 %) oder mittelmäßig (42,4 %). 4,4 % geben an, dass es ihnen gesundheitlich sehr gut geht. 9 % bewerten ihren aktuellen Gesundheitszustand als schlecht und 1,5 % als sehr schlecht.

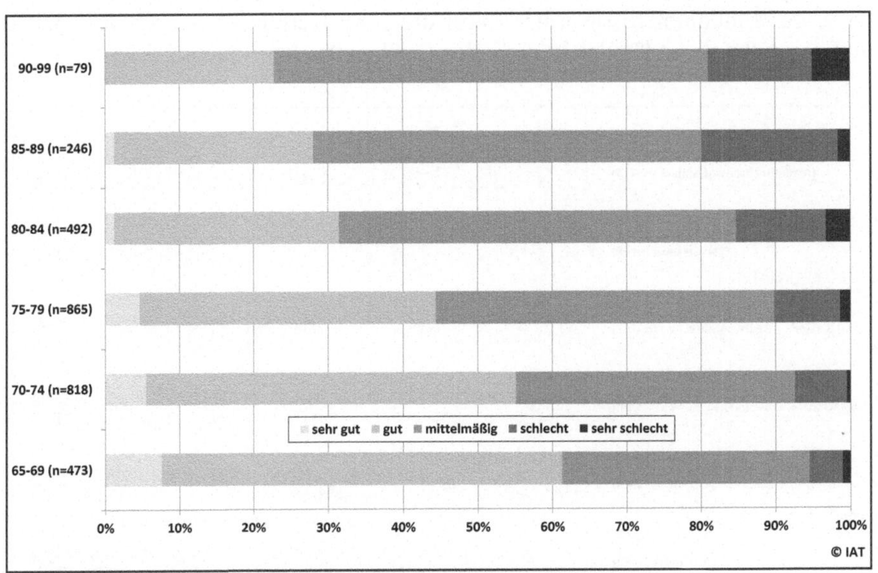

Abbildung 2:   Subjektiver Gesundheitszustand nach Altersgruppen
                  Quelle: IAT

Dabei stellt sich die gesundheitliche Lage zwischen den beiden Stadtteilen etwas unterschiedlich dar, wie in der folgenden Abbildung deutlich wird, denn in Op-

---

7   Die genaue Frage lautete: Wie geht es Ihnen gesundheitlich? Als Antwortkategorie wurde eine 5-Likert Skala von sehr gut, gut, mittelmäßig, schlecht oder sehr schlecht vorgegeben.

laden geben mit 48 % (n=1.807) etwas mehr Befragte an, dass es ihnen sehr gut oder gut geht, als in Rheindorf mit 42,8 % (n=1.166).

Als wichtigste Faktoren für den subjektiven Gesundheitszustand sind das Alter und der Bildungsstand auszumachen (vgl. Abbildungen 2 und 3):

Mit zunehmendem Alter sinkt der Anteil derjenigen, denen es subjektiv gesundheitlich sehr gut oder gut geht. So liegt der entsprechende Anteil derjenigen, denen es sehr gut oder gut geht, in der Altersgruppe der 65- bis 69-Jährigen bei 61,1 % (n=473). In der Altersgruppe 80 Jahre und älter beträgt der Vergleichswert nur noch 29,6 % (n=817). Entsprechend steigt der Anteil derjenigen, denen es schlecht oder sehr schlecht geht. Das Alter weist den höchsten und statistisch signifikanten Zusammenhang[8] mit dem subjektiven Gesundheitsempfinden auf.

Neben dem Alter entscheidet auch das Bildungsniveau über den Gesundheitsstatus. Aus der Public-Health-Forschung ist seit langem bekannt, dass soziale und gesundheitliche Ungleichheit eng zusammenhängen und das Bildungsniveau, das Einkommen sowie der Beruf die „drei Kerndimensionen" für soziale und gesundheitliche Ungleichheit bilden (Richter & Hurrelmann 2009: 13).

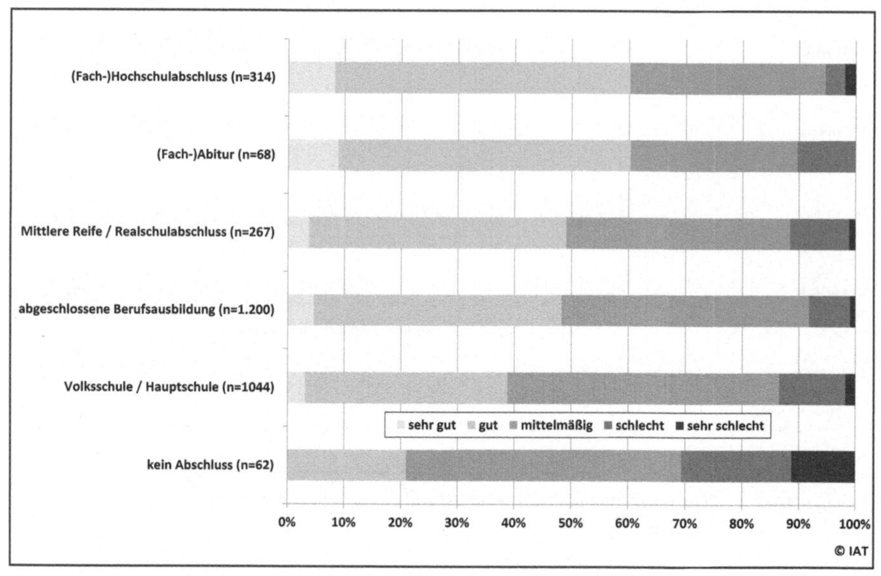

Abbildung 3:   Subjektiver Gesundheitszustand nach höchstem Bildungsabschluss
                  Quelle: IAT

---

8   Der Kontingenzkoeffizient liegt bei 0,245.

Die Ergebnisse bestätigen diese Erkenntnisse, denn das Bildungsniveau ist ein statistisch signifikanter Faktor für den subjektiven Gesundheitszustand[9]: Während rund 60 % der Befragten mit (Fach-)Hochschulabschluss (n=314) angeben, dass es ihnen sehr gut/gut geht, sind es bei den Befragten mit abgeschlossener Berufsausbildung lediglich 48,1 % (n=1.200). Die Befragten mit Volksschulabschluss stellen hier einen Anteil von 38,8 % (n=1.044). Am geringsten fällt der Anteil bei den Befragten ohne Abschluss mit gerade noch 21 % (n=62) aus.

3.2 Unterstützungsbedarfe: Der Gesundheitszustand ist entscheidend

Die Unterstützungsbedarfe korrelieren sowohl mit dem Alter als auch mit dem subjektiven Gesundheitszustand und sind statistisch signifikant. Allerdings fällt die Stärke des Zusammenhangs bezogen auf den Gesundheitszustand und den Unterstützungsbedarf höher aus als bei dem Alter und dem Unterstützungsbedarf.[10] Es ist somit nicht das Alter per se, sondern die mit der Alterung einhergehende Zunahme an gesundheitlichen Beeinträchtigungen, die einen höheren Unterstützungsbedarf bewirken. Deutlich sichtbar wird dies, wenn man vier Typen

		Alter		
		65-74	75+	
subjektiver Gesundheitszustand	sehr gut / gut	Typ 1 "jung und gesund" (n=741)	Typ 2 "alt und gesund" (n=626)	n=1.367
	schlecht / sehr schlecht	Typ 3 "jung und krank" (n= 87)	Typ 4 "alt und krank" (n=227)	n=314
		n=828	n=853	n=1.681

Tabelle 3:   Typen nach Alter und subjektivem Gesundheitszustand
        Quelle: IAT

---

9   Der Kontingenzkoeffizient liegt bei 0,211.
10   Der höchste Kontingenzkoeffizient mit 0,482 konnte zwischen dem Gesundheitsstatus und dem Unterstützungsbedarf beim Einkaufen gemessen werden. Der entsprechende Wert für das Alter liegt mit 0,337 leicht darunter.

entlang den Dimensionen „Alter" und „subjektiver Gesundheitszustand" näher betrachtet.

Die Typisierung erfolgte entlang der zwei Merkmale „Alter" (65–74; 75+) und „subjektiver Gesundheitszustand" (sehr gut/gut bzw. schlecht/sehr schlecht). Die Befragten, die angegeben haben, dass es ihnen subjektiv „mittelmäßig" geht, wurden nicht berücksichtigt, um die Kontraste stärker darzustellen.

Auch bei den vier Typen zeigen sich die starken Zusammenhänge zwischen sozialer und gesundheitlicher Ungleichheit. Während Typ 1 überdurchschnittlich geprägt ist durch Befragte mit höherem Bildungsniveau, sind in Typ 3 überdurchschnittlich viele Befragte mit geringem Bildungsniveau sowie Befragte mit Migrationshintergrund vertreten.

Abbildung 4 zeigt deutlich, dass die Unterstützungsbedarfe stark mit dem subjektiven Gesundheitszustand zunehmen.

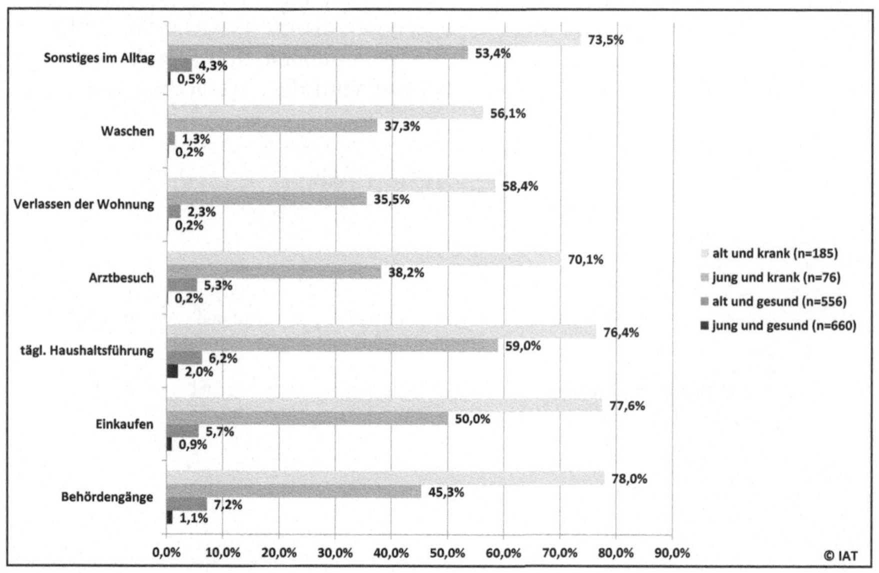

Abbildung 4:   Unterstützungsbedarfe der Befragten nach Alters- und Gesundheitstypen
Quelle: IAT

Während die „jungen Gesunden" fast gar keinen und die „älteren Gesunden" nur zu einem geringen Anteil von maximal 7,2 % (Unterstützung bei Behördengängen) Hilfe bedürfen, liegen die entsprechenden Anteilswerte der Befragten bei den „jungen Kranken" zwischen 36 % und 59 % bzw. bei den „alten Kranken" bei 56 % bis 78 %. Dies bedeutet, mehr als die Hälfte der älteren erkrankten Befragten benötigt in allen sechs abgefragten Kategorien Unterstützung.

- Von den 185 Betroffenen in Typ 4 „alt und krank" benötigen 78 % Unterstützung bei Behördengängen, 77,6 % Unterstützung beim Einkaufen, 76,4 % Hilfe bei der täglichen Haushaltsführung oder 70,1 % Hilfe beim Arztbesuch. Über die Hälfte (56 %) benötigt Hilfe beim täglichen Waschen.
- Auch die Gruppe der unter 75-Jährigen und gesundheitlich stark eingeschränkten Befragten des Typs 3 (n=76) benötigt Hilfe bei der täglichen Haushaltsführung (59 %), beim Einkaufen (50 %) oder den Behördengängen (45,3 %). 37 % benötigen bereits Hilfe beim Waschen.

3.3 Inanspruchnahme ausgewählter Dienstleistungen: Familiale Unterstützungsstrukturen bilden nach wie vor die wichtigste Stütze

Zur Identifizierung möglicher Versorgungslücken im Quartier stellt sich die Frage, ob die Bewohner ausreichend Unterstützung erhalten und durch wen diese Leistungen erfolgen. Die Mehrzahl der Befragten (78,5 %, n=1.290), die Unterstützung benötigt, erhält diese auch. Insbesondere die beiden besonders betroffenen Gruppen, Typ 4 und Typ 3, erhalten zu einem sehr hohen Anteil Unterstützung (93 % (n= 213) bzw. 87,5 % (n=80)).

(Ehe-)PartnerInnen und Angehörige leisten am häufigsten Unterstützung. Insbesondere die jüngeren Altersgruppen können noch auf ihre (Ehe-)PartnerInnen im Bedarfsfall zurückgreifen, während mit zunehmenden Alter der Anteil der Single-Haushalte steigt und die Angehörigen eine stärkere Rolle bei den Unterstützungsleistungen einnehmen. Besonders betroffen sind hiervon nach wie vor Frauen, die aufgrund ihrer höheren Lebenserwartung häufiger alleine wohnen. So geben in der Befragung bereits 45,9 % (n=1.715) der Frauen an, alleine zu leben. Bei den Männern sind es lediglich 17,1 % (n=1.245). Zudem werden folgende Aspekte sichtbar:

- Die höchsten Unterstützungsleistungen im Rahmen der Nachbarschaftshilfe kommt mit einem Anteil von 30,2 % Typ 1 („jung und gesund", n=368) zuteil.
- Dagegen erhalten die älteren Erkrankten des Typs 4 in höherem Maße (29,3 %, n=198) professionelle Unterstützung. Es ist davon auszugehen, dass es sich hierbei um Pflegeleistungen handelt, da hier auch der Anteil der Pflegebedürftigen höher ist.
- Deutlich wird zudem, dass das Ehrenamt so gut wie keine Bedeutung einnimmt. Auch wenn bei vielen Aktivitäten, wie z.B. in Sportvereinen, Eh-

renamt eine große Rolle einnimmt, spielt Ehrenamt im innerhäuslichen Bereich eine deutlich geringere Rolle.

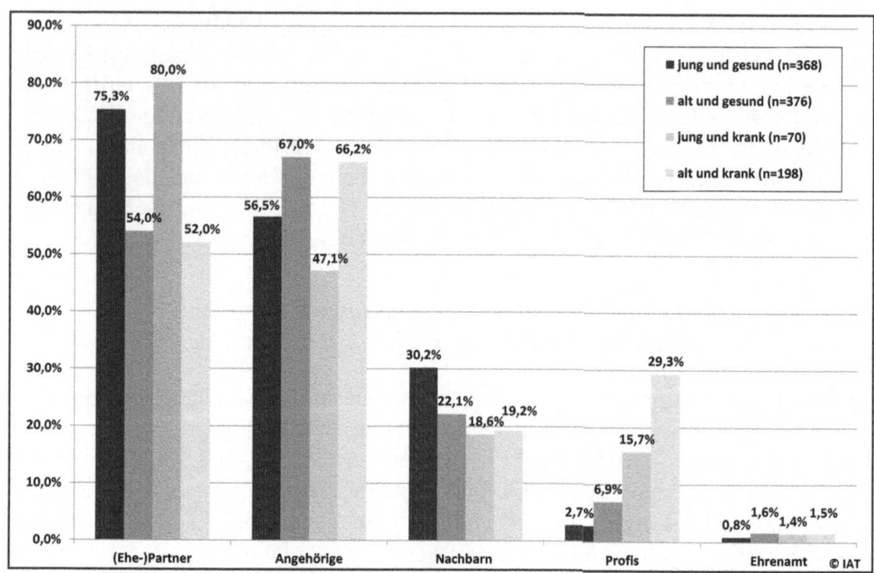

Abbildung 5:   Frage: Sofern Sie Unterstützung benötigen, durch wen erhalten Sie diese?
Quelle: IAT

Damit wird die hohe Bedeutung der familialen Unterstützungsstrukturen deutlich. Auch in anderen Befragungen wird die hohe Bedeutung der Familie für soziale Kontakte und Hilfeleistungen sichtbar. 80 % der Befragten in der Generali-Altersstudie 2013 geben an, einen sehr engen oder engen Familienzusammenhalt zu pflegen. Wichtig hierbei anzumerken ist, dass die Hilfeleistungen gegenseitig erbracht werden in Form einer „generationsübergreifenden Arbeitsteilung", denn viele Ältere passen auf die Enkelkinder auf und leisten häufig auch finanzielle Unterstützung. Kinder leisten an ihre Eltern (65–85 Jahre) u.a. folgende Unterstützungen (Generali Zukunftsfond & Institut für Demoskopie Allensbach 2012: 209):

- Regelmäßige Besuche (62 %),
- Hilfe bei technischen Fragen (56 %),
- Einladung zum Essen (51 %),

- Zuhören, für mich da sein (48 %),
- Kleinere Arbeiten und Reparaturen in der Wohnung/Haus (41 %),
- Die Freizeit miteinander verbringen (33 %),
- Besorgungen erledigen (31 %),
- Mitarbeit im Haus/Garten (30 %),
- Hilfen bei Behördengängen (29 %),
- Fahrten zum Arzt/andere Termine (29 %).

Auch in dringenden Fällen wenden sich Betroffene am häufigsten an ihre Angehörigen. Für die Beratung, Betreuung oder Vermittlung durch ein gesundheitsbezogenes Quartiersmanagement bedeutet dies, dass nicht nur die Betroffenen selbst, sondern ihre Angehörigen wichtige Ansprechpartner sind und frühzeitig mit einbezogen werden sollten. Eine wichtige Funktion nimmt zudem der Hausarzt ein.

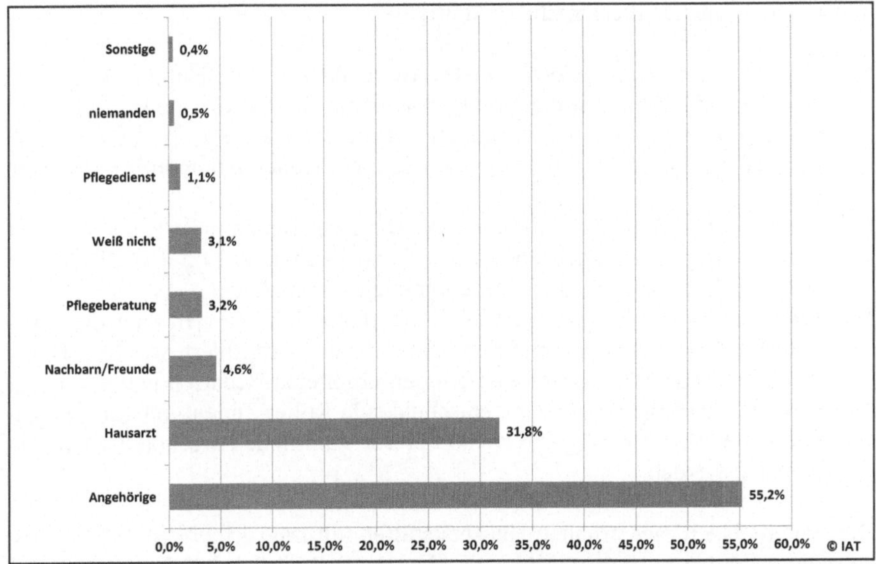

Abbildung 6:   Frage: An wen würden Sie sich bei dringendem Unterstützungsbedarf als Erstes wenden (n=2.142)?
Quelle: IAT

Die hohe Bedeutung des Hausarztes wird auch dadurch deutlich, dass 93 % (n=3.006) der Befragten angeben, einen betreuenden Hausarzt zu haben und sogar 95 % (n=3.002) der Befragten den Hausarzt in den letzten 12 Monaten mindestens einmal aufgesucht haben. Die Anzahl der Besuche steigt dabei mit dem Alter und der Verschlechterung des Gesundheitszustands.

Der Hausarzt und das Personal in den Arztpraxen nimmt für den Aufbau eines gesundheitsbezogenen Quartiersmanagement eine wichtige Funktion ein, da sie ihre Patienten häufig über Jahre kennen, eine enge Vertrauensbeziehung aufgebaut haben und somit mögliche Unterstützungsbedarfe frühzeitig erkennen. Der Hausarzt agiert sowohl als Netzwerkakteur im Quartier zur Optimierung der sektorübergreifenden Versorgung als auch als erster Ansprechpartner zur Kontaktaufnahme und (bei Einwilligung der Patienten) als „Überweiser" der Patienten an die Gesundheits- und Quartiersmanager.

Aufgrund der hohen Bedeutung der familiären Unterstützungsstrukturen ist es kaum verwunderlich, dass mit 77 % (n=3.050) die Mehrzahl der Befragten gar keine professionellen Dienstleistungen in Anspruch nimmt. Auch in anderen Studien (Cirkel & Dahlbeck 2003, Weinkopf 2005, Prognos 2012) wird die geringe Marktnachfrage haushaltsnaher Dienstleistungen immer wieder hervorgehoben. Die Ursachen hierfür sind vielfältig:

- *Erkennen des Hilfebedarfs:* Viele Ältere oder beeinträchtigte Menschen müssen zunächst selbst die Notwendigkeit für die Hilfeleistungen erkennen und akzeptieren. Schon allein dieser Schritt ist als eine große Hürde zu sehen, da mit dieser Erkenntnis der Verlust der eigenen Autonomie verbunden ist.
- *Ausreichend (finanzielle) Ressourcen:* Die Betroffenen müssen sowohl über die Bereitschaft als auch über ausreichend finanzielle Mittel verfügen, um sich die Unterstützungsdienstleistungen leisten zu können.
- *Information und Transparenz*: Die Betroffenen müssen sich über die angebotenen Leistungen informieren können oder informiert werden. Dabei spielt die Passgenauigkeit zwischen den konkreten Bedarfen und den angebotenen Leistungen eine ganz entscheidende Rolle. Zudem müssen finanzielle Unterstützungsmöglichkeiten oder ehrenamtliche Angebote transparent gemacht werden.

Die stärkste Nachfrage erhalten Haushaltshilfen mit rund 14,2 % (n=3.050). Insbesondere Frauen im hohen Alter, die überdurchschnittlich häufig alleine wohnen, nehmen diese Dienstleistungen in Anspruch. Auch andere Studien belegen, dass mit zunehmenden eigenen körperlichen Einschränkungen die Nachfrage nach professionellen Dienstleistungen steigt (Trabert 2008: 19).

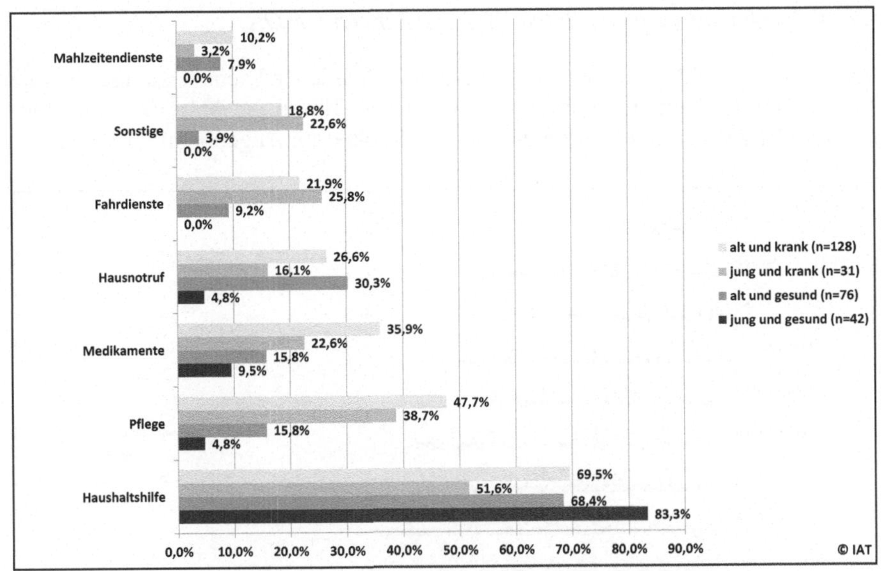

Abbildung 7:   Inanspruchnahme von Dienstleistungen nach Gesundheits- und
Alterstypen
Quelle: IAT

Die am stärksten nachgefragte Dienstleistungsart ist die der Haushaltshilfe. Diese wird am häufigsten von den „jungen und gesunden" Befragten aus Typ 1 (83,3 %, n=42) nachgefragt und am wenigsten von den Befragten des Typs 3, also den „jungen und kranken" (51,6 %, n=31). Auch wenn die genauen Ursachen nicht identifiziert werden können, ist zu vermuten, dass die Befragten aus Typ 1 eher bereit und finanziell in der Lage sind, diese Dienstleistungen einzukaufen.

Pflegeleistungen werden stärker von den betroffenen Befragten der Typen 3 und 4 genutzt. Dagegen hängt die Inanspruchnahme des Hausnotrufs stark mit dem Alter zusammen. Die Inanspruchnahme liegt bei den gesunden Alten mit 30,3 % (n=76) oberhalb des Anteils der Befragten von Typ 4 mit 26,6 % (n=128).

Die Gesundheits- und Quartiersmanager können im Rahmen ihrer Tätigkeit über mögliche Angebote von Dienstleistungen im Quartier oder auch Fördermöglichkeiten hinweisen. Im Rahmen ihrer Beratungs- und Betreuungstätigkeiten haben sie u.a. bei den Hausbesuchen Gelegenheit, sich vor Ort ein umfangreiches Bild über mögliche notwendige Unterstützungsmaßnahmen zu machen und diese dann bei Bedarf anzustoßen oder zu vermitteln.

3.4 Wünsche nach ausgewählten Dienstleistungen vor Ort

Neben der tatsächlichen Inanspruchnahme vorhandener Dienstleistungen wurde im Rahmen der Befragung auch nach Wünschen für ausgewählte Dienstleistungen vor Ort gefragt, um Prioritäten und ggf. Lücken im Angebot aufzudecken.

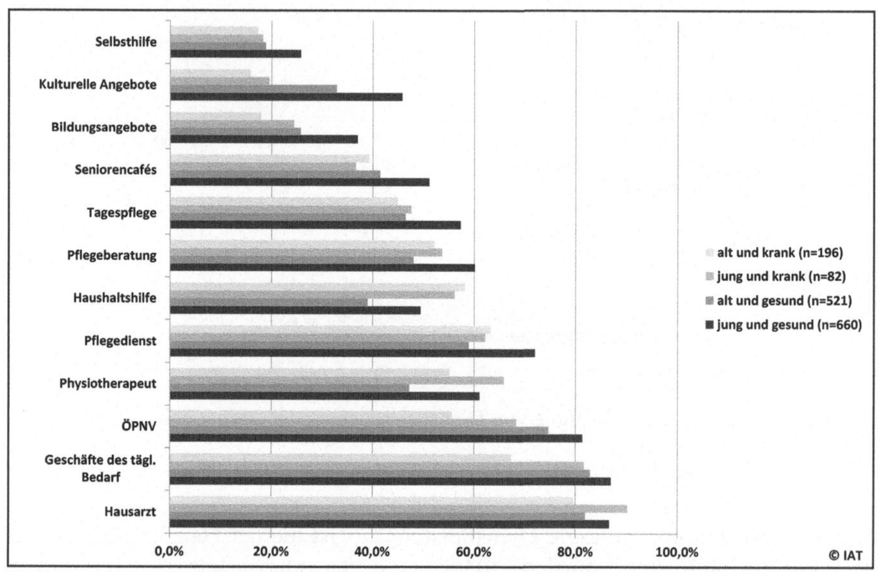

Abbildung 8:   Wunsch nach ausgewählten Dienstleistungsangeboten im Stadtteil
Quelle: IAT

Die meisten Befragten wünschen sich im eigenen Stadtteil einen Hausarzt, Geschäfte des täglichen Bedarfs sowie einen gut ausgebauten öffentlichen Personennahverkehr (ÖPNV) zur Aufrechterhaltung der Mobilität. Unterschiede ergeben sich jedoch zwischen den verschiedenen Typen in folgender Hinsicht:

- Typ 1 (n=660) wünscht sich neben den Geschäften des täglichen Bedarfs (87,0 %), dem Hausarzt (86,7 %) und dem ÖPNV (81,4 %) überdurchschnittlich häufig kulturelle Angebote (45,8 %) und Bildungsangebote (37 %).
- Typ 2 (n=521) wünscht sich neben den Geschäften des täglichen Bedarfs (82,9 %), dem Hausarzt (82 %) und dem ÖPNV (74,7 %) auch noch häufiger kulturelle Angebote im Stadtteil (32,8 %).

- Typ 3 (n=82) wünscht sich am häufigsten den Hausarzt (90,2 %), Geschäfte des täglichen Bedarfs (81,7 %) sowie den ÖPNV (68,3 %). Die Nachfrage nach kulturellen Angeboten ist mit 19 % geringer ausgeprägt.
- Auch Typ 4 (n=196) wünscht sich aufgrund des schlechteren Gesundheitszustands am häufigsten den Hausarzt (79,6 %), Geschäfte des täglichen Bedarfs (67,3 %) sowie Pflegedienste mit 63,3 %. Bildungs- (17,9 %) und Kulturangebote (15,8 %) werden von den Befragten dieses Typs selten nachgefragt.

4 Schlussfolgerungen

Die Ergebnisse der Bürgerbefragung zeigen, dass nicht nur das Alter, sondern auch der Gesundheitszustand den Unterstützungsbedarf maßgeblich beeinflusst. Bei Bedarf werden die Hilfeleistungen nach wie vor zu einem Großteil durch familiale Unterstützungsstrukturen geleistet. Dass diese aufgrund des demografischen Wandels in den nächsten Jahren an Bedeutung verlieren, ist vorhersehbar. Im Rahmen von „Proviva" wurde mit der Etablierung eines Gesundheits- und Quartiersmanagement eine neue Unterstützungsstruktur in zwei Stadtteilen entwickelt und erprobt. Das Projekt wurde im Juli 2015 nach einjähriger Erprobungsphase des Gesundheits- und Quartiersmanagement abgeschlossen. Die Büros konnten nicht in der Form eines gemeinsamen Gesundheits- und Quartiersmanagements, welches Bürgerinnen und Bürger berät, betreut oder im Quartier weitervermittelt, fortgeführt werden. Dennoch konnten einige der Aufgaben und aufgebauten Strukturen in die Nachhaltigkeit übertragen werden. So bestehen in Opladen nach wie vor das Gesundheitsbüro sowie das Quartiersmanagement zu Altersfragen, jedoch in getrennten Büros. In Rheindorf bestehen ein Beratungsangebot zu pflegerischen Fragen sowie die Seniorentreffs. Als Erfolg ist auch zu sehen, dass die Zusammenarbeit zwischen den Hausärzten und den Anbietern sozialer Leistungen nachhaltig vertieft werden konnte.

Die Schlüsse aus der Befragung für die Arbeiten in „Proviva" zeigen:

- Die Unterstützungsbedarfe steigen nicht automatisch mit dem Alter, sondern mit der Verschlechterung des Gesundheitszustands. Hieraus ergeben sich sowohl einfache niedrigschwellige Unterstützungsbedarfe (Einkaufshilfen etc.) als auch Bedarfe nach professionellen Pflegeleistungen. Behördengänge wurden nicht nur im Rahmen der Befragung als einer der wichtigsten Unterstützungsbedarfe genannt, auch in den Quartierbüros war dies eine häufig nachgefragte Leistung. Trotz der vielen bestehenden Beratungsangebote erscheinen vielen Bürgerinnen und Bürgern die zahlreichen Anlaufstellen mit den unterschiedlichen rechtlichen Grundlagen wenig transparent. Ein Gesundheits- und Quartiersmanagement kann hier als „Lotse im Behördendschungel" fungieren.

- Das Personal in den Arztpraxen kann als zentraler Multiplikator helfen, die Bürgerinnen und Bürger über bestehende Angebote zu informieren oder sie zu ermutigen, diese Angebote in Anspruch zu nehmen.
- Als Zielgruppe von „Proviva" wurde die Altersgruppe ab 65 Jahren anvisiert. Da mit zunehmendem Alter die körperlichen Einschränkungen und der Unterstützungsbedarf steigen, erscheint dies sinnvoll. Berücksichtigt werden müssen jedoch auch immer die Angehörigen, die häufig Hilfe leisten. Insbesondere pflegende Angehörige benötigen oftmals selbst Unterstützung.
- Ehrenamt spielt bei den innerhäuslichen Unterstützungsstrukturen so gut wie keine Rolle, und es ist auch nicht zu erwarten, dass sich dies in absehbarer Zeit ändern wird. Zudem ist zu konstatieren, dass das ehrenamtliche Engagement eng mit dem Bildungsniveau sowie dem bisherigen Engagement im Lebensverlauf zusammenhängt (Naumann & Gordo 2010). Dies kann aber auch bedeuten, dass Quartiere, die über einen geringen Anteil an Bewohnern mit höherem Bildungsniveau verfügen, hier in doppelter Hinsicht benachteiligt sind. Zum einen gibt es in Städten oder Stadtteilen mit hoher Armut und geringem Bildungsniveau eine höhere Krankheitslast (Dahlbeck & Neu 2014), gleichzeitig findet sich weniger Sozialkapital zur Gewinnung von Ehrenamtlichen.
- Damit stellt sich die Frage, ob und inwieweit die Inanspruchnahme von professionellen Dienstleistungen erhöht werden kann. Während pflegerische und gesundheitsnahe Unterstützungsleistungen durch professionelle und fachlich qualifizierte Anbieter geleistet werden sollten, kann der in dieser Befragung artikulierte niedrigschwellige Unterstützungsbedarf auch von anderen Anbietern abgedeckt werden. Derzeit werden haushaltsnahe Dienstleistungen nachfrageorientiert steuerlich gefördert, d.h. hiervon profitieren insbesondere wohlhabendere Menschen und nicht unbedingt diejenigen, die dieser Leistungen tatsächlich bedürfen. Eine angebotsinduzierte Förderung wäre möglicherweise hilfreich, um die Inanspruchnahme zu erhöhen.

Das Projekt „Proviva" hatte zum Ziel, das Zusammenspiel zwischen den verschiedenen sozialen und gesundheitsbezogenen Akteuren zu optimieren und „Lotsen" im Quartier zu etablieren. Die einjährige Erprobungsphase im Rahmen der Projektlaufzeit ist abgeschlossen. Aus den Erfahrungen zum Aufbau gesundheits- und quartiersbezogener Strukturen sollen im Folgenden einige Herausforderungen und Fragen formuliert werden:

- *Fehlende Datengrundlagen für eine integrierte Berichterstattung:* Für eine passgenaue Ausrichtung eines Gesundheits- und Quartiersmanagements sollten ausreichend Informationen vorliegen. Während ausgewählte Indikatoren zu sozialen Fragen zumindest bis auf Stadtteilebene durch die amtliche Statistik bereitgestellt werden, werden gesundheitsbezogene Daten auf Stadtteilebene lediglich im Rahmen der Schuleingangsuntersuchungen erhoben und zur Verfügung gestellt. Auf kleinräumiger Ebene liegen somit in der amtlichen Statistik nur für die Zielgruppe der Kinder gesundheitsbezogene Angaben vor. Damit fehlt eine grundlegende Voraussetzung zur Ermittlung und Entwicklung der Krankheitslast in Quartieren. Hier wäre es wünschenswert, wenn vorhandene Daten, die auf kleinräumiger Ebene vorliegen (Daten der Krankenhausentlassungsstatistik oder Daten anderer Quellen wie der Kassenärztlichen Vereinigungen oder der Kostenträger) der Wissenschaft zu Forschungszwecken vermehrt zur Verfügung gestellt werden. Zur Verminderung von sozialer und gesundheitlicher Ungleichheit erscheint eine integrierte Gesundheits-, Sozial- und Bildungsberichterstattung, wie sie Strohmeier et al. (2009) für die Zielgruppe der Kinder konzipiert haben, auf kleinräumiger Ebene sinnvoll. Diese bildet dann auch die Voraussetzung für die Kommunen, integrierte Entwicklungs- und Handlungskonzepte zu erarbeiten.
- *Kurze Erprobungsphase:* Sowohl der Aufbau eines Netzwerkes im Quartier als auch die Beurteilung der aufgebauten Unterstützungsstrukturen durch die Zielgruppe sowie die Wissenschaft benötigt Zeit. Im Rahmen der einjährigen Erprobungsphase ist eine umfassende Bewertung der Wirkungen eines gesundheitsbezogenen Quartiersmanagements nicht möglich. Auch die Übertragung in die Nachhaltigkeit stellt damit eine große Herausforderung, auch wenn dies zumindest in Teilen gelingen konnte. Die Förderlogiken sollten dies stärker berücksichtigen, um die langfristigen Auswirkungen eines Gesundheits- und Quartiersmanagement auch tatsächlich bemessen und bewerten zu können.
- *Reglementierung und Wettbewerb:* Viele der Gesundheits- und Sozialanbieter agieren nicht nur in einem Quartier und stehen zudem im Wettbewerb untereinander. Ein vertrauensvoller und offener Austausch sowie Kooperation – die Voraussetzung für Netzwerkbildung im Quartier – stößt somit immer auch an Grenzen. Dies gilt insbesondere für die Gesundheits- und Pflegeanbieter, deren Finanzierungsgrundlage stark reglementiert ist. Im Rahmen der im Gesundheitswesen ausgeübten Selbstverwaltung stehen sich die potenziellen Netzwerkakteure im Quartier im Rahmen von Budgetverhandlungen – wie z.B. Kostenträger und Krankenhäuser – als Verhandlungspartner gegenüber.

- *Fehlende Akteure vor Ort:* In vielen Quartieren fehlen entscheidende Akteure für den Aufbau eines Netzwerkes oder das Aushandeln von sektorenübergreifenden Versorgungslösungen. Insbesondere die Kostenträger und viele Kliniken erleben in den letzten Jahren eine stärkere Zentralisierung und Fusionierung. Die einzelnen Filialen oder Kliniken vor Ort – sofern es diese gibt – agieren dann entlang der Vorgaben des eigenen Hauses und nicht mehr entlang der Bedarfe vor Ort. Zudem sind viele der Akteure vor Ort gar nicht entscheidungsbefugt.

- *Fehlende Ressourcen bei Kommunen:* Die Kommunen sind für die Entwicklung der Quartiersstrukturen der wichtigste Akteur. Aber auch den Kommunen fehlt es bei gesundheitsbezogenen Fragestellungen bislang an Erfahrungen, Ressourcen und Kompetenzen für den Aufbau von „regional health governance-Strukturen", also einer Verhandlungsplattform für die Verteilung von Gewinnen und Verlusten (Dahlbeck et al. 2009). Auch wenn z.B. in Nordrhein-Westfalen mit den kommunalen Gesundheitskonferenzen bereits langjährige Verhandlungs- und Netzwerkstrukturen bestehen, unterliegen die Handlungslogiken der einzelnen Gesundheitsinstitutionen im Rahmen der Selbstverwaltung zu einem überwiegenden Teil Bundes- und Landesregelungen.

- *Regionale versus sektorale Grenzen:* Der Aufbau regionaler Versorgungsmodelle und Unterstützungsstrukturen ist sinnvoll, da nur so passgenaue und bedarfsorientierte und sektorübergreifende Lösungen entwickelt und verankert werden können. Generell unterliegen regionale Unterstützungsstrukturen besonderen Herausforderungen, wie bereits aufgeführt werden konnte. Der Aufbau regionaler sektorübergreifender Strukturen sollte nicht dazu führen, dass die flächendeckende Versorgung abgelöst wird und sektorale durch regionale Grenzen ersetzt werden. Dies kann zu einer weiteren Verschärfung regionaler Ungleichheit führen. Bereits heute gibt es insbesondere in strukturschwachen Regionen Probleme, Hausarztsitze wiederzubesetzen. Und auch innerhalb der Städte kam es in den letzten Jahren zu Wanderungen der Ärzte in die eher wohlhabenden Stadtteile. Aufgrund der besonderen Stellung der Ärzte in der Gesundheitsversorgung (Überweisung an Dritte und Verschreibung von Heilmitteln und Medikamenten) folgen diesen dementsprechend langfristig auch weitere Gesundheitsdienste (Apotheken, Therapeuten etc.). Dies hat ganz unmittelbar Folgen sowohl für die Versorgungsstrukturen als auch für die lokale Ökonomie. Bei der Entwicklung und Etablierung regionaler Versorgungslösungen sollte somit immer die Balance zwischen flächendeckender Daseinsvorsorge und individuellen regionalen Lösungen gehalten werden.

- *Offene Finanzierungsgrundlage:* In diesem Zusammenhang stellt sich die Frage, wer eine gesundheitsbezogene Unterstützungsstruktur im Quartier langfristig finanzieren will und kann und wer hiervon profitieren wird. Zunächst sollte geklärt werden, inwieweit die Unterstützungsstrukturen im Sinne der Daseinsvorsorge dazu beitragen, Krankheitsfolgen und Pflegebedürftigkeit (und die damit verbundenen Kosten) zu vermeiden und die Lebensqualität der Menschen im Quartier zu erhöhen (vgl. oben). Sofern dies gelingt, sind es nicht nur die Bürgerinnen und Bürger, die profitieren. Eine geringere Krankheitslast, aber insbesondere Produktivitätssteigerungen durch Optimierung der Versorgungsprozesse vermindern Gesundheitsausgaben und führen damit zu Einsparungen bei den Kostenträgern. Und auch die Kommunen sparen bei der Vermeidung von Pflegebedürftigkeit ihrer Einwohner hohe Sozialkosten, da die Pflegekosten im Bedarfsfall durch die Kommunen getragen werden müssen. Darüber hinaus gibt es noch weitere Akteure, die durch die Etablierung von Unterstützungsstrukturen profitieren können. Zu nennen ist hier z.B. die (kommunale) Wohnungswirtschaft, die ein hohes Interesse daran hat, nicht nur altersgerechte Wohnungen anzubieten, sondern, um langfristigen Leerstand zu vermeiden, auch ein attraktives und möglichst barrierefreies Wohnumfeld mit etablierten Versorgungsstrukturen zu bieten. Auch die aktive Beteiligung der Bürgerinnen und Bürger selbst ist im Rahmen von Finanzierungsmodellen (Genossenschaften) denkbar. Da das bürgerschaftliche Engagement jedoch auch stark von der Sozialstruktur abhängt, sollte auch hier darauf geachtet werden, dass sozialstrukturell schwächere Regionen nicht weiter zurückfallen.

Literatur

Bäcker, G., Nägele, G., Bispink, R., Hofemann, K. & J. Neubauer (2008): Sozialpolitik und soziale Lage in Deutschland. Band 2: Gesundheit, Familie, Alter und soziale Dienste. Wiesbaden.

Cirkel, M. & E. Dahlbeck (2003): Handlungsleitfaden für eine Dienstleistungsagentur. Arbeitsbericht des Projektes „Offensive für Ältere". Gelsenkirchen.

Dahlbeck, E. & M. Neu (2014): Soziale und gesundheitliche Ungleichheit in Nordrhein-Westfalen. Internet-Dokument: Inst. Arbeit und Technik. Forschung Aktuell3. Gelsenkirchen.

Dahlbeck, E., Evans, M. & W. Potratz (2009): Gesundheitswirtschaft und regionale Strukturpolitik: Strategiefähigkeit, Standortmanagement und Innovationsblockaden. In: Zdrowomyslaw, N. & M. Bladt (eds.): Regionalwirtschaft: global denken, lokal und regional handeln. Gernsbach: 301-321.

Generali Zukunftsfond & Institut für Demoskopie Allensbach (ed.) (2012): Generali Altersstudie 2013. Wie ältere Menschen leben, denken und sich engagieren. Frankfurt a. M.

Heusinger, J., Kammerer, K. & B. Wolter (2013): Alte Menschen. Expertise zur Lebenslage von Menschen im Alter zwischen 65 und 80 Jahren. Köln.

Kaufmann, F. X. (1997): Herausforderungen des Sozialstaats. Frankfurt a. M.

Kaufmann, F. X. (2005): Schrumpfende Gesellschaft. Vom Bevölkerungsrückgang und seinen Folgen. Frankfurt a. M.

Naumann, D. & L. R. Gordo (2010): Gesellschaftliche Partizipation: Erwerbstätigkeit, Ehrenamt und Bildung. In: Motel-Klingebiel, A., Wurm, S. & C. Tesch-Römer (eds.): Altern im Wandel. Befunde des Deutschen Alterssurvey. Stuttgart: 119-142.

Neu, M., Strohmeier, K.-P. & V. Kersing (2011): Sozialberichterstattung als Grundlage für eine kommunale Politik gegen Segregation. In: Hanesch, W. (ed.): Die Zukunft der sozialen Stadt. Strategien gegen soziale Spaltung und Armut in den Kommunen. Wiesbaden: 219-240.

Prognos (2012): Dynamisierung des Marktes haushaltsnaher Dienstleistungen. Basel, Berlin.

Richter, M. & K. Hurrelmann (2009): Gesundheitliche Ungleichheit. Ausgangsfragen und Herausforderungen. In: Richter, M. & K. Hurrelmann (eds.): Gesundheitliche Ungleichheit. Grundlagen, Probleme, Perspektiven. Wiesbaden: 13-34.

RKI – Robert Koch-Institut (2014): Subjektive Gesundheit. Faktenblatt zu GEDA 2012: Ergebnisse der Studie Gesundheit in Deutschland aktuell 2012. Berlin.

Stadt Leverkusen (2013): Sozialbericht 2012 der Stadt Leverkusen. Aktualisierung und Fortschreibung des Sozialberichts 2010. Leverkusen.

Stadt Leverkusen (o.J.): Controllingbericht der „wirkungsorientierten Steuerung der kommunalen Altenhilfe der Stadt Leverkusen (Berichtszeitraum 2009–2013). Leverkusen.

Strohmeier, K.-P., Kersting, V., Citlak, B. & J. Ammon (2009): KECK. Kommunale Entwicklungschancen für Kinder. Konzeptionelle Grundlagen. Gütersloh.

Trabert, L. (2008): Haushaltsnahe Dienstleistungen in Hessen. Modul 1: Empirische Ermittlung des Bedarfs an haushaltsnahen Dienstleistungen. Wiesbaden.

Weinkopf, C. (2005): Haushaltsnahe Dienstleistungen für Ältere. Expertise für den fünften Altenbericht der Bundesregierung Potentiale des Alters in Wirtschaft und Gesellschaft. Der Beitrag älterer Menschen zum Zusammenhalt der Generationen. Gelsenkirchen.

Wurm, S. & C. Saß (2015): Gesund Leben im Alter – geht mit dem Alter alles nur bergab? In: Landeszentrale für politische Bildung Baden-Württemberg: Der Bürger im Staat. Stuttgart: 130-137.

Inklusive Sozialplanung – partizipative und sozialräumliche Gestaltung der Schnittstelle der Alten- und Behindertenhilfe für Menschen mit und ohne lebenslange Behinderung im Alter

Bianca Rodekohr

1 Zur Notwendigkeit einer inklusiven Sozialplanung als kommunaler Aufgabe

Die kommunale Planung für Senior_innen unterliegt einem Wandel. Die Sozialplanung zielt vielerorts darauf ab, das Wohnen in der eigenen Häuslichkeit und Nachbarschaft oder in neuen selbstbestimmten Wohnformen im Alter, solange es geht, zu ermöglichen. Zudem werden zunehmend die Potenziale freiwilligen Engagements älterer Menschen erschlossen und ihre Bedeutung für den Zusammenhalt der Generationen erkannt. Ausgangspunkt ist zum einen der demografische Wandel, der zu einer höheren Anzahl älterer und hochaltriger Menschen führt. Zum anderen erfordert der Kostendruck im Gesundheitswesen und die steigende Anzahl pflegebedürftiger Menschen neue Konzepte und Ansätze für Hilfe-Mix-Lösungen, da professionelle Pflegeleistungen allein die Anforderungen nicht bewältigen können und zudem als nicht finanzierbar gelten. Der Verein für Sozialplanung (VSOP) fasst die Aufgaben inklusiver Sozialplanung wie folgt zusammen: „Inklusive Sozialplanung hat dafür zu sorgen, dass grundsätzlich niemand die Kommune bzw. seinen Sozialraum verlassen muss, z.B. im Fall von Krankheit, Behinderung oder Pflegebedürftigkeit, dass tragfähige Nachbarschaftsstrukturen entstehen, Solidarität und Gemeinsinn gefördert werden und so ein inklusives Gemeinwesen zur Normalität wird" (VSOP 2012: 4).

Mit der Erkenntnis, dass insbesondere bei älteren Menschen das Wohnumfeld bzw. das Quartier an Bedeutung gewinnt (vgl. Steffen et al. 2007: 42), wächst das Interesse und die Anforderung, sozialraumorientiert Lösungsstrategien zu entwickeln, um demografiefeste Quartiere zu stärken. Diese Forderungen sind inzwischen auch gesetzlich verankert. So ist im Alten- und Pflegegesetz NRW (APG NRW), das im Jahr 2014 in Kraft getreten ist, festgelegt: „Die Planung hat übergreifende Aspekte der Teilhabe einer altengerechten Quartiersentwicklung zur Sicherung eines würdevollen, inklusiven und selbstbestimmten Lebens, bürgerschaftliches Engagement und das Gesundheitswesen einzubeziehen" (§ 7 APG NRW).

Sozialräumliche Ansätze sollen Lösungen bieten, um sowohl den Bedürfnissen der Menschen nach einem Altern und Sterben im vertrauten Umfeld, aber auch Ressourcen jenseits professioneller Unterstützung zu erschließen. Die Anforderungen an die Kommune bestehen dabei in folgenden Leitlinien: „Selbstbestimmung und Teilhabe ‚mittendrin', keine Ausgrenzung in Spezialeinrichtungen, gleichberechtigtes Miteinander des Verschiedenen (unity in diversity), Leben in Vielfalt im sozialen Nahraum und Assistenz bei Bedarf und nach Wahl" (Werner 2013: 89).

Um diesen Herausforderungen zu begegnen und sie gestalten zu können, benötigen Kommunen neue Handlungskompetenzen. Aus Sicht des Forscher_innen-Teams im Projekt kann dies gelingen, wenn die kommunale Sozialplanung die Anforderungen annimmt und sowohl steuernd als auch koordinierend-kooperativ mit den Akteur_innen und Bürger_innen im Sozialraum sowie weiteren Fachämtern im gemeinsamen Diskurs inklusive Lösungsbausteine erarbeitet. Selle spricht in diesem Zusammenhang von „Good governance" als einer gelungenen Koordination der Eigenlogiken kommunaler Ämter mit den Prozessen außerhalb der Verwaltung – als akteurs-, ebenen- und disziplinübergreifender Ansatz (vgl. Selle 2012: 38).

Im Fokus: Alten- und Behindertenhilfe

Gegenstand des Forschungsprojektes SoPHiA ist die Zusammenführung und Anpassung bestehender Planungspraxen zu einer inklusiven kommunalen Sozialplanung für Menschen mit und ohne lebenslange Behinderung im Alter.[1] Im Fokus steht die Verzahnung der Alten- und Behindertenhilfe, da es hier aufgrund unterschiedlicher Zuständigkeiten und getrennter Kostenträgerschaften bisher kaum Berührungspunkte und Kooperationen gab. Dabei ist anzunehmen, dass es Überschneidungen bei den Bedarfen gibt und somit Schnittstellen zwischen der Alten- und Behindertenhilfe bestehen. Strukturen der Altenhilfe werden von der Behindertenhilfe selten genutzt, umgekehrt sind der Altenhilfe Strukturen der Behindertenhilfe i.d.R. kaum bekannt. Auch aufgrund unterschiedlicher Finanzierungsarten findet eine Vernetzung und Kooperation kaum statt. Dies führt zu

---

1   Der Begriff inklusive Sozialplanung umfasst im Rahmen des Projekts zunächst nur Strukturen und Angebote für ältere Menschen mit und ohne Behinderung. Eine inklusive Sozialplanung muss darüber hinaus auch die Belange anderer Personengruppen, etwa Menschen mit Migrationsgeschichte und Menschen verschiedener Generationen aufnehmen und „den Teilhabe-Möglichkeiten aller Menschen verpflichtet" sein (vgl. Böhmer 2015: 132).

Doppel- und Parallelstrukturen (z.B. bei Angeboten der Freizeitgestaltung). Eine gezielte Zusammenführung beider Systeme ist in der Sozialplanung aber bislang völlig unüblich.

Eine inklusive kommunale Sozialplanung für das Alter(n) ist eine Querschnittsaufgabe, die eine Anpassung der bestehenden Strukturen, Konzepte und Methoden kommunaler Planung erfordert und nicht allein auf die Sozialplanung beschränkt ist. Weitere Fachplanungen müssen einbezogen werden, um eine abgestimmte und möglichst umfassende Betrachtung der Lebenslagen der Bevölkerung und damit planungsrelevanter Bedarfe zu ermöglichen. Darüber hinaus müssen weitere Akteure außerhalb der Kommune einbezogen werden. Stratmann formuliert dies so: „Neue Finanzierungsformen für fehlende Angebote, die einen ‚mix' erfordern, bedürfen der Aushandlung und der Kooperation mit verschiedenen Akteuren aus Politik, Verwaltung, Wirtschaft, Wohlfahrt und Bürgerschaft" (Stratmann 2012: 10).

2 Ausgangslage und gesellschaftliche Entwicklung

2.1 Demografischer Wandel

Der demografische Wandel hat als Schlagwort und Handlungsanforderung Einzug in alle gesellschaftlichen Bereiche gehalten. Die Lebenserwartung in Deutschland steigt kontinuierlich an, der Anteil der älteren Bevölkerung nimmt aufgrund des Geburtenrückgangs stetig zu. Immer mehr Menschen kommen in den oder befinden sich im Ruhestand und können die Lebensphase Alter aktiv gestalten. Zukünftig wird allerdings auch der Unterstützungs- und Pflegebedarf (weiter) steigen. In Deutschland waren im Jahr 2013 7,5 Mio. Menschen (9,3 %) anerkannt schwerbehindert. Davon waren 75,9 % älter als 55 Jahre. Nur 4 % der schwerbehinderten Menschen haben eine lebenslange Behinderung und bilden damit eine vergleichsweise kleine Gruppe (vgl. Statistisches Bundesamt 2014:5). Während für Menschen mit einer angeborenen oder sehr früh erworbenen Behinderung der Unterstützungsbedarf i.d.R. lebenslang besteht, korreliert ein steigender Unterstützungsbedarf in der Gesamtbevölkerung mit dem Alter. Für diese Herausforderungen braucht es verlässliche Strukturen und Kooperationen im Rahmen eines Hilfe-Mix. Dabei soll dem Wunsch älterer Menschen, auch bei steigendem Unterstützungsbedarf in der eigenen Häuslichkeit und im gewohnten Umfeld verbleiben zu können, entsprochen und es sollen Wahlmöglichkeiten eröffnet werden, wie die notwendige Unterstützung gestaltet werden kann.

Bisher unberücksichtigt und unsichtbar bleiben i.d.R. jedoch die Bedürfnisse älterer Menschen mit einer lebenslangen Behinderung[2], da zum einen die Systeme der Alten- und Behindertenhilfe weitgehend unabhängig voneinander agieren und zum anderen die Datenlage zu Wohn- und Lebensformen von Menschen mit Behinderungen in der kommunalen Sozialplanung nicht zugänglich ist oder kaum Beachtung findet.[3]

2.2 Demografischer Wandel bei Menschen mit lebenslanger Behinderung

Die Lebensphase Alter ist für Menschen mit Behinderung in Deutschland ein neues Phänomen. Aufgrund der Ermordung eines Großteils von Menschen mit Behinderung in der Zeit des Nationalsozialismus kommt mit der Nachkriegsgeneration zum ersten Mal eine größere Anzahl von Menschen mit Behinderung in die Lebensphase Alter und verfügt über freie Zeit, die es zu gestalten gilt. Dabei entstehen neue Herausforderungen, die für Menschen mit Behinderung schwieriger zu bewältigen sind. „Es ist zu vermuten, dass diese Alltagsroutine [Beschäftigung in der Werkstatt für behinderte Menschen, Anm. d. Verf.], die meist über Jahre hinweg stabilisierend gewirkt hat, nach dem Eintritt in den Ruhestand durch familiäre, Wohnheim- und andere soziale Kontakte häufig nur durch besondere Anstrengung beziehungsweise Unterstützungsleistungen zu kompensieren sein wird" (Hollander & Mair 2006: 26). Bisher gibt es für diese erste ältere Generation und auch für die professionellen Betreuer_innen in der Begleitung von Menschen mit Behinderung keine Vorbilder für die Gestaltung dieser Lebensphase.

Innerhalb der Bevölkerungsgruppe der Menschen mit lebenslanger Behinderung steigt die Lebenserwartung und gleicht sich zunehmend an die Allgemeinbevölkerung an (vgl. Dieckmann et al. 2010: 17). Bundesweite Erhebungen und Vorausschätzungen gibt es bisher nicht. Eine Untersuchung und Prognose für Westfalen-Lippe zeigt, dass sich die Anzahl von Menschen mit geistiger Behinderung, die 60 Jahre und älter sind, von 2010 bis 2030 vervierfachen wird (von 2.652 auf 11.789 Personen; vgl. Dieckmann et al. 2010: 41). Zum einen bedeutet dies, dass es gelingen muss, den Übergang in den Ruhestand zu begleiten

---

2   Menschen mit lebenslanger Behinderung sind im Rahmen des Projekts erwachsene Personen, die nach § 53 SGB XII Anspruch auf Leistungen der Eingliederungshilfe haben.

3   Die Ausführung des SGB XII obliegt den Ländern und erfolgt i.d.R. durch überörtliche Sozialhilfeträger, z.B. sind Landesämter, Kommunalverbände, Bezirke oder Landschaftsverbände als überörtliche Sozialhilfeträger tätig. Bundesweit gibt es 23 örtliche Sozialhilfeträger (vgl. BAGÜS 2015: 7). In NRW liegt die Zuständigkeit für die Gewährung von Eingliederungshilfe und für die Teilhabeplanung bei den Landschaftsverbänden Westfalen-Lippe (LWL) und Rheinland (LVR). Daten der Eingliederungshilfeempfänger_innen liegen den Kommunen in NRW somit i.d.R. nicht vor.

und Menschen mit Behinderung zu befähigen, selbstbestimmt ihre freie Zeit zu gestalten. Zum anderen führt das steigende Alter auch bei Menschen mit Behinderung zu einer Zunahme des Unterstützungs- und Pflegebedarfs und erfordert verlässliche Versorgungsstrukturen. In diesen Bereichen bestehen Schnittstellen zwischen der Alten- und der Behindertenhilfe, die im Forschungsprojekt So-PHiA genauer in den Blick genommen wurden.

2.3 Die UN-Behindertenrechtskonvention

Im Jahr 2009 trat die UN-Behindertenrechtskonvention (UN-BRK) in Deutschland in Kraft. Die UN-BRK bildet einen Meilenstein für die konsequente politische Umsetzung von Teilhaberechten und „stärkt den Anspruch, dass alle Menschen unabhängig von einer langfristigen Beeinträchtigung in Würde und Rechten gleich sind und Menschen mit Behinderung voll und wirksam an der Gesellschaft partizipieren sollen" (Aichele 2015: 85). Zudem ist mit der UN-BRK eine veränderte Sicht auf Behinderung verbunden: Sie steht für einen Paradigmenwechsel von der medizinischen, über das soziale zum menschenrechtlichen Modell von Behinderung (vgl. dazu ausführlicher Degener 2015: 55 ff.). Demnach entsteht „Behinderung aus der Wechselwirkung zwischen Menschen mit Beeinträchtigung und einstellungs- und umweltbedingten Barrieren (…), die sie an der vollen, wirksamen und gleichberechtigten Teilhabe an der Gesellschaft hindern" (BMAS 2011a: 6). Alle Dimensionen von Teilhabe (soziale, politische, kulturelle Teilhabe) werden somit von einem freiwilligen zu einem verpflichtenden Anspruch. Dies erfordert neue Ansätze kommunalen Handelns und Planens im Sinne eines Disability Mainstreaming in der Verwaltung.

Konkreter wird dies z.B. in Artikel 19 der UN-BRK, wonach die Vertragsstaaten gewährleisten sollen, dass „a) Menschen mit Behinderungen gleichberechtigt die Möglichkeit haben, ihren Aufenthaltsort zu wählen und zu entscheiden, wo und mit wem sie leben, und nicht verpflichtet sind, in besonderen Wohnformen zu leben und b) Menschen mit Behinderungen Zugang zu einer Reihe von gemeindenahen Unterstützungsdiensten zu Hause und in Einrichtungen sowie zu sonstigen gemeindenahen Unterstützungsdiensten haben" (BMAS 2011a: 30). Hier sind die Kommunen und Träger der Behindertenhilfe sowie soziale Dienstleister unmittelbar angesprochen, um i.S. eines inklusiven Gemeinwesens Strukturen bereitzustellen und zu öffnen, damit Menschen mit Behinderung selbstbestimmt leben und teilhaben können.

Die UN-BRK erhöht somit den Handlungsdruck auf Kommunen, sich mit den Teilhabevoraussetzungen und -möglichkeiten zu beschäftigen sowie inklusive Strukturen zu entwickeln und zu fördern.

2.4 Steigende Kosten für Pflege und Unterstützung

Mit der steigenden Anzahl älterer Menschen steigt der Pflege- und Unterstützungsbedarf, auch wenn die Menschen länger gesund bleiben und erst in höherem Alter pflegebedürftig werden. Derzeit werden die Pflegeleistungen zu 71 % von Angehörigen (z.T. ergänzt um ambulante Dienste) erbracht, bei 29 % erfolgt die Versorgung in vollstationären Pflegeeinrichtungen (Statistisches Bundesamt 2014: 5). Aufgrund der Zunahme älterer Menschen werden die Bedarfe steigen und können aufgrund begrenzter finanzieller und personeller Ressourcen zukünftig nicht allein durch professionelle Dienste erbracht werden. Auch im Bereich der Behindertenhilfe nimmt die Zahl der pflegebedürftigen Menschen mit Behinderung zu. Bisher werden diese Menschen in stationären Wohnheimen versorgt. Mit steigendem Unterstützungsbedarf wird von manchen Leistungsträgern der Eingliederungshilfe die Unterbringung in einer SGB XI-Einrichtung angestrebt. Dies sind entweder Spezialeinrichtungen zur Pflege von Menschen mit Behinderung oder allgemeine vollstationäre Pflegeeinrichtungen. Die unterschiedliche Kostenträgerschaft für Eingliederungshilfe und Pflege und das Fehlen wirksamer Hilfe-Mix-Lösungen verstärkt das Interesse, Kosten in das jeweils andere System zu verlagern. Der Teilhabeanspruch im Sinne umfassender sozialer und politischer Partizipation, wie ihn die UN-BRK einfordert, rückt dabei in den Hintergrund. Bisher existieren bei sehr hohem Unterstützungsbedarf kaum Alternativen zu stationären Settings. Insbesondere für Menschen mit Behinderung aus dem ambulant betreuten Wohnen ist bei steigendem Unterstützungs- und Pflegebedarf ein Umzug oft unvermeidlich, da keine Alternativen zur Verfügung stehen. Wahlmöglichkeiten gibt es i.d.R. nicht. Daher ist es wichtig, Hilfe-Mix-Lösungen zu entwickeln und die Strukturen der Altenhilfe für Menschen mit Behinderung zugänglich zu machen, um auch ihnen ein selbstbestimmtes Wohnen im Alter zu ermöglichen und die benötigte Unterstützung zu gewährleisten. Darüber hinaus gilt es Ressourcen zu erschließen, die im Sinne einer gemeinsamen Verantwortungsgemeinschaft aus Institutionen, Betroffenen, Angehörigen, professionell und ehrenamtlich Engagierten die notwendige Versorgungsstruktur ermöglichen (vgl. Kricheldorff et al. 2014: 21).

Diese drei gesellschaftlichen Rahmungen und Entwicklungen erfordern ein Umdenken im Bereich der Alten- und Behindertenhilfe, hin zu mehr Kooperation und Vernetzung auf sozialräumlicher Ebene. Doppel-, Sonder- und exkludierende Strukturen gilt es zu vermeiden und Schnittstellen sinnvoll zu verzahnen, um für alle älteren Menschen Lösungen zu entwickeln, damit ein selbstbestimmtes Leben im Alter und innerhalb der Gesellschaft möglich ist, ohne einzelne Bevölkerungsgruppen auszuschließen.

3 Forschungsprojekt SoPHiA

Die Ausgangslage und beschriebenen Herausforderungen wurden in dem dreijährigen Forschungsprojekt SoPHiA[4] aufgegriffen, um neue Wege in der Sozialplanung zu erproben. Das interdisziplinäre Forscher_innen-Team[5] der Katholischen Hochschule NRW an der Abteilung Münster fokussierte dabei die Schnittstellenpotenziale der Alten- und Behindertenhilfe, um Strukturen auf sozialräumlicher Ebene inklusiver zu gestalten und das Altern in vertrauter Umgebung für alle älteren Menschen zu ermöglichen.

3.1 Kooperationspartner

Als Kooperationspartner wurden die Hauptakteure der Sozialplanung im Rahmen der Alten- und Behindertenhilfe einbezogen. Für die Behindertenhilfe sind in Nordrhein-Westfalen die Landschaftsverbände Westfalen-Lippe (LWL) und Rheinland (LVR) als überörtlicher Träger der Sozialhilfe zuständig für die Gewährung von Leistungen im Rahmen der Eingliederungshilfe nach §§ 53 SGB XII. Daher wurden die Sozialplanerinnen des LWL für Münster und den Kreis Steinfurt einbezogen.

Auf kommunaler Ebene ist die Stadt Münster mit den zuständigen Sozialplaner_innen und der Behindertenbeauftragten beteiligt. Der Kreis Steinfurt entsandte den Sozialplaner und den Sozialamtsleiter. Darüber hinaus wurden Vertreter des Sozialamts der Gemeinde Wettringen beteiligt.

3.2 Leitideen und Ziele

Ziel des Projekts SoPHiA ist die Analyse und Zusammenführung der Planungspraxen der Altenhilfe- und Teilhabeplanung hin zu einer inklusiven sozialraumorientierten Praxis der Sozialplanung für das Alter(n). Die Erfahrungen und Ergebnisse des Projekts werden in einem Manual[6] zusammengefasst. Kommunen und Interessierte erhalten einen Einstieg in die Praxis einer inklusiven Sozialplanung. Aufgrund der zersplitterten Zuständigkeiten und oft ungebündelten kommunalen Planungsressourcen soll ein systematischer Blick auf die inklusive Entwicklung von Sozialräumen/Quartieren gerichtet werden. Exemplarisch wur-

---

4 Förderlinie „Soziale Innovationen für Lebensqualität im Alter - SILQUA-FH IV" des BMBF, Projektlaufzeit 10/2013–09/2015
5 Die interdisziplinäre Zusammenarbeit verschiedener Fachdisziplinen (Heilpädagogik, Psychologie, Soziologie, Pädagogik, Theologie und Geografie) wurde als äußerst wertvoll erachtet, um der Komplexität des Forschungsgegenstandes facettenreich zu begegnen.
6 Die Veröffentlichung des Manuals ist für Sommer 2016 geplant.

den Methoden erprobt, um Menschen mit Behinderung in Beteiligungsprozesse einzubeziehen und ihnen eine gesellschaftliche und politische Teilhabe zu ermöglichen. Neben verbesserten Teilhabemöglichkeiten lag ein weiterer Fokus auf der Bewusstseinsbildung für die Bedarfe von Menschen mit Behinderung auf Seiten der Kommunen.

3.3 Auswahl der Sozialräume

Damit Unterschiede und Gemeinsamkeiten deutlicher herausgearbeitet werden konnten, wurden exemplarisch zwei Sozialräume gemeinsam mit den Kooperationspartnern ausgewählt. Mit dem städtischen Sozialraum Münster-Hiltrup (25.500 Ew.) und der ländlichen Gemeinde Wettringen (8.000 Ew.) im Kreis Steinfurt wurde je ein ländlicher und ein städtischer Sozialraum in das Projekt einbezogen. Die Sozialräume unterliegen räumlich-administrativen Grenzen. Dieses Vorgehen wurde gewählt, um die vorhandenen Daten der Bevölkerung, der sozialen Infrastruktur und erstmalig Daten der Eingliederungshilfe miteinander zu verknüpfen, räumlich zu analysieren und miteinander in Beziehung setzen zu können. Hinzu kommt, dass die Strukturen und Angebote der Behindertenhilfe eher trägerbezogen als sozialräumlich aufgestellt sind und somit bisher keinen unmittelbaren Sozialraumbezug aufweisen.

Münster-Hiltrup		Wettringen (Kreis Steinfurt)	
Einwohner_innen gesamt:	**25.534**	**Einwohner_innen gesamt:**	**7.959**
davon:		*davon:*	
60 Jahre und älter	27,0 %	60 Jahre und älter	21,0 %
80 Jahre und älter	4,9 %	80 Jahre und älter	3,9 %
Menschen mit Bezug von Eingliederungshilfe:	**322**	**Menschen mit Bezug von Eingliederungshilfe:**	**120**
davon:		*davon:*	
50 Jahre und älter	30,8 %	50 Jahre und älter	50,0 %
60 Jahre und älter	7,5 %	60 Jahre und älter	28,0 %
davon nach Wohnformen:		*davon nach Wohnformen:*	
Stationäres Wohnen	36,6 %	Stationäres Wohnen	76,6 %
Ambulant betreutes Wohnen	49,7 %	Ambulant betreutes Wohnen	10,0 %
Bei Angehörigen	13,7%	Bei Angehörigen	13,3 %
Pflegebedürftige Menschen:	**ca. 535**	**Pflegebedürftige Menschen:**	**ca. 207**

Abbildung 1:　Ausgewählte Sozialdaten in Hiltrup und Wettringen zum Stichtag 31.12.2012
Quelle: eigene Berechnung nach Eingliederungshilfestatistik des LWL, Bevölkerungsstatistiken der Stadt Münster und des Kreises Steinfurt

Bei der Auswahl der Sozialräume wurde darauf geachtet, dass dort ältere Menschen mit Behinderung leben (>50 Jahre und >60 Jahre) und verschiedene Wohnangebote für ältere Menschen vorhanden sind (stationäre und teilstationäre Pflegeeinrichtungen, betreutes Wohnen; stationäre und ambulant betreute Wohnangebote für Menschen mit Behinderung). Verbunden damit ist das Ziel einer stärkeren Sozialraumorientierung in der Behindertenhilfe und der Verknüpfung mit den bereits stärker sozialräumlich organisierten Strukturen der Altenhilfe.

3.4 Projektphasen

Das Forschungsprojekt gliederte sich in vier Projektphasen, die in der folgenden Abildung 2 dargestellt sind.

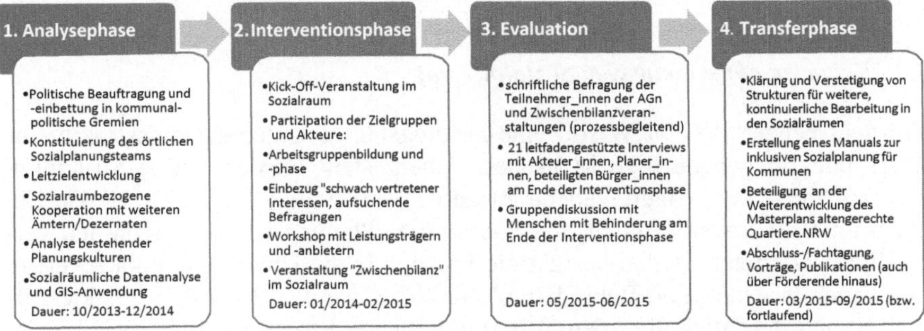

Abbildung 2:   Ablauf und Phasen des Forschungsprojekts   Quelle: eigene Darstellung

In der *Analysephase* wurden die bisherigen Planungspraxen untersucht, um Planungskulturen abbilden und nachvollziehen zu können. Innovativ war die sozialräumliche Analyse der Daten der Eingliederungshilfe. Die Sozialplaner_innen erhielten einen Überblick über die Anzahl, Verteilung und Wohnformen der Menschen mit Behinderung. Alle analysierten Daten wurden in einem Geographischen Informationssystem (GIS) zusammengefasst, verknüpft, analysiert und visualisiert (s.a. Tabelle 1), die Leitziele für die Interventionsphase zugrunde gelegt.

Im Anschluss daran erfolgte die *Interventionsphase*, in der in den Sozialräumen eine breit angelegte Bürgerbeteiligung stattfand. Ein Fokus bestand darin, Menschen mit Behinderung die Möglichkeit der Partizipation zu geben. Dies erforderte neben klassischen Formen der Bürgerbeteiligung Modifikationen der Methoden und Instrumente der Beteiligung (s. Abschnitt 4.2).

Die *Evaluation* erfolgte formativ und summativ in quantitativer sowie qualitativer Form. Projektinhalte sowie der Prozess wurden evaluiert. Die Ergebnisse dienten der Entwicklung eines Prozessmodells (s. Abbildung 4) und werden in die Erstellung des Manuals einbezogen.

Die abschließende *Transferphase* diente der Entwicklung eines Prozessmodells und der Erstellung eines Manuals für die inklusive Sozialplanung, um Kommunen Unterstützung zu bieten und die Quartiersentwicklung um die Aspekte des Einbezugs von Menschen mit Behinderung zu erweitern.

4   Ergebnisse

In den folgenden Kapiteln werden ausgewählte Ergebnisse und Erkenntnisse des Projekts sowie Empfehlungen beschrieben, die an Kommunen weitergegeben werden können.

4.1   Kriterien einer inklusiven Sozialplanung

Mit dem neuen APG NRW soll eine leistungsfähige Unterstützungsstruktur für ältere und pflegebedürftige Menschen sichergestellt werden. Diese Strukturen sind auf Orts- oder Stadtteilebene zu entwickeln (vgl. § 7,1 APG NRW). Ein stärkerer Sozialraumbezug für die kommunale Planung ist somit rechtlich verbindlich. An vielen Stellen besteht die Frage, wie die Umsetzung konkret erfolgen kann, da Alten- und Behindertenhilfe bisher wenige Berührungspunkte aufweisen und der Blick über den Tellerrand eigener Strukturen selten erfolgt. Im Folgenden werden daher Kriterien der Sozialplanung definiert.

Eine Sozialplanung für das Alter(n) sollte sich an folgenden Kriterien orientieren:

- sozialraumorientiert
- inklusiv
- adressatenorientiert
- partizipativ

4.1.1   Sozialraumorientierte Planung

Eine inklusive Sozialplanung muss stärker auf sozialräumlicher Ebene planen, kleinräumige Besonderheiten aufzeigen und angepasste Lösungen entwickeln. Eine konkrete Vorgabe für eine bestimmte Größe eines Sozialraums kann dabei nicht erfolgen, weil die Sozialräume/Quartiere je nach Betrachtungsweise unterschiedliche Dimensionen und Grenzen aufweisen:

- als *sozial geteilter Lebens- und Handlungsraum* mit spezifischen Handlungsgelegenheiten und Akteuren sowie unscharfen Grenzen. Quartiere in diesem Sinne sind bei den Bewohner_innen auch kognitiv und emotional repräsentiert (Identifikation und Zugehörigkeit).
- als *administrative, sozialräumliche Einheit* unterhalb der Stadt- oder Kreisebene, deren soziale und räumliche Struktur beschrieben werden kann und für die geplant wird. Die Grenzen der Quartiere sind festgelegt und erlauben präzise Analysen.
- als *Versorgungsraum*. Bei dieser Betrachtung müssen Standorte und Einzugsgebiete von Unterstützungsangeboten und -diensten miteinbezogen werden, die über die sozialräumlichen Abgrenzungen hinausgehen. So erfordern sinnvolle Kooperationen zwischen Alten- und Behindertenhilfe eine Vernetzung jenseits sehr kleinräumiger Grenzen.

Die Altenhilfe arbeitet bereits stärker in Quartiersbezügen, zudem sind Kooperationen und trägerübergreifende Vernetzung gut entwickelt, insbesondere im städtischen Bereich. Eine prinzipielle Offenheit für die Adressat_innen der Behindertenhilfe ist gegeben, die Bereitschaft zur Kooperation ergibt sich letztlich jedoch eher aus Win-win-Situationen denn aus der Forderung nach „mehr Inklusion". In der Behindertenhilfe bietet das Konzept der Sozialraumorientierung Ansätze für die Arbeit auf sozialräumlicher Ebene. Es werden vier Arbeitsebenen unterschieden, auf denen gleichzeitig und koordiniert gehandelt werden muss: 1. Kommunalpolitik und Sozialstruktur, 2. Ausrichtung und Entwicklung der eigenen Organisation, 3. Netzwerk: Kooperation und Vernetzung mit anderen Organisationen und Akteuren im Sozialraum, 4. Lebenswelt des Individuums (abgewandelt nach dem SONI-Modell von Früchtel & Budde 2010). Vielfach steht die Behindertenhilfe in der Umsetzung noch am Anfang und es bedarf einer bewussten Haltung und Steuerung, um das Konzept mit Leben zu füllen.

Im Projekt orientierte sich die Festlegung der Sozialräume an administrativen Grenzen, bei gleichzeitiger Offenheit für die weiteren o.a. Dimensionen. Bei kleineren Quartieren ist zu beachten, dass die Angebote und Träger der Behindertenhilfe einbezogen werden und Vernetzung auch über die Quartiersgrenze hinaus möglich und ggf. erforderlich ist. Gleichzeitig ist es möglich, Gebiete innerhalb eines Sozialraums strategisch anzugehen. So zeigte sich bei der Datenauswertung für Münster-Hiltrup, dass in Hiltrup-Ost der höchste Anteil über 60-jähriger Bevölkerung von Münster lebt, bei gleichzeitig hohem Anteil nicht-barrierefreier Einfamilienhäuser mit großen Grundstücken und einem Mangel an Infrastruktur (z.B. Einkaufsmöglichkeiten, Pflege und Assistenz). Dies veranschaulicht die folgende Abbildung 3.

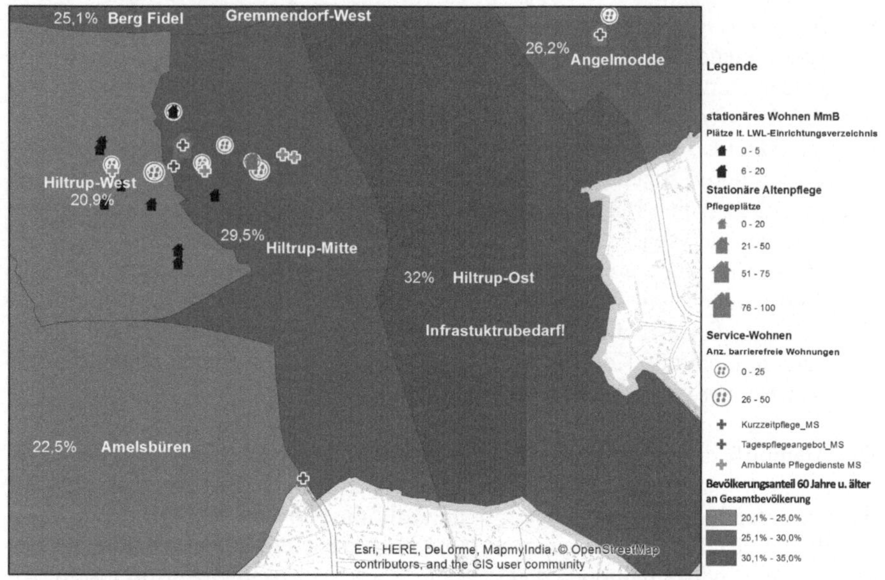

Kartengrundlage: ESRI, Stadt Münster, Katasteramt

Abbildung 3:   Anteil älterer Menschen und Infrastruktur der Alten- und Behindertenhilfe in Hiltrup
Quelle: eigene Darstellung

Die erforderlichen Lösungen können dabei nur in Kooperation mit dem Stadt-
planungsamt, dem Sozialamt, sozialen Dienstleistern und Bürger_innen erarbeitet werden, um eine altengerechte Infrastruktur zu erhalten. Innerhalb eines Sozialraums ist das Engagement einer Vielzahl von Akteur_innen gefragt und die
Ämter der Kommune müssen eine neue Form fachämterübergreifender Kooperation etablieren, um kleinräumig bedarfsgerechte Lösungen zu erreichen.

4.1.2   Inklusive Planung

Voraussetzung einer inklusiven Planung an der Schnittstelle der Alten- und Behindertenhilfe ist zunächst der Zugang und die Kenntnis relevanter Daten, möglichst auf sozialräumlicher Ebene. In NRW liegen diese Daten den Kommunen
i.d.R. nicht kleinräumig vor, da kein Zugriff auf die Daten der Leistungsempfän-
ger_innen der Eingliederungshilfe besteht. Aufgrund der Zuständigkeit der Landschaftsverbände liegen die Daten dort vor, wurden bisher jedoch nicht kleinräumig analysiert. Die kommunale Sozialplanung benötigt Kenntnisse über Wohn-

orte und -formen und Verteilung von Menschen mit Behinderung sowie Trägern der Behindertenhilfe, um diese mit in die Planung und Bedarfsermittlung einzubeziehen. Besonders für Menschen mit Behinderung, die ambulant betreut wohnen und deren Unterstützungsbedarf steigt, sind vernetzte Strukturen wichtig. So wurden im Workshop mit den Anbietern und Leistungsträgern Fallbeispiele entworfen und Szenarien entwickelt, z.B. zu der Frage, welche Entfernungen, Fallgrößen etc. es braucht, um eine Nachtbereitschaft umzusetzen, um Umzüge in stationäre Einrichtungen zu verhindern oder zu verzögern. Die Beantwortung und Bewertung dieser Fragen setzt die Kenntnis der Daten und Strukturen der Alten- und Behindertenhilfe voraus.

Inklusive Strukturen entstehen nicht von selbst, eine Voraussetzung ist der persönliche Austausch und Face-to-Face-Kontakte. Akteure im Sozialraum müssen sich kennenlernen, Erwartungen und Befürchtungen austauschen und Vertrauen aufbauen, um langfristig kooperieren zu können. Insbesondere dort, wo viele Träger zusammenkommen, besteht in der Regel auch eine Zurückhaltung bei der Kooperation, weil Konkurrenzen gefürchtet werden. Insofern müssen Strukturen gebildet und weiterentwickelt werden, die einen Nutzen für die Träger der Alten- und der Behindertenhilfe haben. Diese können sich beispielsweise im Bereich der Tagesgestaltung oder Tagespflege ergeben. Angebote für Menschen mit und ohne Behinderungen können realisiert werden, die Begegnung ermöglichen und Hemmnisse im Umgang abbauen. Zum Beispiel bestand seitens der älteren Bürger_innen in einem der untersuchten Sozialräume der Wunsch, eine Tagesstätte für Menschen mit psychischer Behinderung mitnutzen zu dürfen, da kein anderes Angebot oder öffentliche Räume für eine Begegnung im Quartier vorhanden sind. Der Offenheit der Senior_innen ohne Behinderung steht dabei die Frage gegenüber, wie die Nutzung ohne Leistungsanspruch für den Besuch einer Tagesstätte finanziert werden kann.

4.1.3 Adressatenorientierte Planung

Die Sozialplanung muss von den Adressat_innen her denken und damit unter Umständen Planungsprozesse umgestalten. Zum einen müssen Bürger_innen stärker beteiligt werden und ihre Wünsche und Bedarfe erhoben werden. Nicht kommunale Rahmungen sind die Projektionsfolie, die Frage ist: Was muss sich ändern, damit Menschen im Alter in ihrer gewohnten Umgebung auch bei steigendem Unterstützungsbedarf wohnen können? Leitziele sind zu unterschiedlichen Handlungsfeldern gesamtkommunal zu entwickeln und dann aufgrund der Erkenntnisse aus der Sozialraumanalyse zu konkretisieren und mit den Bürger_innen vor Ort zu diskutieren. Dazu ist eine Offenheit hinsichtlich der Ergebnisse und Lösungsansätze zwingend erforderlich, damit Partizipation nicht zur Scheinbeteiligung wird. Ebenso ist eine Rückmeldung zum Umsetzungsstand in

Bezug auf entwickelte Lösungsbausteine erforderlich, damit Bürger_innen sich ernstgenommen fühlen. Gleichzeitig darf die Kommune verdeutlichen, dass nicht alles, was wünschenswert ist, auch tatsächlich umgesetzt werden kann, und den Handlungsrahmen vorgeben.

4.1.4 Partizipative Planung

In der Interventionsphase (s. Abbildung 2) wurde deutlich, dass allein mit klassischen Methoden der Bürgerbeteiligung Menschen mit Behinderung als Zielgruppe nicht ausreichend eingebunden werden können. Zwar gelang es im städtischen Raum, zur Auftaktveranstaltung und in einzelnen thematischen Arbeitsgruppen Menschen mit Behinderung die Teilnahme und einen aktiven Beitrag zu ermöglichen. Der Zugang zu Bürgerbeteiligung erfordert jedoch Kompetenzen und Offenheit, die nicht immer vorhanden sein können. Chantal Munsch drückt dies wir folgt aus: „Bezugnehmend auf die Norm der Gleichheit bzw. Gleichberechtigung haben viele bürgerschaftliche Organisationen das Selbstverständnis bzw. den Anspruch, offen für alle zu sein. […] Durch diesen inklusiven Selbstanspruch bleibt allerdings verdeckt, dass es in fast allen diesen Kontexten implizite Verhaltens- und Interaktionsnormen gibt, welche Menschen ausgrenzen, die andere Formen von Partizipation gewohnt sind oder deren Ziele nach anderen Formen verlangen" (Munsch 2015: 46).

Daher wurden weitere Methoden zur Einbindung von Menschen mit Behinderung erprobt. Eine Voraussetzung war, dass Träger der Behindertenhilfe ihre Klient_innen informieren und zur Teilhabe aktivieren. In einem Austauschtreffen zeigte sich, dass die Träger der Behindertenhilfe diese Aspekte der Teilhabe und Partizipation als Neuland betrachten. Während einige sehr positiv reagierten und dies als Teilhabechance begriffen, herrschte bei anderen die Überzeugung, dass eine solche Form der Partizipation für ihre Klient_innen nicht geeignet sei oder die Frage des Alterns sie noch nicht betreffe.[7] Diese Reaktionen sind ein Hinweis darauf, dass der Paradigmenwechsel von der Fürsorge zur selbstbestimmten Teilhabe in der Behindertenhilfe ein Prozess ist, der immer wieder bewusst thematisiert und getragen werden muss. Träger der Behindertenhilfe müssen ihr eigenes Handeln hinterfragen und die inneren Strukturen des Handelns überdenken. Dies erfordert neben Zeitressourcen eine bewusste und klare Haltung sowie innerorganisatorische Steuerung.

Insgesamt konnten innerhalb des Projekts positive Erfahrungen mit der stärkeren Partizipation von Menschen mit Behinderung gewonnen werden. Insbesondere aufsuchende Methoden, die für die Allgemeinheit unsichtbare Le-

---

7   Es handelt sich hierbei um nicht-repräsentative Einzelfallbeispiele, die jedoch auf Ambivalenzen und unterschiedliche Haltungen der Träger der Behindertenhilfe hinweisen.

bensverhältnisse abbilden und Menschen in marginalisierten Lebenssituationen einbinden, eröffnen vielfältige neue Erkenntnisse. Kritisch muss dabei angemerkt werden, dass die gewonnenen Ergebnisse der Beteiligungsverfahren auch wirksam in die Sozialplanung eingebunden werden müssen. So entstehen Einflussmöglichkeiten durch verbesserte Partizipation, die nicht nur den Selbstzweck erfüllt. Dieser Anspruch konnte innerhalb des Projekts noch nicht vollständig eingelöst werden, Strukturen der Einbindung der Ergebnisse sind verbindlicher zu definieren.

4.2 Partizipative Methoden

Während der Interventionsphase zeigte sich, dass übliche Bürgerbeteiligungsverfahren allein nicht geeignet sind, um unsichtbaren oder „schwachen" Interessen die Gelegenheit zur Partizipation zu geben und eine politische Teilhabe zu eröffnen. „Als ‚schwach' werden die Interessen von Akteuren bezeichnet, die über wenige Ressourcen verfügen und aus strukturellen Gründen politisch schwer organisierbar sind" (Clement et al. 2010: 2).

Daher wurden weitere Methoden eingesetzt, um eine höhere Anzahl Menschen zu erreichen, die durch klassische Verfahren nicht erreicht werden können. An dieser Stelle kann nur ein kurzer Überblick über die angewandten Methoden gegeben werden.[8] Tabelle 1 fasst die Zielgruppen und Erfahrungen mit den einzelnen Methoden und die Eignung im Hinblick auf die Beteiligung von Menschen mit Behinderung zusammen.

---

8   Eine ausführliche Darstellung erfolgt im Manual.

Methode der Partizipation/ Datenerhebung	Zielgruppe	Ziele/ Fragestellungen
Zukunftswerkstatt	Alle älteren Bürger_innnen des Sozialraums, Akteure, Mulitiplikator_innen soziale Dienstleister	Welche Themen/ Handlungsanforderungen für das Älterwerden sind von Bedeutung für die Bürger_innen im jeweiligen Sozialraum?
Sozialraum-begehung „Lebenswelten entdecken"	Menschen mit unterschiedlichen Beeinträchti-gungen	Welche subjektiven Handlungsspielräume bestehen und wie werden diese genutzt? Wo sind Lieblings- und Meideorte im Sozialraum und welche Formen von Barrieren gibt es?
Aufsuchende Befragung „Unsichtbares sichtbar machen"	Ältere Menschen, die zuhause versorgt und gepflegt werden	Wie gestalten sich Lebenswelten und Teilhabemöglichkeiten von älteren Menschen im häuslichen Umfeld?
Stellvertretende Befragung von Mitarbeitenden im stat. Wohnen im Beisein der Bewohner_in	Menschen mit geistiger Behinderung und umfassendem Hilfebedarf und eingeschränktem (kontextgebundenem) Sprachverständnis	Wie können Interessen bzgl. der Teilhabe am gesellsch. Leben erhoben werden? Welche Strategien zu Kompetenzerweiterung und Aufwertung des sozialen Ansehens sind denkbar und machbar?
Thematische Arbeitsgruppen	Alle interessierten Bürger_innen, Akteure und soz. Dienstleister im Sozialraum	Welche Bedarfe haben Bürger_innnen in Bezug auf das Altern im jeweiligen Sozialraum und wie werden diese priorisiert?
Fokusgruppeninterviews	Fokusgruppe mit Menschen mit psychischer Beeinträchtigung	Welche Wünsche und Bedarfe haben Menschen mit einer psychischen Beeinträchtigung in Bezug auf das Älterwerden im Sozialraum?
Sozialraumanalyse und GIS	Planer_innen: Daten der Behindertenhilfe werden sozialräumlich analysiert und visualisiert und können mit anderen relevanten Daten im Sozialraum verknüpft werden.	Welche Strukturen der Alten- und Behindertenhilfe bestehen im Sozialraum, wo gibt es Schnittstellen, Doppel-, Parallel- und fehlende Infrastrukturen? Welche Ziele lassen sich daraus ableiten?

Tabelle 1:   Methoden der Partizipation im SoPHiA-Projekt

<table>
<tr><td colspan="1">Besonderheiten/Erfahrung in Bezug auf Zielgruppe
Menschen mit Behinderung</td></tr>
</table>

Positiv: Menschen mit Behinderung können partizipieren; Offenheit der Teilnehmenden für Menschen mit Behinderung; Sichtbarmachen der Interessen und Lebenslagen von Menschen mit Behinderung; Verwendung überwiegend leichter Sprache, technische Unterstützung und barrierefreie Zugänge ermöglichen Partizipation.

Negativ: Menschen mit Behinderung im ABW oder familiären Wohnen wurden nicht erreicht; Pflegende Angehörige wurden nicht erreicht; Teilnahme von MmB bleibt abhängig von der Haltung der Träger der Behindertenhilfe; Veranstaltungsformat kann überfordernd sein (zeitlich sehr lang, hohe Anzahl Teilnehmender, für MmB ist das Format ungewohnt, Rollen und Codes sind nicht klar).

Positiv: Individuelle Raumwahrnehmung wird abgebildet; Raumnutzungsmuster können dargestellt werden; Barrieren werden sichtbar gemacht, die über bauliche Barrieren hinausgehen; Dokumentation anhand von Fotos ermöglicht für MmB Rückbesinnung auf Begehung und Identifikation mit dem eigenen Sozialraum.

Negativ: Einzelfallbeispiele, lassen keine generellen Rückschlüsse auf Zielgruppe zu.

Positiv: Erkenntnisse über eine wenig beforschte Zielgruppe können gewonnen werden; Erkenntnisse zu Bedingungen und Bedarfen für soziale Teilhabe im Alter.

Negativ: Einzelfallbeispiele, lassen keine generellen Rückschlüsse auf Zielgruppe zu; Rückbindung der Ergebnisse in bestehende Strukturen bisher nicht vorhanden; Zugänglichkeit und Offenheit für Partizipation im häuslichen Umfeld ist abhängig von der Aufgeschlossenheit der Angehörigen.

Positiv: Ermöglicht Partizipation von Menschen mit komplexer Behinderung; Stellvertretende Befragung kann neue Erfahrungsräume eröffnen; Rollenaufwertung der innerhalb der heterogenen Gruppe der MmB wenig in Forschung einbezogenen Zielgruppe möglich; Rollenaufwertung ermöglicht Zugänge zum Sozialraum und kann zu Erweiterung von Fähigkeiten und Kompetenzen führen.

Negativ:Stellvertretende Aussagen sind im Kern fehleranfällig, bedarf einer zeitnahen Überprüfung der Maßnahmen; Durchführung und Nachbereitung aufwändig (personell und zeitlich); Voraussetzung ist hohe Kompetenz der Forscher_in (fachlich, Umgang mit ZG).

Positiv: Breit angelegte Bürgerbeteiligung, offen für alle Zielgruppen; Nimmt Bürger_innen als Expert_innen in eigener Sache ernst.

Negativ: Erfordert Kompetenzen der Moderator_innen in Bezug auf Einbindung der Zielgruppe der MmB (leichte Sprache, techn. Unterstützung etc.); Wie viel Einfluss haben die Ergebnisse tatsächlich auf die Planung – wie erfolgt die Rückbindung der Ergebnisse?

Positiv: Gibt Menschen mit einer psychischen Behinderung in einem geschützten Rahmen die Möglichkeit, sich zu äußern; Verwendung leichter Sprache ermöglicht es Teilnehmenden, der Diskussion und den Inhalten zu folgen

Negativ: Kaum Rückmeldung über die Art der Verwendung der Ergebnisse führt zu Frustration; Es konnten bisher nur Menschen im stationären Wohnen eingebunden werden.

Positiv: Daten der Alten- und Behindertenhilfe sowie Demografie können gezielt verknüpft und sozialräumlich analysiert werden; Verknüpfung unterschiedlicher Datenquellen im GIS-System werden bereits in vielen Kommunen eingesetzt und können so auch von der Sozialplanung stärker genutzt werden; Daten können in regelmäßige Sozialberichterstattung einfließen; Dient als Grundlage und Überblick über die Sozialräume in den Kommunen.

Negativ: Bisher geringe Verwendung in der Sozialplanung; Planer_innen benötigen technische Unterstützung im Umgang mit GIS; Aufwand für Datenpflege; Hohe Datenschutzanforderungen im Umgang mit und Austausch von sensiblen Daten.

Quelle: eigene Darstellung

4.3 Prozessgestaltung und Bausteine einer inklusiven Sozialplanung

Um Kommunen eine Orientierung für die Prozessgestaltung und stärkere sozialräumliche Ausrichtung der Planung zu geben, entstand aus den Erfahrungen der
Intervention und der Evaluation ein Prozessmodell zur Gestaltung inklusiver Sozialplanung. Abbildung 4 zeigt die unterschiedlichen Handlungsansätze und die
Verbindung von Akteuren und Beteiligungsmethoden auf der Ebene des Sozialraums.

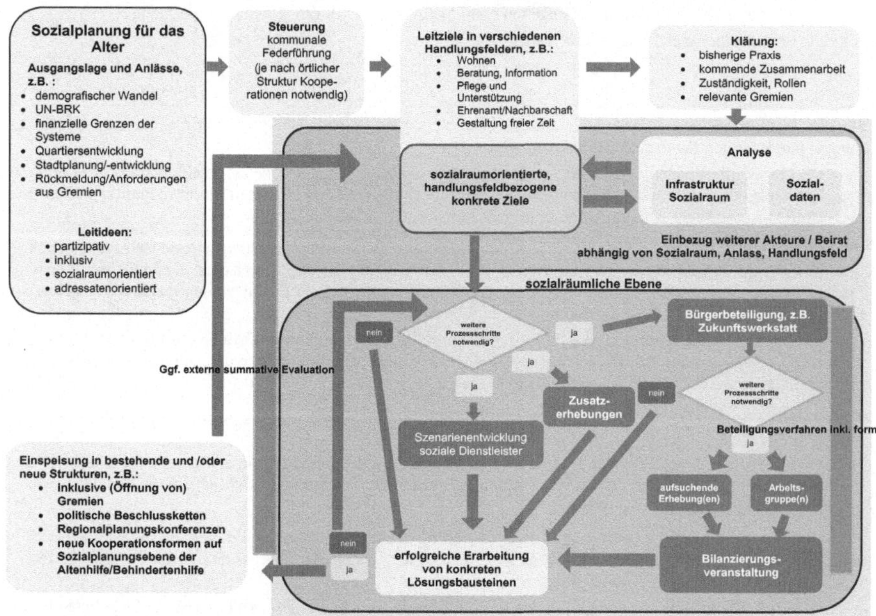

Abbildung 4:   Vorläufiges Prozessmodell einer inklusiven Sozialplanung
              Quelle: eigene Darstellung

Die Sozialplanung ist mit unterschiedlichen Anlässen Ausgangspunkt für inklusive Ansätze und übernimmt die Projektsteuerung und Zusammensetzung einer
Steuerungsgruppe. Für die gesamtkommunale Ebene werden (Leit-)Ziele formuliert, die sich nach den zuvor dargestellten Kriterien sozialräumlich, partizipativ,
inklusiv und adressatenorientiert richten und diese berücksichtigen. Auf der
Ebene des Sozialraums erfolgt der Einbezug wichtiger Akteure. Auf Basis von
Sozialraumanalysen und ggf. weiterer Erhebungen werden Ziele für den Sozialraum formuliert, die sich an den Leitzielen orientieren und für den jeweiligen

Sozialraum konkretisiert werden. Darauf aufbauend können diese Ziele in Bürgerbeteiligungsverfahren eingesetzt werden. In diesen Verfahren werden die sozialräumlichen Ziele zur Diskussion gestellt, priorisiert und Handlungsfelder und -ansätze definiert und ggf. um Wünsche und Bedarfe der Bürger_innen erweitert. Die Ergebnisse der Beteiligungsverfahren münden in die Erarbeitung von Lösungsbausteinen, um dann in die vorhandenen Strukturen eingebracht und umgesetzt zu werden. Damit sind strukturelle Veränderungen verbunden und es wird ein stärkerer Fokus auf den Sozialraum gelegt.

Kommunen haben dabei die Möglichkeit, starke Partner (z.B. soziale Dienstleister) in den Sozialräumen einzubeziehen und koordinative Aufgaben zu delegieren. Die Gesamtstrategie muss allerdings von der Kommune kommuniziert und unterstützt werden, die Klärung der Rollen zu Beginn des Prozesses ist daher zwingend erforderlich.

5 Fazit und Ausblick

Die Ergebnisse des Prozesses zeigen, dass es wichtig ist, den Weg in Richtung inklusive Sozialplanung und inklusives Gemeinwesen zu beschreiten und den Prozess aktiv zu gestalten. Damit verbunden ist ein langfristiger Prozess, den Kommunen individuell nach den örtlichen Gegebenheiten gestalten können und müssen. Sicher ist: der demografische Wandel lässt sich nicht stoppen und die Anforderungen an demografiefeste Strukturen werden Kommunen weiter beschäftigen. Wollen diese nicht nur kurzfristig auf aktuelle Bedarfe reagieren, müssen sie jetzt proaktiv handeln. Die Weiterentwicklung der Strukturen soll ermöglichen, dass alle Menschen im Alter würdevoll und selbstbestimmt in ihrem Umfeld leben, altern und sterben können. Dieser Prozess erfordert auf vielen Ebenen Veränderungen. Wesentlich sind jedoch die Bewusstseinsbildung für die aktuellen und künftigen Herausforderungen sowie die Kenntnis der Bedarfe verschiedener Zielgruppen, z.B. von Menschen mit Behinderung und deren Einbezug in Planungsprozesse auf allen Ebenen. Die Sozialplanung ist in besonderem Maße geeignet, diese Prozesse zu steuern, zu moderieren und Akteure des Sozialraums zusammenzubringen.

Wichtig für den Prozess ist auch die Haltung der Akteure. Da, wo Bedarfe von Menschen mit Behinderung bekannt sind und eingebunden werden, wo Menschen mit Behinderung zum (selbstverständlichen) Teil der Öffentlichkeit werden, entsteht Offenheit und die Bereitschaft, Barrieren (baulich, strukturell, in den Köpfen) abzubauen. Durch die Erprobung verschiedener Methoden konnte die Möglichkeit verbesserter Partizipation und Teilhabe von Menschen mit Behinderung gezeigt werden, allerdings müssen auch hier weitere Schritte folgen. Die Ergebnisse partizipativer Methoden der Erhebung von Bedarfen müssen Eingang in Planungsprozesse finden, ansonsten besteht die Gefahr, dass Teilnehmende ihre Einflussmöglichkeiten als sehr begrenzt wahrnehmen. Ergebnisse müssen stärker rückgebunden werden, auch dies erfordert neue Strukturen im Umgang mit Bürger_innen und Beteiligungsverfahren.

Kritisch ist anzumerken, dass im Forschungsprojekt weitere wichtige Akteure wie z.B. die Vertreter der Pflegeversicherung nicht eingebunden waren und auf kommunaler Ebene Pflegedaten nicht kleinräumig vorliegen. Dies erschwert verlässliche Planungen und die Erstellung von Prognosen. Informationen zu Menschen, die von Familienangehörigen gepflegt werden, sind schwer zugänglich, Angebote für pflegebedürftige und pflegende Menschen sind jedoch ein unerlässlicher Bestandteil einer sozialräumlichen Verantwortungsgemeinschaft, die Teilhabe ermöglichen will.

Weiterhin bleibt ungeklärt, wie die Kommunen zusätzliche Ressourcen für die Entwicklung benannter Strukturen bereitstellen können. Das vorliegende Forschungsprojekt bedeutete für die beteiligten Akteure einen Arbeitsmehraufwand, für eine strukturelle inklusive Sozialplanung sind weitere Personalressourcen notwendig. Die Frage bleibt, inwieweit diese in den Kommunen bereitgestellt werden (können). Das Denken in Richtung Inklusion erfordert neue Strukturen und langfristige Prozesse des Umbaus in der Verwaltung. Die zu erwartenden Synergieeffekte lassen zusätzliche Ressourcen auf Dauer sinnvoll erscheinen.

Darüber hinaus ist herauszustellen, dass sozialräumliche Planungsansätze geeignet sind, um den Herausforderungen der demografischen Entwicklung und Ansprüchen der UN-BRK gerecht zu werden. Allerding können nicht alle Probleme auf der sozialräumlichen und kommunalen Ebene gelöst werden. Die Entwicklung verlässlicher Strukturen ist auch abhängig von der Ausgestaltung von Gesetzen auf Bundesebene und der Möglichkeit der Verzahnung von Leistungen unterschiedlicher Sozialgesetzbücher. Dies würde auch Tendenzen in der Behindertenhilfe entgegenwirken, stationäre Wohnangebote in der Eingliederungshilfe in Pflegeplätze mit Versorgungsvertrag nach SGB XI umzuwidmen, um statistisch stationäre Plätze der Eingliederungshilfe abzubauen. So entstehen jenseits der örtlichen Handlungsebene aufgrund verschiedener Zuständigkeiten bei Leistungen der Eingliederungshilfe und Pflege Entwicklungen, die der eigentlichen Zielrichtung „ambulant vor stationär" und sozialräumlichen Ansätzen entgegenstehen. Bessere Möglichkeiten der Kombination von Leistungen sind daher erforderlich, um auf sozialräumlicher Ebene verlässliche Strukturen schaffen zu können, von denen die Nutzer_innen tatsächlich profitieren und die Wahlmöglichkeiten eröffnen.

Kommunen sollen mit dem Manual zur inklusiven Sozialplanung für das Alter(n) dazu ermutigt werden, die Alten- und Behindertenhilfe stärker zu verzahnen und Strukturen inklusiver zu gestalten. Unter dem Motto „Einfach machen!"[9] wird deutlich, dass es darauf ankommt, den Prozess aktiv anzugehen, den Anforderungen mit Offenheit zu begegnen und die ersten Schritte in Richtung inklusives Gemeinwesen zu gehen.

Literatur

Aichele, V. (2015): Unabhängig und kritisch: die Monitoring-Stelle zur UN-BRK. In: Degener, T. & E. Diehl (eds.): Handbuch Behindertenrechtskonvention – Teilhabe als Menschenrecht-Inklusion als gesellschaftliche Aufgabe. Bonn: 85-92.

Böhmer, A. (2015): Konzepte der Sozialplanung. Grundwissen für die Soziale Arbeit. Wiesbaden.

Bundesarbeitsgemeinschaft der überörtlichen Träger der Sozialhilfe (BAGüS) (ed.) (2015): Kennzahlenvergleich Eingliederungshilfe der überörtlichen Träger der Sozialhilfe. Münster. http://www.lwl.org/spur-download/bag/kennzahlenvergleich2013. pdf (Letzter Zugriff: 21.01.2016)

Bundesministerium für Arbeit und Soziales (BMAS) (ed.) (2011a): Übereinkommen der Vereinten Nationen über die Rechte von Menschen mit Behinderungen. Bonn.

Bundesministerium für Arbeit und Soziales (BMAS) (ed.) (2011b): Unser Weg in eine inklusive Gesellschaft. Der Nationale Aktionsplan der Bundesregierung zur Umsetzung der UN-Behindertenrechtskonvention. Berlin. http://www.gemeinsam-einfach-machen.de/SharedDocs/Downloads/DE/StdS/UN_BRK/NAP.html?nn=3613152 (Letzter Zugriff: 02.11.2015)

Clement, U., Nowak, J., Ruß, S. & C. Scherrer (eds.) (2010): Public Governance und schwache Interessen. Wiesbaden.

Degener, T. (2015): Die UN-Behindertenrechtskonvention – ein neues Verständnis von Behinderung. In: Degener, T. & E. Diehl (eds.): Handbuch Behindertenrechtskonvention – Teilhabe als Menschenrecht-Inklusion als gesellschaftliche Aufgabe. Bonn: 55-74.

Dieckmann, F., Giovis, C. , Schäper, S., Schüller, S. & H. Greving (2010): Vorausschätzung der Altersentwicklung von Erwachsenen mit geistiger Behinderung in Westfalen-Lippe – Erster Zwischenbericht zum Forschungsprojekt „Lebensqualität inklusiv(e): Innovative Konzepte unterstützten Wohnens älter werdender Menschen mit Behinderung" (LEQUI). Münster.

Früchtel, F. & W. Budde (2010): Bürgerinnen und Bürger statt Menschen mit Behinderungen. Teilhabe 49 (2): 54-61.

Hollander, J. & H. Mair (eds.) (2006): Den Ruhestand gestalten – Case Management in der Unterstützung von Menschen mit Behinderungen. Düsseldorf.

---

9   „Einfach machen" ist das Motto zur Umsetzung der UN-BRK im Nationalen Aktionsplan der Bundesregierung (vgl. BMAS 2011b).

Munsch, C. (2015): Quartiersentwicklung – Ausgrenzung. In: Knabe, J. , van Rießen, A. & R. Blandow (eds.): Städtische Quartiere gestalten. Kommunale Herausforderungen und Chancen in einem transformierten Wohlfahrtsstaat. Bielefeld: 41-54.

Kricheldorff, C. , Mertens, A. & L. Tonello (2014): „Im Projekt hat sich unglaublich viel getan!" – Auf dem Weg zu einer sorgenden Kommune – Handbuch für politisch Verantwortliche, Gestalter und Akteure in Baden-Württembergs Kommunen. Freiburg. Abrufbar unter: http://www.kh-freiburg.de/fileadmin/userfiles/3_Forschung___Entwicklung/2015_Pflegemix_Handbuch_Online.pdf (Letzter Zugriff: 20.08. 2015)

Selle, K. (2012): Stadtentwicklung aus der „Governance-Perspektive": Eine veränderte Sicht auf den Beitrag öffentlicher Akteure zur räumlichen Entwicklung – früher und heute. In: Altrock, U. & G. Bertram (ed.): Wer entwickelt die Stadt? Geschichte und Gegenwart lokaler Governance. Akteure – Strategien – Strukturen. Bielefeld: 27-48.

Statistisches Bundesamt (ed.) (2014): Statistik der schwerbehinderten Menschen 2013. Wiesbaden. https://www.destatis.de/DE/Publikationen/Thematisch/Gesundheit/BehinderteMensc hen/SozialSchwerbehinderteKB5227101139004.pdf;jsessionid=A2F606A39B7DC6 AAB13F664E9362788B.cae3?__blob=publicationFile (Letzter Zugriff: 04.11.2015)

Statistisches Bundesamt (ed.) (2015): Pflegestatistik 2013 – Pflege im Rahmen der Pflegeversicherung Deutschlandergebnisse. Wiesbaden. https://www.destatis.de/DE/Publikationen/Thematisch/Gesundheit/Pflege/PflegeDeutschlandergebnisse5224001139 004.pdf?__blob=publicationFile. Letzter Zugriff: 27.10.2015.

Steffen, G., Baumann, D. & A. Fritz (2007): Attraktive Stadtquartiere für das Leben im Alter. Fraunhofer IRB: Bauforschung für die Praxis, Bd. 82. Stuttgart.

Stratmann, J. (2012): Gemeinwesenorientierte Seniorenarbeit als wesentlicher Bestandteil einer zukunftsorientierten Generationenpolitik. Im Fokus, Inforeihe des Forum Seniorenarbeit NRW 1: 9-12.

VSOP (Verein für Sozialplanung e.V.) (2012): Positionspapier Inklusive Sozialplanung. Speyer. Abrufbar unter: http://www.vsop.de/files/PP_2012__Inklusive_Sozialplanung.pdf (Letzter Zugriff: 26.08.2015)

Werner, W. (2013): Kommunale Entwicklungsplanung auf dem Weg zur Inklusion. Teilhabe 52 (2): 89-94.

Gesund durch Beteiligung – Kinder und Jugendliche als Akteure einer gesundheitsfördernden Quartiersentwicklung

Jan Abt

„Die dicken Kinder von Bullerbü" ist kein Titel eines Kinderbuches, der sich besonders verkaufsfördernd auswirken würde. Astrid Lindgren schrieb ihren Klassiker über die Erlebnisse von sieben Kindern auf dem schwedischen Land bereits 1955 und in ihrem Titel fehlt ein Wort, das in Hinblick auf die Gesundheit von Kindern heute eine gewisse Brisanz hat: Gegenwärtig sind in Deutschland bereits 15 % der 3–17-Jährigen übergewichtig, davon 6 % adipös. Gegenüber den 1990er Jahren hat dieser Anteil um 50 % zugenommen (vgl. Kurth & Schaffrath Rosario 2007: 737). Unter anderem ist der Bewegungsmangel von Kindern für diese Entwicklung verantwortlich.

Dabei besitzen Kinder ein eigenes, intrinsisches Bewegungsbedürfnis. Für ihre Entwicklung ist es essentiell, dieses umsetzen zu können, denn „regelmäßige körperliche Aktivität im Kindes- und Jugendalter hat eine positive Wirkung auf die physische sowie psychische Gesundheit von Kindern und Jugendlichen. Beispielsweise haben körperlich aktive Kinder ein günstigeres kardiovaskuläres Risikoprofil und eine höhere Knochendichte, sind seltener übergewichtig und haben ein besseres psychisches Wohlbefinden" (Manz et al. 2014: 840). Gesunde Kindheit und Bewegung gehören untrennbar zusammen und machen den bewegungsfreundlichen öffentlichen Raum im Quartier zu einem wichtigen Element der Gesundheitsförderung.

1 Kinder ohne Bewegung

Verhäuslichungstendenzen grenzen das kindliche Bewegungsbedürfnis jedoch häufig ein. Innerhalb der eigenen Wohnung können oder dürfen nicht in dem Maße ausgreifende Bewegungsspiele gespielt werden, wie das im Freiraum möglich ist. Wenn diese Funktion jedoch auch im städtischen Freiraum nur noch eingeschränkt möglich ist – weil der Raum gestalterisch nicht die Möglichkeiten dazu bietet oder weil die Eltern aus Sorge oder Rücksichtnahme eine solche Nutzung nicht zulassen –, wird die kindliche Entwicklung beeinträchtigt. Die KiGGS-Studie – eine Langzeitstudie des Robert Koch-Instituts über die gesundheitliche Situation der in Deutschland lebenden Kinder und Jugendlichen – konnte zeigen, dass grade in dem Bereich kindlicher Bewegung deutliche Defizite bestehen: „Obwohl die Mehrzahl der Kinder und Jugendlichen Sport treibt, ist die tägliche körperliche Aktivität gering. Mit 27,5 % erreichte lediglich rund ein Viertel der Kinder und Jugendlichen die von der WHO empfohlenen 60 Minuten körperliche Aktivität am Tag. Dies bedeutet, dass 72,5 % der Kinder und Jugendlichen, gemessen an der WHO-Empfehlung, nicht ausreichend körperlich aktiv waren." (Manz et al. 2014: 845). Der Umfang der körperlichen Aktivität nimmt zudem zum Jugendalter hin ab. Bereits ab dem Schuleintritt verringert sich die körperliche Aktivität deutlich.

Auch wenn die KiGGS-Studie den räumlichen Aspekt der Lebenswelt von Kindern und Jugendlichen nicht selbst erhebt, verweist sie doch immer wieder auf Bezüge zu den Themen Spiel und öffentlicher Raum, etwa wenn die körperliche Aktivität von Kindern explizit mit dem Spielen im Freien in Verbindung gebracht wird oder der Zugang zu Grünflächen zur Erklärung eines unterschiedlichen Aktivitätsverhalten herangezogen wird (vgl. Manz et al 2014: 846). Hüttenmoser und Degen-Zimmermann kamen in einer Untersuchung über fünfjährige Kinder in der Schweiz zu dem Ergebnis, dass jene Kinder, die nur mit Begleitung im Wohnumfeld spielen können, sowohl in ihrer motorischen und sozialen Entwicklung wie auch in ihrer Selbstständigkeit einen deutlichen Rückstand aufweisen (vgl. 1995: XII). Ein Drittel der Grundschulkinder leidet unter gelegentlichen Rückenschmerzen, über die Hälfte unter Kopfschmerzen. Symptome wie Übelkeit, Zittern, Schweißausbrüche oder Schlaflosigkeit finden sich bei jedem zehnten Kind. „Bereits im Kindergartenalter zeigen sich frühe Bewegungsauffälligkeiten, die Unfälle durch Ungeschicklichkeit nehmen zu und die Verkehrssicherheit nimmt ab. Als Grund dafür wird in verschiedenen Publikationen immer wieder der Rückgang der Bewegungszeiten von Kindern genannt, was u.a. auf veränderte Lebens- und Wohnbedingungen zurückzuführen ist" (Bös et al. 2004: 13). In Folge einer schlechteren Körperbeherrschung kommt es zu einer Zunahme von Unfällen in späteren Lebensjahren. Gerade unter dem Aspekt der kommunalen Gesundheitsprävention empfiehlt auch der Deutsche Städte- und Gemeindebund seinen Kommunen „eine bewegungsfreundliche Umgebung für Kinder und Jugendliche" (Lübking 2014: 8).

Neben der körperlichen Entwicklung spielt der öffentliche Raum auch für die kognitive Entwicklung eine wichtige Rolle. In dem Maße, in dem sich die Betreuungslandschaft für Kinder zunehmend als Bildungslandschaft begreift, wird auch der Aspekt des Spielens immer stärker mit dem Lernen verknüpft: „Zum Beispiel fördern Bewegungsspiele Wachstums- und Reifungsprozesse.

Kinder lernen mittels des Spiels Dinge und Zusammenhänge ‚begreifen'. (…) Kinder gewinnen durch das Spiel Erfahrungen und Erkenntnisse, sie probieren neue Verhaltensweisen aus, sie werden beweglicher und eigenständiger. Ihre motorische, kognitive, motivationale und soziale Entwicklung wird gefördert" (Flade 2009: 35). Mit den Erfahrungen, die Kinder und Jugendliche im Raum machen, werden Entwicklungsziele wie beispielsweise Selbstständigkeit, Eigeninitiative und Entscheidungsfähigkeit verfolgt. Die notwendige Auseinandersetzung mit der sie umgebenden Umwelt fördert Kreativität und Problemlösungsverständnis, die freie Motorik und Körperwahrnehmung wird geschult, Orientierungsfähigkeit und Wahrnehmungsschärfe entwickelt (vgl. Peek 1995: 31 f.).

2 Soziale und räumliche Differenzierung

Trotz aller Veränderungen sind „Straße" und Wohnumfeld auch heute immer noch bedeutende Aufenthalts- und Lebensorte für Kinder und Jugendliche. Allerdings zeigt sich grade im großstädtischen Kontext, dass hier Defizite bestehen, die im Sinne einer gesundheitsfördernden Stadtgestaltung für Kinder und Jugendliche adressiert werden können. So haben beispielsweise Podlich und Kleine nachweisen können, dass sich die Bewegungsdauer von Kindern mit zunehmender Ortsgröße abnimmt. Diese Erkenntnis führen sie u.a. auf die nutzbaren räumlichen Möglichkeiten für Bewegung zurück, die das städtische Umfeld in geringerem Maße bietet als ländliche Bezüge (vgl. Podlich & Kleine 2000: 87).

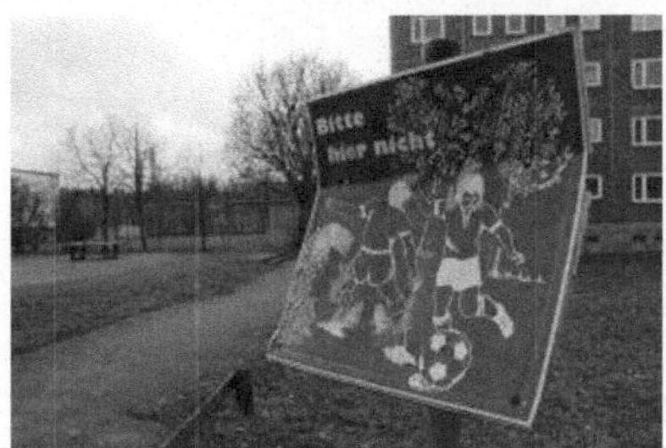

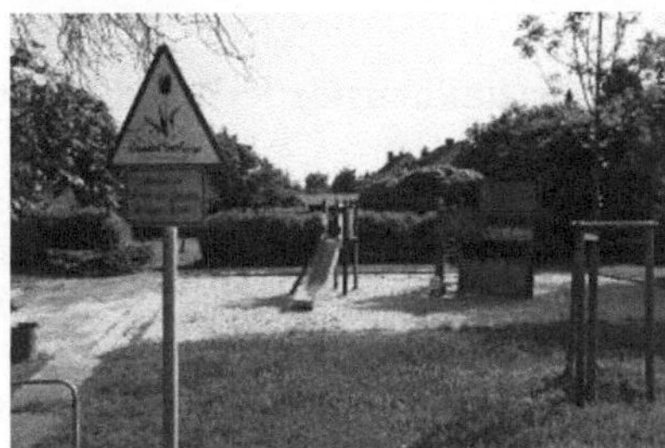

Abbildung 1: Unerwünschte Personen: Kinder?   *Abbildung 2:* Ein deutscher Spielplatz

Dies betrifft einige Quartierstypen in besonderer Weise, beispielsweise die innerstädtischen Altbauquartiere, die in vielen Orten die bevorzugten Wohngegenden für junge Menschen zu Beginn der Familiengründungsphase sind. Empfinden sie das verdichtete Wohnumfeld als kinderunfreundlich, beginnen meist

Umzugsprozesse, bei denen am Schluss ein Standort im Umland stehen kann. Innerstädtische Altbauquartiere sind aber auch oft Wohnorte sozial benachteiligter Bevölkerungsgruppen. Aus dieser Konstellation resultieren gerade für Kinder und Jugendliche doppelte Belastungen: Zu ihrer sozialen Lage kommen Defizite im räumlichen und infrastrukturellem Umfeld, die sie aufgrund fehlender Mobilität oder finanzieller Mittel nicht kompensieren können. Bös u.a. konnten anhand der Untersuchung von 1.400 Grundschulkindern zeigen, dass ein Viertel aller Kinder nur maximal einmal pro Woche im Freien spielt: „Dabei zeigen sich Unterschiede zwischen Stadt- und Landkindern sowie in Abhängigkeit von der sozialen Schichtzugehörigkeit. Stadtkinder und Kinder aus Brennpunktbereichen spielen signifikant weniger im Freien" (2004: 12). Im Gegensatz zu Einkommen, Bildungsstand oder Familiensituation können Kommunen über Maßnahmen im Wohnumfeld aktiv und vor allem zielgerichtet Mehrfachbelastungen mindern.

Auch die Siedlungen aus den 60er und 70er Jahren gelten als ein Quartierstyp mit Handlungsnotwendigkeiten, denn Gestaltungsprinzipien wie Autoorientierung und offene Freiraumgestaltung schaffen selten Räume, die Kindern und Jugendlichen ausreichend Anregungspotenzial bieten. Letztendlich sprechen wir bei den Quartieren mit besonderen Handlungsnotwendigkeiten kinder- und jugendgerechter Qualifizierung also von den klassischen Kulissen der Stadterneuerung, der Sozialen Stadt und des Stadtumbaus. Neben Bewegungsförderung in Kindergarten und Schule gilt es daher, gleichzeitig niedrigschwellige – d.h. wohnortnahe, nichtkommerzielle und unreglementierte – Möglichkeiten für Bewegung durch die kommunale räumliche Planung zu schaffen.

3   Gesundheitsförderung durch eine bespielbare Stadt

Zwei Handlungsfelder werden hierbei maßgeblich verfolgt: Zum einen bemühen sich die Gemeinden um den quantitativen und qualitativen Ausbau wohnortnaher Spiel- und Aufenthaltsflächen für Kinder und Jugendliche. Dies zielt darauf ab, Möglichkeitsräume für das kindliche Bedürfnis nach Bewegung zu eröffnen und Bedingungen für eine adäquate körperliche Entwicklung in den frühen Lebensjahren zu schaffen. Zum anderen wird mit Maßnahmen der Verkehrsplanung versucht, Gefahren für Kinder und Jugendliche im Straßenverkehr zu minimieren. Ansätze wie Verkehrsberuhigung, Tempo-30-Zonen, Spielstraßen etc. sollen den Straßenraum sicherer machen und damit den selbstbestimmten Aufenthalt von Kindern im Stadtraum wieder ermöglichen. Die kommunale Strategie, mehr und erlebnisreichere Spielflächen sowie wirksame Verkehrsberuhigungen zu schaffen, zielt also maßgeblich darauf ab, die immanenten Schwächen der verdichteten Stadt gegenüber ländlichen Gemeinden abzumildern.

Allerdings herrscht beim Ausbau der Spielflächen häufig immer noch eine Sicht vor, die Spielen auf exakt zugewiesene Flächen begrenzt. Seit Beginn der 1970er Jahr sind in deutschen Städten in großem Maße Spielplätze angelegt worden. Damit wurden eine lange Zeit auf den gesamten öffentlichen Stadtraum bezogene Tätigkeiten von Kindern auf vorab bestimmte Flächen konzentriert. Dementsprechend deutlich folgert Blinkert aus seinen Untersuchungen in Freiburg: „Kinder werden immer mehr in für sie eingerichtete Räume abgedrängt. Für Kinder mussten in zunehmendem Maße ‚Reservate' eingerichtet werden. Weil sich die Stadt immer weniger für Kinder eignet, wurden Schutzgebiete notwendig: Spielplätze, Sportanlagen und funktionsspezifische Räume – Bolzplätze, Abenteuer- und Bauspielplätze, Waldspielplätze u.ä." (Blinkert 1993: 19). Er kommt in seinen Untersuchungen zu dem Ergebnis, dass der klassische Spielplatz und seine Spielgeräte „in einer zu aufdringlichen Weise zu einer ‚kindgerechten Nutzung' auffordern" (ebd.: 216) und durch diese eindeutige Funktionszuweisung für einzelne Aktivitäten ein offenes, kreatives Spielen erschweren. Auf Spielplätzen ließen sich nur sehr einfache Spielformen mit einer geringen Dauer der Spielsequenzen beobachten und Spielplätze würden vor allem von den etwas älteren Kindern (bereits ab sechs Jahren) als langweilig und unattraktiv empfunden. Auch das zuständige Bundesministerium für Verkehr, Bau und Stadtentwicklung äußert sich 2009 zurückhaltend über die Flächenkategorie der Spielplätze: „Der Spielplatz ist gegenüber dem normalen kinderfreundlichen Wohnumfeld oft nur eine Notlösung. Hier ist vielfach die Begleitung der Eltern erforderlich. Darüber hinaus enden der Erkundungsdrang und der Erfahrungsraum an den Zäunen des Spielplatzes" (BMVBS 2009: 23). Zudem sind Spielplätze verinselte Orte im Stadtraum. Sie sind selten eingebettet in ein Wegenetz, das es Kindern und Jugendlichen erlaubt, gefahrlos von einem Spielraum zum nächsten zu gelangen oder gar den Weg selbst als Spielort zu nutzen. Verinselte Orte bieten für Kinder keine Möglichkeit spontaner Bewegung und ganzheitlicher Raumerfahrung. Sie lernen die Stadt als fragmentierten Raum kennen, den sie selbst nicht eigenständig nutzen können. Der öffentliche Raum wird dabei nur mehr ein Ort der Raumüberwindung. Der gesundheitsfördernde Effekt durch eine bewegungsfreundliche Umwelt tritt nicht in dem Maße ein, wie er es könnte.

Klassische Spielplatzkonzepte in deutschen Städten strukturieren zudem nicht nur eine kindliche Lebenswelt mit segmentierten Funktionsräumen, sie sind auch in ihren Spielangeboten funktional vorbestimmend: Schaukel, Wippe und Rutsche sind zu definierten Spielzwecken installiert. Eine gesunde Kindheit kann also nicht nur in einem Funktionstypus des öffentlichen Raumes – dem Spielplatz – stattfinden. Stattdessen geht es um eine Vielfalt von Räumen, die für Kinder und Jugendliche nutzbar sind: „Ein differenziertes Angebot an Spielorten ist also nicht nur geboten, um alle Bereiche der Entwicklung zu fördern, sondern auch um verschiedene Altersgruppen zu erreichen und zum Spielen anzuregen" (Flade 2009: 45). Diese Vielfältigkeit wird auch auf Bundesministerebene gefordert und verweist ganz explizit auf den öffentlichen Raum als Lebensort für Kinder und Jugendliche: „Kinder und Jugendliche brauchen vielfältige Räume – vom Rückzugsraum bis zur Bühne. Freiräume in der Stadt sollten daher offen, zugänglich, erlebnisreich und vielfältig sein. (…) Wichtig ist: Mit Freiräumen sind nicht nur Spielplätze oder Bolzplätze gemeint! Wer Städte so gestalten will, dass sich Kinder und Jugendliche in ihnen wohlfühlen, der muss seinen Blick auf sämtliche nicht bebauten Räume richten: auf Parks und öffentliche Plätze ebenso wie auf Brachflächen und Straßen. Sie alle sind Spiel-, Erlebnis- und Aufenthaltsräume, Orte der Bewegung und der Begegnung" (Bomba 2010: o.S.).

Hier kommt dem „neutralen" Wohnumfeld eine besondere Bedeutung zu: Es zeigt sich, dass die unregelementierten Aktivitäten, wie sie von Kindergruppen im Wohnumfeld unternommen werden, an anderen Orten nicht reproduzierbar sind. Das frei bespielbare Wohnumfeld bekommt damit eine besondere Bedeutung für eine gesunde Kindheit. Eine süddeutsche Studie konnte nachweisen, dass das Spiel von Kindern auf freien und naturnahen Flächen vielfältiger, intensiver und komplexer ist als auf konventionellen Spielplätzen (vgl. Reidl et al. 2005). Das Wohnumfeld bietet für Kinder und Jugendliche die Möglichkeiten zur eigenständigen „Eroberung" ohne weite Wege. Ihre Bedürfnisse lassen sich nicht auf einer zugewiesenen Fläche erfüllen, sondern erfordern gerade auch die Vielfältigkeit und Nutzungsoffenheit städtischer Räume. In diesen Räumen muss auch Spiel möglich sein – der Begriff der „bespielbaren Stadt" fasst diese Erkenntnis seit längerem prägnant zusammen: „Diese Verbannung auf einzelne, ghettoartige Flächen widerspricht den Bedürfnissen von Kindern. Um diesen Bedürfnissen gerecht zu werden, ist das Konzept einer ‚bespielbaren Stadt' notwendig, die mit Wohnquartieren ausgestattet ist, in denen nahezu alle Flächen vielfältig bespielbar sind" (Busch 1995: 13). Wenn es um die Gesundheitsförderung von Kindern und Jugendlichen geht, ist diese Formel eine notwendige Leitlinie kommunalen Handelns.

4 Die Sicht von Kindern und Jugendlichen in den Mittelpunkt stellen

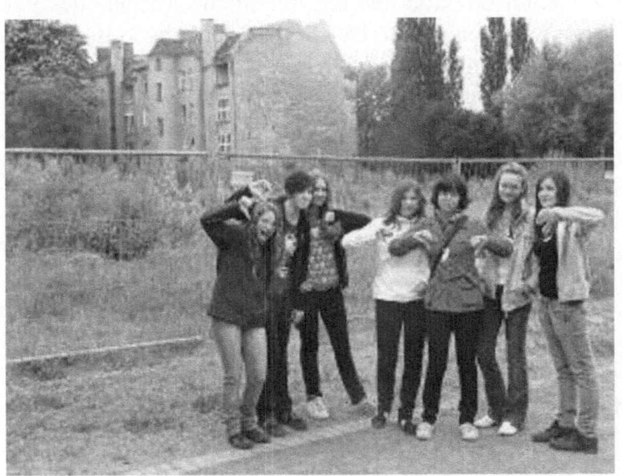

Abbildung 3: Kinder und Jugendliche können städtebauliche
Missstände sehr genau benennen

Maßnahmen einer gesundheitsfördernden Stadtentwicklung für die jüngeren Bewohner müssen also darauf abzielen, das städtische Wohnumfeld für diese Zielgruppe wieder nutzbar zu machen und dort auch ihre Bedürfnisse zu berücksichtigen. Damit werden Kinder und Jugendliche zum Bewertungsmaßstab: Der Erfolg der Maßnahmen misst sich daran, wie sehr sie zu deren Lebensqualität beitragen und in wie weit die durch sie geschaffenen Angebote später genutzt werden. Sollen Fehlplanungen vermieden werden, gilt es, sich an den Bedürfnissen und der Lebenswelt von Kindern und Jugendlichen zu orientieren. Das geht nur mit ihnen, denn Kinder und Jugendliche sind die besten Experten ihrer Lebenswelt.

Das Verständnis hierfür beginnt langsam auch in der kommunalen Planung zu greifen. Seit Anfang der 1980er Jahre gibt es Erfahrungen mit der direkten Einbeziehung von Kindern und Jugendlichen in stadtplanerische Prozesse, die ihre eigenen Belange berühren. Während zunächst einzelne Projekte gegen große Skepsis der erwachsenen Experten durchgeführt wurden, kann man heute davon ausgehen, dass die meisten Entscheidungsträger zumindest schon einmal mit der Anforderung der Kinder- und Jugendbeteiligung konfrontiert wurden. Wichtig für das Thema der Kinder- und Jugendbeteiligung (vgl. Art. 12 Abs. 1 UN-Kinderrechtskonvention oder § 8 Abs. 1 SGB VIII) ist: Die Beteiligung soll sich auf Themen der Lebenswelt von Kindern und Jugendlichen beziehen und entsprechend ihrem Entwicklungsstand erfolgen. Definierte Altersgrenzen liegen hier nicht vor, da der individuelle Reifegrad und das inhaltliche Ausmaß des Beteiligungsthemas berücksichtigt werden sollen. Dabei wird die Fähigkeit zur Partizipation in diesem Bereich früh angesetzt. Im Frankfurter Kommentar zum SGB VIII – Kinder- und Jugendhilfe resümieren Münder u.a.: „Eine Beteiligung ist also bereits ab einem Alter von fünf oder sechs Jahren nicht nur sinnvoll, sondern geboten" (2006: 106).

Das heißt für die Stadtplanung, kinder- und jugendgerechte Methoden in den relevanten planerischen Prozessen einzusetzen, denn der Inhalt von Kinder- und Jugendbeteiligung schließt über das Kinder- und Jugendhilfegesetz (§ 1 Abs. 3 Nr. 4 SGB VIII) auch die Schaffung einer „kinder- und familienfreundlichen Umwelt" und damit das Thema der Stadtplanung und Stadtentwicklung mit ein. Sobald Kinder und Jugendliche beginnen, ihr städtisches Umfeld selbstständig zu nutzen, können sie auch an entsprechenden sie persönlich betreffenden Fragestellungen beteiligt werden (§ 8 Abs. 1 SGB VIII spricht sogar deutlicher von „sind (…) zu beteiligen"). „Städtisches Umfeld" heißt auch hier wieder mehr als nur Spielplätze.

Kinder und Jugendliche haben nicht nur ein Recht auf Beteiligung, ihre Mitwirkung an Planungsprozessen macht Sinn. Allen voran steht eine gesteigerte Effizienz von Planungsvorhaben, die den Bedürfnissen von Kindern und Jugendlichen tatsächlich gerecht wird. Das schließt die spätere Nutzbarkeit ein, ist aber genauso eine wirksame Prävention gegen Vandalismus. Kinder- und Jugendpartizipation ist als Teil der „civic education" zu sehen, als „Demokratie-Lernen" und schafft die Basis für späteres bürgerschaftliches Engagement. Kinder- und Jugendbeteiligung ist auch eine wirkungsvolle Integrationsstrategie gerade für benachteiligte Kinder und Jugendliche. Sie kann zudem als Ansatz verstanden werden, die Mitwirkungsbereitschaft und das Engagement der Eltern für ihr Quartier zu wecken, denn es gilt, „dass Kinder und Jugendliche insbesondere in benachteiligten Gebieten die entscheidenden Mittler für die Ansprache bzw. die Einbeziehung der Erwachsenen sind" (Keutz et al. 2001: 35).

Mit der Ratifizierung der UN-Kinderrechtskonvention durch die Bundesrepublik Deutschland im Jahre 1992 erhielt die Partizipationsbewegung starken Auftrieb. Seitdem wurden und werden zahlreiche Projekte zur Einbeziehung von Kindern und Jugendlichen in der Stadtplanung und Stadterneuerung erfolgreich umgesetzt. Die Vielzahl an Aktivitäten kann jedoch nicht darüber hinwegtäuschen, dass sie meist auf einzelne Maßnahmen begrenzt bleiben. Es gibt zuhauf gute Beispiele über Spielplatz- und Schulhofumgestaltungen mit Beteiligung von Jungen und Mädchen, allerdings meist ohne das Gesamtsystem des öffentlichen Raumes in den Blick zu nehmen. Das Grundproblem einer verinselten und bewegungsunfreundlichen Lebenswelt wird sich nicht lösen lassen, solange nicht

Strategien eingesetzt werden, die den Stadtraum als Ganzes zusammen mit Kindern und Jugendlichen als Experten für ihren Lebensraum thematisierten. Dies erfordert den Wechsel vom Projekthandeln zu einer räumlichen Entwicklungsplanung für Kinder- und Jugendfreundlichkeit. Einer der erfolgversprechensten Ansätze hierfür ist die sogenannte „Spielleitplanung".

5 Eine strategische, räumliche Entwicklungsplanung zur Förderung von Kinder- und Jugendgesundheit – Die Spielleitplanung

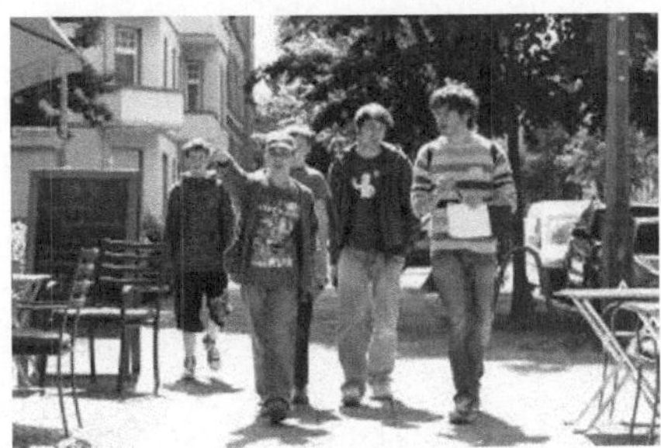

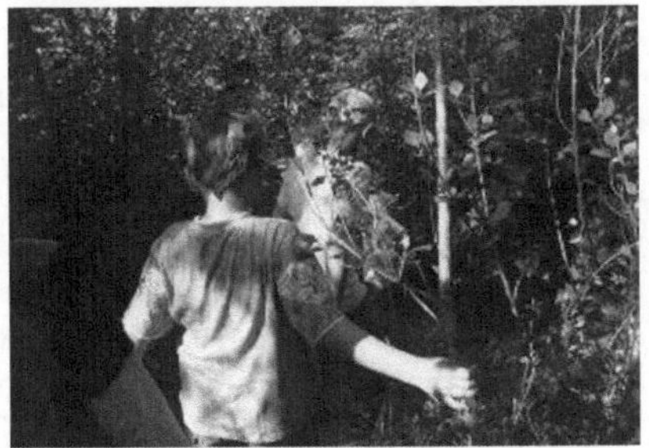

Abbildung 4: Kinder und Jugendliche sind Experten ihrer eigenen räumlichen Lebenswelt

Abbildung 5: Erkundungen mit Jungen und Mädchen führen auch mal in die großstädtische Wildnis

Die Spielleitplanung ist ein im Jahre 1999 durch das Land Rheinland-Pfalz entwickeltes, kommunales Planungsinstrument. Der Begriff steht dabei in Analogie zur Bauleitplanung. Während bei dieser der Plan die städtebauliche Entwicklung steuert und das Bauen ermöglicht, soll der Spielleitplan die kinder- und jugendgerechte Stadt entwickeln helfen und das Spielen – als Grundbedürfnis von Kindern und Jugendlichen – ermöglichen.

Bei der Spielleitplanung handelt es sich um ein strategisches Planungsinstrument. Sie steht als informelle Fachplanung wie andere gesamträumlich arbeitende Fachplanungen auf einer Ebene mit städtebaulichen Entwicklungskonzepten. Spielleitplanung arbeitet nicht aufgrund eines konkreten Problems und nicht auf einzelne Flächen begrenzt, sondern behandelt die Bedürfnisse von Kindern und Jugendlichen für das gesamte Gemeindegebiet. Dadurch schafft sie eine planerische Grundlage, Kinder- und Jugendinteressen im öffentlichen Raum gleichberechtigt mit anderen Belangen einzubringen und mit diesen gegeneinander gerecht abzuwägen. In der Regel fehlen derartige für die Planung nutzbare Daten über die Spiel-, Erlebnis- und Aufenthaltsbereiche von Kindern und Jugendlichen; folglich fehlen auch darauf aufbauende Argumentationsgrundlagen hinsichtlich der Bedürfnisse junger Menschen für Stellungnahmen in Planungsprozessen und raumscharfe Aussagen zur zukünftigen Weiterentwicklung des Gemeindegebiets. Spielleitplanung schafft damit keinen neuen „Primus", sondern will die Berücksichtigung bisher unterrepräsentierter Kinder- und Jugendinteressen verbessern. Spielleitplanung als fachliches Dialog-Instrument an der Schnittstelle von Jugendhilfe und räumlicher Planung „zielt darauf ab, dass die Belange von Mädchen und Jungen im Rahmen von raumbezogenen Planungen konsequent sichtbar gemacht werden und mit einer angemessenen Gewichtung Berücksichtigung finden" (Moos 2002: 18).

5.1 Besonderheiten der Spielleitplanung

Zwei Elemente unterscheidet die Spielleitplanung maßgeblich von bestehenden Instrumenten für kinder- und jugendfreundliche Planung: Zum einen macht sie Verbindlichkeit für Planung und Umsetzung zu einer Grundbedingung. Zum anderen verankert sie die Beteiligung von Kindern und Jugendlichen strukturell in einem räumlichen Planungsverfahren.

Verbindlichkeit: Ziel der Spielleitplanung ist die konsequente Zusammenarbeit von politischen Entscheidungsträgern, Planern sowie den Akteuren der Jugendhilfe, um qualifiziert und strukturiert zur Entstehung von geeigneten Spiel-Räumen beizutragen. Dies erfordert die Verlässlichkeit aller Beteiligten, den Prozess gemeinsam bis zur Umsetzung voranzutreiben. Die Verbindlichkeit der Spielleitplanung wird sichergestellt, indem das Verfahren (durch Aufstellungsbeschluss) und auch der dabei entwickelte Spielleitplan mit seinen Zielen und seinem Maßnahmenkatalog vom Gemeinderat beschlossen werden. Der Spielleitplan erlangt damit die Qualität eines städtebaulichen Entwicklungskonzeptes im Sinne des § 1 Abs. 6 Nr. 11 BauGB. Die kommunale Vertretung bindet sich und ihre Verwaltung an die Umsetzung von Maßnahmen und das Ziel einer kinder- und jugendfreundlichen Stadtentwicklung.

Beteiligung: Kern der Spielleitplanung ist, dass die Bedürfnisse und Interessen von Kindern und Jugendlichen als Teil der Bürgerschaft in der räumlichen Planung berücksichtigt werden. Was ihre Bedürfnisse und Interessen tatsächlich sind, können jedoch Kinder und Jugendliche selbst am besten beurteilen. Die konsequente Beteiligung von Jungen und Mädchen bei allen wichtigen Planungs-, Umsetzungs- und Entscheidungsschritten ist im Aufstellungsverfahren festgeschrieben. Sie wird vom Bonus zur Essenz; Planung und Beteiligung werden konsequent verzahnt.

5.2 Ablauf der Spielleitplanung

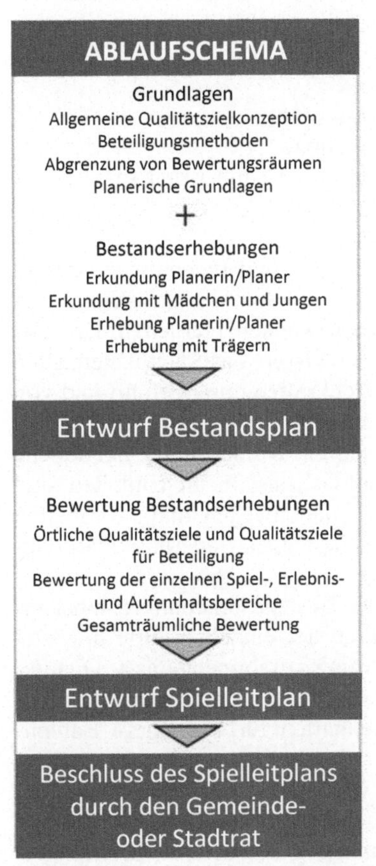

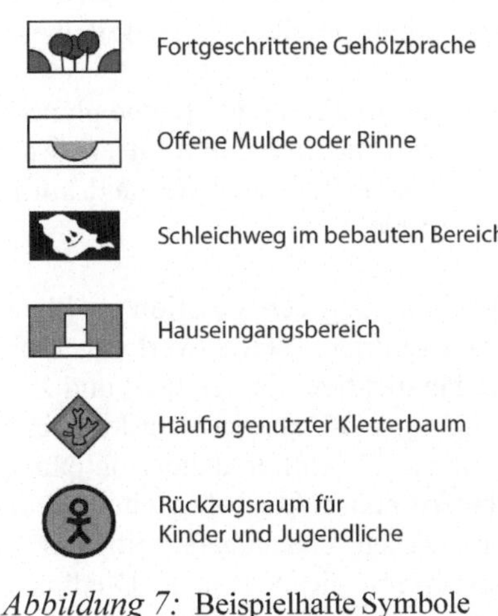

Abbildung 7: Beispielhafte Symbole
eines Spielleitplans (aus
MBFJ/MUF 2004: 194ff.)

Abbildung 6:   Schematischer Ablauf
einer Spielleitplanung

Die Aufstellung der Spielleitplanung folgt den klassischen Grundschritten räumlicher Planung: Bestimmung der Ziele und Zwecke, Bestandserhebung und -bewertung, Planerstellung, Beschluss und anschließende Durchführung der Maßnahmen. Sie stellt dabei sicher, dass die Besonderheiten von Verbindlichkeit und Beteiligung gewahrt bleiben. Am Anfang des Verfahrens stehen die Festlegung grundsätzlicher Qualitätsziele für die kinder- und jugendfreundliche Entwicklung und die methodischen sowie planerischen Vorüberlegungen für das

Verfahren, das Plangebiet sowie spätere Implementierungsmöglichkeiten und Realisierungschancen. Diese Vorarbeiten bilden die Grundlage für die nachfolgende Bestandsaufnahme, welche auf drei wesentlichen Elementen mit jeweils ganz unterschiedlichen Blickwinkeln basiert:

- die Erhebung durch eine planerische Fachkraft,
- die Erhebung durch Interviews mit Akteuren sowie
- eine ausführliche Bestandsaufnahme vor Ort durch Kinder und Jugendliche selbst.

Die Erhebung der Situation im Plangebiet mit Kindern und Jugendlichen nimmt einen zentralen Stellenwert ein. Ziel ist es, den Lebensraum des Quartiers durch die Perspektive von Kindern und Jugendlichen (neu) kennenzulernen. Solche Beteiligungsmaßnahmen erfordern ein spezielles Fachwissen, das Stadtplaner selten besitzen. Sie sollten daher von pädagogischen Fachkräften durchgeführt und von Planern beobachtend begleitet werden, denn die Kombination von planerischem Fachwissen und lebensweltlicher Bewertung durch Kinder und Jugendliche schafft erst die besondere Qualität der Informationsbasis. In ihr enthalten sind Aussagen zu Treffpunkten, Rückzugsräumen, Schleichwegen und informellen Spielorten, aber ebenso zu Kletterbäumen, Hauseingängen, Supermarktparkplätzen, Bauruinen und Wasserläufen.

Im nächsten Zug werden die Ergebnisse der Bestandserhebungen hinsichtlich der örtlichen Qualitätsziele sowie hinsichtlich der einzelnen Orte bewertet und im Rahmen einer gesamträumlichen Bewertung zusammengefasst. Qualitäten des Raumes für Kinder und Jugendliche werden identifiziert und fachplanungsrelevante Aspekte in spezifischen Themenkarten für Verkehrs-, Bauleit- und Freiraumplanung aufbereitet.

Auf der Grundlage all dieser Erkenntnisse wird der Spielleitplan entworfen, der für die Lebensqualität von Kindern und Jugendlichen relevante Flächen und Nutzungen sichert und über einen Maßnahmenkatalog neu schafft. In ihm werden konkrete Projekte unterschiedlicher Dimension, beispielsweise der Veränderung der Verkehrs- oder der Verbesserung der Freiraumsituation, aber auch sozial orientierte Projekte benannt und erläutert. Der Spielleitplan bedient sich dafür eigener Planzeichen, die ein möglichst leicht verständliches Bild von den geplanten Maßnahmen vermitteln und so auch von Laien gelesen werden können.

Spielleitplan und Maßnahmenkatalog werden durch Beschluss des Gemeinderates für die eigene Verwaltung verbindlich und sind bei künftigen Bebauungs-, Grünflächen-, Verkehrs-, Freizeit-, Schul- oder auch Kulturplanungen für das Plangebiet zu berücksichtigen. Die Planung und Umsetzung der einzelnen Maßnahmen aus dem Spielleitplan sollten wiederum unter Beteiligung erfolgen.

Dem Zeitverständnis von Kindern und Jugendlichen entsprechend sind einige dieser Maßnahmen bereits zeitnah als „Starterprojekte" vorzusehen.

5.3 Kinder- und jugendgerechte Methoden der Bestandserhebung

Für die Beteiligung von Mädchen und Jungen bei der Bestandserhebung liegt ein großer Fundus an erprobten Verfahren vor. Im Speziellen haben sich zwei Standardmethoden der Spielleitplanung etabliert: der Gebietsfragebogen und der Fotostreifzug. Beide Methoden sind geeignet, planerisch verwertbare Ergebnisse aus dem Blickwinkel von Kindern und Jugendlichen hervorzubringen.

Der Gebietsfragebogen: Viele Vorzüge und Probleme ihrer räumlichen Lebensumwelt können Kinder und Jugendliche direkt benennen. Für die Erhebung „in die Breite" können daher durchaus Fragebögen eingesetzt werden. Bei altersgerechter Formulierung der Fragen können bereits Sechsjährige befragt werden. Die Fragebögen sind kurz zu halten; auf einem beiliegenden Stadtplan können auch räumliche Bezüge klar verortet werden. Fragen zum Mobilitätsverhalten, Konflikten im Straßenverkehr, Freizeitaktivitäten und ganz persönliche Änderungswünsche für das Gebiet lassen sich hierbei bevorzugt behandeln. Dem Charakter und der Dauer angemessen, lässt sich diese Methode besonders in Schulen gut einsetzen.

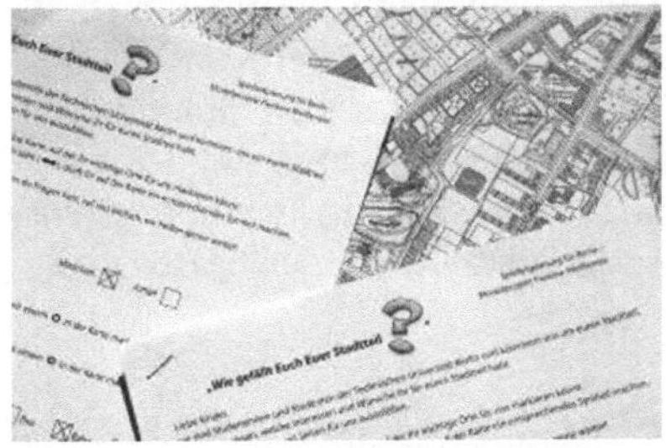

Abbildung 8: Ein Gebietsfragebogen ist – richtig aufbereitet – durchaus ein sinnvolles Erhebungsinstrument

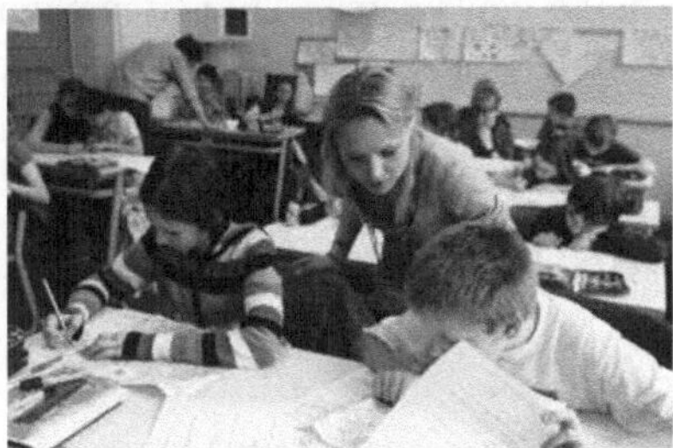

Abbildung 9: Einsatz von Gebietsfragebögen im Rahmen einer Schulstunde

Der Fotostreifzug: Mehrstündige begleitete Fotostreifzüge sind die zweite wichtige Methode zur Bestandserhebung. Wichtig sind hier kleine Gruppen mit jeweils drei bis maximal acht Mädchen oder Jungen, die mit einer Fotokamera ausgestattet wichtige Orte festhalten können. Die Kinder und Jugendlichen geben dabei eigenverantwortlich ihre Route des jeweiligen Streifzugs vor, weisen auf das hin, was sie bewegt, und zeigen die Orte, die für sie wichtig sind. Die begleitenden Planer beschränken sich darauf zu beobachten, wo, wie, womit und was die jungen Menschen (be-)spielen. Diese Aussagen sind authentisch zu protokollieren und die jungen Experten zu weiteren Mitteilungen bezüglich der (Spiel- und Aufenthalts-)Qualität anzuregen.

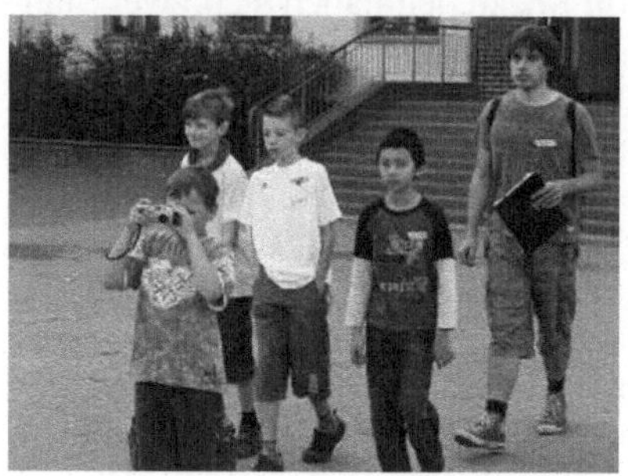

Abbildung 10: Unterwegs durchs Quartier zur Bestandsaufnahme

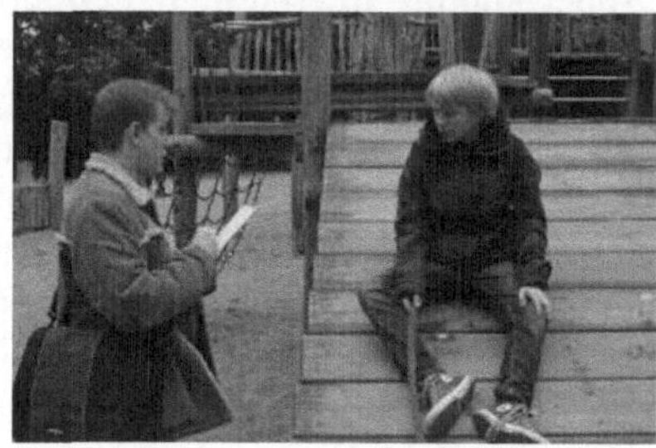

Abbildung 11: Eine Kernkompetenz des Planers kann auch das Zuhören sein

Die so gewonnenen „Expertenmeinungen" liefern detaillierte Informationen sowohl über gern aufgesuchte und angenommene Orte als auch über Konflikte und Probleme. Ideen zur Veränderung entwickeln sich daraus fast automatisch. Durch diese Methode lässt sich echtes „Insiderwissen" zur Kinder- und Jugendfreundlichkeit eines Plangebiets gewinnen. Streifzüge sind direkter und lebensnäher als Fragebögen und damit insbesondere für jüngere Kinder besser geeignet.

6   Gesund durch Beteiligung

Das Erfordernis einer kinder- und jugendgerechten Stadtentwicklung zur Förderung eines gesunden Aufwachsens ist deutlich. Bei der Entwicklung kinder- und jugendgerechter Frei- und Spielräume geht es nicht lediglich um die quantitative Vermehrung von Räumen mit der funktionalen Zuweisung „Spiel", sondern um die qualitative Verbesserung bestehender Räume sowie darum, neue hochwertige Freiräume für kindliche Aktivitäten zu erschließen. Darüber hinaus ist es das Ziel, diese Räume miteinander zu vernetzen, damit sie im Stadtgefüge zusammenhängend erfahrbar gemacht werden, Bezüge innerhalb des Stadtraums erkannt und der Raum als ganzheitlicher Bewegungsraum erlebt werden kann.

Es sind durchaus Möglichkeiten vorhanden, die durch Funktionalisierung und Spezialisierung geprägte Stadt zu verändern, sie auf die Übernahme der Funktion als Spiel-, Wohn- und Lebensraum mit hoher Aufenthalts- und Erlebnisqualität vorzubereiten bzw. diese wiederzuentdecken: Die stetige Veränderung des Stadtraumes und der Bevölkerungsstruktur und damit der Gesellschaft bietet die Chance, auch den städtischen Lebensraum zu verändern und einen lebenswerten Raum zu schaffen. Die Stadterneuerung und ihre unterschiedlichen Programme der Städtebauförderung als maßgebende Antworten auf den Veränderungsprozess der Gesellschaft thematisieren den Zusammenhang des gesellschaftlichen Wandels und der Notwendigkeit einer Veränderung des Raums: Durch die bedarfsgerechte Anpassung der Stadtstrukturen soll die Attraktivität der Städte als Wirtschafts- und Wohnstandorte gestärkt werden. Soziale Stadt, Stadtumbau und Stadtsanierung sind also inhaltlich in hohem Maße mit den Zielen der Spielleitplanung kongruent. Im Rahmen der Städtebauförderung sind Spielleitplanungen bereits jetzt unter dem Begriff der „Beteiligung der Betroffenen" förderungsfähig. Dabei kann die Spielleitplanung als Teil der Vorbereitenden Untersuchungen bzw. der Vorbereitung der Sanierung wertvolle Erkenntnisse für nachfolgende Maßnahmenkonzepte liefern.

Die Spielleitplanung erarbeitet sich nach und nach einen Ruf als erprobte Strategie. Sie ist jedoch nicht Heilsbringer für kinder- und jugendfreundliche Städte, sondern lediglich eine Umsetzungsstrategie des Ziels. Auch kann Gesundheitsförderung für junge Menschen in diesem Rahmen nicht ohne geeignete organisatorische und finanzielle Rahmenbedingungen geschaffen werden. Spielleitplanung muss gewollt sein – von der politischen Führung einer Kommune wie von der Verwaltung und der Bürgerschaft. Ist sie das nicht, oder nur halbherzig, frustriert sie – allen voran die beteiligten Kinder und Jugendlichen. Wenn es aber das Ziel ist, für Kinder und Jugendliche angemessene Entwicklungsbedingungen in der Stadt zu schaffen, dann ist die Spielleitplanung ein Weg, den organisatorischen Rahmen hierfür zu gestalten. Es gilt auf diesem Weg weiterzugehen – für gesundheitsfördernde Städte für Kinder und Jugendliche.

Literatur

Blinkert, B. (1993): Aktionsräume von Kindern in der Stadt. Pfaffenweiler.
BMVBS – Bundesministerium für Verkehr, Bau und Stadtentwicklung (2009): Stadt als Wohnort für Familien. Berlin.
Bomba, R. (2010): Vorwort. In: BMVBS - Bundesministerium für Verkehr, Bau und Stadtentwicklung (ed.): Freiräume für Kinder und Jugendliche. Berlin: o.S.

Bös, K., Liebsch, R., Schieb, C., Woll, A. & H. Wachter (2004): Fitness in der Grundschule – Leitfaden Praxis. Wiesbaden.

Busch, K. (1995): Kindgerechte Wohnumwelt – Grundsätze einer an den Bedürfnissen von Kindern orientierten Planung städtischer Wohnquartiere. Oldenburg.

Flade, A. (2009): Spielend leben lernen. In: Kammerer, B. (ed.): Spielen in der Stadt. Nürnberg: 33-54.

Hüttenmoser, M. & D. Degen-Zimmermann (1995): Lebensräume für Kinder. Zürich.

Keutz, J., Fahrwald, J., Wittmann, D. & W. Dickhaut (2001): Zukunft im Quartier – Perspektiven nachhaltiger Stadtentwicklung und die Rolle der Jugend. Wiesbaden.

Kurth, B.-M. & A. Schaffrath Rosario (2007): Die Verbreitung von Übergewicht und Adipositas bei Kindern und Jugendlichen in Deutschland. Ergebnisse des bundesweiten Kinder- und Jugendgesundheitssurveys (KiGGS). Bundesgesundheitsblatt – Gesundheitsforschung – Gesundheitsschutz50 (5/6): 736-743.

Lübking, U. (2014): Sport und Bewegung im öffentlichen Raum. In: Deutscher Städte- und Gemeindebund (ed.): Städte und Gemeinden bringen Bürger in Bewegung – DStGB Dokumentation No. 127. Berlin: 7-9.

Manz K., Schlack, R., Poethko-Müller, C., Mensink, G., Finger, J. & T. Lampert (2014): Körperlich-sportliche Aktivität und Nutzung elektronischer Medien im Kindes- und Jugendalter. Ergebnisse der KiGGS-Studie – Erste Folgebefragung (KiGGS Welle 1). Bundesgesundheitsblatt – Gesundheitsforschung – Gesundheitsschutz 57 (7): 840-848.

MBFJ/MUF (Ministerium für Bildung, Frauen und Jugend Rheinland-Pfalz; Ministerium für Umwelt und Forsten Rheinland-Pfalz) (ed.) (2004): Spielleitplanung – ein Weg zur kinderfreundlichen Gemeinde und Stadt. Mainz.

Moos, M. (2002): Jugendhilfe und Spielleitplanung. Mainz.

Münder, J. (2006): Frankfurter Kommentar zum SGB VIII: Kinder- und Jugendhilfe. 5. Auflage. Weinheim.

Peek, R. (1995): Kindliche Erfahrungsräume zwischen Familie und Öffentlichkeit. Münster.

Podlich, C. & W. Kleine (2000): Medien- und Bewegungsverhalten von Kindern im Widerstreit. Aachen.

Reidl, K., Schemel, H. & B. Blinkert (2005): Naturerfahrungsräume im besiedelten Bereich. Ergebnisse eines interdisziplinären Forschungsprojekts. Nürtingen.

Gesundes Aufwachsen im Quartier – interdisziplinäre Netzwerkarbeit im Spannungsfeld von Jugend- und Gesundheitshilfe

Eike Quilling, Merle Müller

In der Gesundheitsförderung kommt Städten und Gemeinden als möglicher Zugangsweg zu wichtigen Zielgruppen eine zentrale Bedeutung zu (Böhme & Stender 2015). Aufgrund einer sehr heterogenen Trägerlandschaft in den diversen Lebenswelten wie Kindertagesstätten, Schulen, Jugendeinrichtungen und Vereinen handelt es sich bei Kommunen bzw. Quartieren um sehr komplexe und regional sehr unterschiedliche Settings. Gesundheitsförderung in Netzwerken zu organisieren hat sich daher als erfolgversprechendes Modell herausgestellt, das belegen verschiedene Studien (Kolip et al. 2014, Quilling et al. 2013a). Dabei sind die Aspekte der Kommunikation, Partizipation und des Netzwerkmanagements von besonderer Bedeutung. Diese sollen im folgenden Artikel näher betrachtet werden.

In Abhängigkeit des Ziels und der Adressatengruppen kann Gesundheitsförderung im Quartier sehr unterschiedlich gestaltet werden. Dabei steht stets das gemeinsame Ziel der unterschiedlichen Akteure im Mittelpunkt. Um das Ziel des gesunden Aufwachsens in der Kommune zu ermöglichen, sind in quartiersbezogenen Netzwerken meist sehr unterschiedliche Akteure beteiligt, die es zu koordinieren gilt. Die Organisation der Koordination in Netzwerken hat sich dabei als erfolgreich herausgestellt. Der vorliegende Artikel versucht, die besonderen Aspekte der kommunalen Netzwerkarbeit im Quartier anhand zwei unterschiedlicher Praxisbeispiele, die die Deutsche Sporthochschule Köln evaluiert hat, darzustellen. Beide Praxisbeispiele haben gemein, dass sie das gesunde Aufwachsen von Kindern und Jugendlichen in der Kommune fördern wollen.

1 Einleitung

In Deutschland bestehen trotz eines insgesamt hohen Lebensstandards große soziale und gesundheitliche Ungleichheiten. Diverse Studien zeigen den Zusammenhang von sozialem Umfeld und Armut (Lampert & Mielck 2008: 12) bezie-

hungsweise zwischen sozial benachteiligten Lebenslagen und Gesundheit, sogenannte gesundheitliche Ungleichheit (Robert Koch-Institut 2014a: 15). Maron
und Mielck (2014) untersuchten in einer systematischen Literaturrecherche 44
Studien aus Deutschland und dem europäischen Ausland, die sich mit unterschiedlichen Themen aus dem gesundheitlichen Bereich beschäftigten. Dabei
zeigte sich, dass von 184 Einzelergebnissen 112 eine Zunahme des Ausmaßes
der gesundheitlichen Ungleichheit aufwiesen (Maron & Mielck 2014: 137). Diese Tendenz spiegelte sich ebenfalls in den Erhebungen aus Deutschland wider.
Die aktuelle KIGGS-Studie zeigt, dass das

> „[…] Risiko für einen nur mittelmäßigen bis sehr schlechten allgemeinen Gesund-
> heitszustand […] bei Jungen und Mädchen mit niedrigem sozioökonomischen Status
> um das 3,4- bzw. 3,7-fache erhöht [ist] im Vergleich zu Kindern mit hohem sozio-
> ökonomischen Status. Ein niedriger sozioökonomischer Status geht einher mit einer
> geringeren gesundheitsbezogenen Lebensqualität." (Robert Koch-Institut 2014a: 1)

Neben dem individuellen Verhalten, wie zum Beispiel der Ausprägung der Inanspruchnahme von Präventionsangeboten, spielen die äußeren Faktoren eine entscheidende Rolle. Dieses Ungleichgewicht in den Ausgangsbedingungen der Gesundheit soll vermindert werden. Damit die Lebensverhältnisse der Kinder so gestaltet werden können, dass ein gesundes Aufwachsen ermöglicht wird, müssen
die Strukturen dafür gebildet werden. Damit sollen möglichst viele – auch gesundheitliche – Risiken minimiert werden.

> „Erfolgreich sind Maßnahmen zur Verringerung der gesundheitlichen Ungleichheit
> daher vor allem dann, wenn sie auf dem ‚Setting-Ansatz' basieren, die Menschen al-
> so dort abholen, wo sie wohnen, arbeiten, zur Schule gehen oder ihre Freizeit ver-
> bringen." (Lampert & Mielcke 2008: 15)

Der Setting-Ansatz besagt, dass gesundheitsfördernde Maßnahmen in den Lebenswelten ansetzen, in denen Menschen ihren Alltag verbringen wie Kitas,
Schulen oder die Kommune/das Quartier (WHO 1986).

> „Die Bedeutung der Kommunen für Gesundheit ist durch den Setting- oder Lebens-
> weltansatz auch konzeptionell gewachsen. In der Lebenswelt Kommune können
> Bürgerinnen und Bürger zur Stärkung gesundheitsbezogener Kompetenzen und
> Schaffung gesundheitsfördernder Rahmenbedingungen alltagsnah und zielgruppen-
> gerecht erreicht und beteiligt werden. „Kommune" wird dabei als ein umfassendes
> System begriffen, in dem Subsysteme wie Kindertagestätten, Schulen, Quartiere,
> Sportvereine oder Betriebe verankert und organisiert sind." (Böhme & Stender
> 2015: 1)

Das Quartier bietet eine Ebene mit lokalen und translokalen Anteilen (Schnur 2008), auf der diese sozial ungleichen Bedingungen durch zielgerichtete Interventionen angegangen werden können. Dies kann gelingen, indem Prävention und Gesundheitsförderung frühzeitig ansetzen und nachhaltig wirken können (Robert Koch-Institut 2014a: 15). Die Aufgabe der Gesundheitsförderung im Quartier betrifft dabei nicht ausschließlich das Gesundheitswesen, sondern muss als eine interdisziplinäre und intersektorale Herausforderung angesehen werden. Um diese Herausforderung zu bewältigen, ist die Verknüpfung lokaler Akteure in Netzwerken sinnvoll. Hierbei schließen sich mehrere Partner und Akteure zusammen, um ein gemeinsames Ziel besser erreichen zu können. Wenn gesundheitsfördernde Interventionen beispielsweise im Setting Kita oder Schule umgesetzt werden sollen, sind in der Regel verschiedene Inhalte relevant, wie z.B. Bewegungsförderung, gesunde Ernährung und Stressregulation. Darüber hinaus müssen verschiedene Zuständigkeiten und die unterschiedlichen Trägerschaft von Einrichtungen durch die Kommune, die Aufsichtsbehörde auf Landesebene etc. berücksichtigt werden. Diese unterschiedlichen fachlichen Disziplinen und Zuständigkeiten müssen zusammengebracht und koordiniert werden. Daher wird immer öfter der Zusammenschluss von Akteur/-innen unterschiedlicher Professionen und Institutionen in einem Netzwerk angestrebt, um das gemeinsame Ziel gesundheitsförderlicher Lebenswelten in einem kooperativen Prozess umzusetzen.

Im Folgenden werden zwei Projekte vorgestellt, die Netzwerke im Quartierskontext auf unterschiedlichen Handlungsebenen umgesetzt haben. Zum einen wird dazu das sozialräumliche Projekt „Netzwerk Porz-Finkenberg" und zum anderen das Netzwerk „Frühe Hilfen" einer deutschen Großstadt vorgestellt. Die Deutsche Sporthochschule Köln hat beide Projekte wissenschaftlich begleitet und evaluiert.

2   Netzwerk Porz-Finkenberg

Das Netzwerk Porz-Finkenberg war ein zeitlich befristetes Projekt, mit dem Ziel, die ansässigen Akteure unterschiedlicher Lebenswelten im Quartier stärker zu verknüpfen und interdisziplinäre Zusammenarbeit zu fördern, um Kindern und Jugendlichen vor Ort ein gesundes Aufwachsen zu ermöglichen. Das Netzwerk Porz-Finkenberg wurde als sozialräumlich angelegtes Netzwerk gegründet. Hierbei stand auf engem Raum die konkrete Zusammenarbeit eines Familienzentrums, einer Grundschule mit dem Jugendhilfeträger und dem Jugendamt im Fokus.

Das übergeordnete Ziel des Netzwerks Porz-Finkenberg bestand darin, Kindern den Übergang vom Elementar- zum Primarbereich zu erleichtern, da die Übergangsphase für viele Kinder mit Unsicherheiten und Ängsten und dies häufig mit sozial auffälligem Verhalten verknüpft ist. Darüber hinaus sollten gesundheitsförderliche Angebote eines vorangegangenen Stadtteilprojektes weitergeführt werden. Dazu sollten die vorhandenen Strukturen vor Ort stärker verknüpft und durch bewegungs- und individualpädagogische Angebote eine Steigerung der individuellen und emotionalen Gesundheit erreicht werden.

Im Mittelpunkt des Projektes standen pädagogisch gestützte Bewegungsangebote zur individuellen Förderung der Kinder. Zusätzlich sollte das Projekt den Kindern feste Bezugspersonen und ein verlässliches soziales Netzwerk bieten. Die vernetzten Kooperationspartner des Projektes Netzwerk Porz-Finkenberg waren:

- eine Kindertagesstätte/Familienzentrum,
- eine Gemeinschaftsgrundschule,
- eine Offene Ganztagsschule,
- die Sozialraumkoordination,
- das Bezirksjugendamt,
- und weitere Gremien des Sozialraums und Bündnispartner aus anderen Institutionen der Jugendhilfe (Jugendzentrum, Kirchengemeinde) sowie
- der Jugendhilfeträger RheinFlanke gGmbH (Projektnehmer des Projektes).

Im Rahmen des Projektes übernahm der Jugendhilfeträger RheinFlanke gGmbH die bislang unübliche Aufgabe eines Netzwerkknotens mit Koordinations- und Moderationsfunktion zwischen den verschiedenen beteiligten Settings. Die Interventionen wurden in einer Kindertagesstätte (Familienzentrum), der angrenzenden Gemeinschaftsgrundschule und der benachbarten Offenen Ganztagsschule durchgeführt und richteten sich nach den Bedürfnissen und Interessen, den Fähigkeiten und Fertigkeiten sowie den besonderen Entwicklungsbedarfen der Kinder. Mit gemeinsamen Veranstaltungen beider Bildungseinrichtungen sollten diese stärker verbunden und Hemmschwellen abgebaut werden. Auf diese Weise sollten die Kinder langsam an das neue Setting herangeführt und mit diesem vertraut gemacht werden.

Der Vernetzungsprozess sollte durch den regelmäßigen moderierten Dialog, die Beteiligung der Kooperationspartner und deren regelmäßigen Austausch sichergestellt werden. Zu diesem Zweck wurden entsprechende Arbeitsgruppen eingerichtet.

2.1 Methodik

Das methodische Vorgehen des Modellprojektes erfolgte auf zwei Ebenen. Die erste Handlungsebene fokussierte die strukturelle Vernetzung der Partner untereinander. Auf einer zweiten Handlungsebene wurden Bewegungsinterventionen in den genannten Settings umgesetzt. Entsprechend wurde auch die begleitende Evaluation auf diesen unterschiedlichen Ebenen durchgeführt.

Die Befragung und Beobachtung sind bei der Netzwerkanalyse die am häufigsten eingesetzten Methoden (Diekmann et al. 1997: 371 ff.). In der Analyse des Netzwerkes Porz-Finkenberg wurden deshalb sowohl eine Befragung mittels leitfragengestützter Interviews mit den Akteuren zu ihrem Handeln und den beobachteten Wirkungen im Netzwerk als auch eine Beobachtung der Akteure in einem Workshop der Steuerungsgruppe durchgeführt. Befragt wurden Personen aus verschiedenen Lebenswelten, differierenden Hierarchien und mit unterschiedlichen Beteiligungsintensitäten. Es wurden Personen in leitenden Funktionen der einzelnen Institutionen, die Sozialraumkoordination, Lehrkräfte, Erzieher/-innen und der Projektträger interviewt. Ebenfalls interviewt wurden Personen, die die Interventionen konkret vor Ort durchführten.

Die Interviews wurden mit dem Einverständnis der Befragten aufgezeichnet, anschließend transkribiert und anonymisiert ausgewertet. Die Beantwortungen der einzelnen Fragen wurden als Makrotexte analysiert und inhaltsanalytisch ausgewertet (Früh 1992: 63). Die strukturierte und zusammenfassende Inhaltsanalyse ermöglichte die Reduzierung der Informationen und die Fokussierung auf signifikante Aussagen. Für die Auswertung wurden nach Mayring (2010) Kategorien gebildet, mit deren Hilfe die qualitativen Daten eingeordnet und vergleichbar gemacht wurden. Das Kategoriensystem entstand dabei induktiv. So wurde ein impliziertes Kategoriensystem entwickelt, welches zentrale Angaben der Befragten komprimiert wiedergab. In die Kategorien wurden paraphrasierte Aussagen aufgenommen, damit der Zusammenhang nachvollziehbar blieb. Die Methode wurde gewählt, um die einzelnen Faktoren der Netzwerkarbeit und gleichfalls die Beziehungsstrukturen und Zusammenhänge der Netzwerkmitglieder aufzuzeigen. Die Verwendung der unterschiedlichen Methoden und Erhebungssituationen diente dabei einer möglichst tiefgehenden Analyse der Netzwerkstrukturen, Zielsetzungen des Netzwerkes und der Netzwerkarbeit.

Der Workshop wurde mit derselben Personengruppe durchgeführt, allerdings waren hier zusätzlich die Fachberaterin für die Offenen Ganztagsschulen im Primarbereich und Inklusion in der Jugendhilfe vom Landschaftsverband Rheinland (LVR) und die stellvertretende Leiterin des Familienzentrums anwesend. Abschließend wurden die Ergebnisse des Workshops und der geführten Interviews gegenübergestellt und ausgewertet.

2.2 Ergebnisse

In der Planungsphase des Netzwerkes Porz-Finkenberg wurde eine Steuerungs-gruppe eingerichtet, die aus Vertreter/-innen der verschiedenen Institutionen bestand und teilweise die Ausrichtung des Netzwerkes definierte. In den Interviews wurde beschrieben, dass das Netzwerk Porz-Finkenberg sich in die bestehenden Strukturen im Quartier integriert hat und keine Doppelstrukturen aufgebaut wurden. Die Rolle der Netzwerkkoordination wurde auf der übergeordneten, strukturellen Ebene dem Projektnehmer, der RheinFlanke gGmbH, und auf der Institutionen- bzw. Stadtteil-Ebene dem Sozialraumkoordinator zugesprochen. Die Informationen über die Arbeit im Netzwerk sowie im Stadtteil erfolgte durch den Sozialraumkoordinator u.a. in Form eines regelmäßig erscheinenden Newsletters, der den Beteiligten per E-Mail zugeschickt wurde (Interview B).

Auf der Handlungsebene waren die durchführenden Mitarbeiter des Trägers in den beteiligten Settings für die noch kleineren Netzwerkknoten in den Institutionen vor Ort verantwortlich. Auf dieser Ebene wurde von einer Informationsweitergabe auf dem „kurzen Dienstweg" gesprochen. Der sehr persönliche und direkte Kontakt von den Mitarbeitenden des Trägers zu den Mitarbeitenden in den einzelnen Settings wurde dabei als wichtig und unterstützend eingestuft, so das Ergebnis des Workshops im April 2013. Einschränkend gaben die Beteiligten an, dass diese „kurzen Dienstwege" auch vorher – ohne Unterstützung von außen – bereits genutzt wurden, nur weniger häufig und unsystematisch. Durch die Arbeit des Jugendhilfeträgers sind diese Kommunikationswege jedoch regelmäßiger und gezielter genutzt worden als zuvor.

In dem Netzwerk Porz-Finkenberg standen die strukturellen Ziele, wie die Initiierung gemeinschaftlichen Handelns und die Etablierung gemeinsamer Kommunikationsstrukturen unterschiedlicher Einrichtungen, neben den konkreten Interventionszielen zur unmittelbaren individuellen Förderung der Kinder. Aufgrund der zeitlichen Rahmenbedingungen wurde im Netzwerk Porz-Finkenberg wenig Zeit in eine gemeinsame detaillierte Zielfindung investiert, was sich in der Evaluation in divergierenden Zielvorstellen einzelner Netzwerkpartner widerspiegelte. Mehrheitlich fühlten sich die Projektmitglieder gut in die Prozesse der Planung und Zielfindung des Netzwerkprojektes integriert. Übergeordnet bestand bei allen Projektpartnern die Absicht, die Kinder aus den beteiligten Einrichtungen bestmöglich zu fördern. Um die Kinder besser integrieren zu können, wurde über die Vernetzung der Institutionen hinaus versucht, das Netzwerk nachhaltig im Quartier zu verankern. Dazu wurden verschiedene Aktivitäten und Veranstaltungen, wie z.B. ein institutionsübergreifender Sankt-Martins-Umzug oder ein gemeinsames Stadtteilfest, kooperativ geplant und umgesetzt, mit dem Ziel, die Stadtteilentwicklung durch die Netzwerkarbeit zu unterstützen.

Der persönliche Austausch innerhalb des Netzwerkes wurde von der Mehrheit als wichtig, von Einzelnen sogar als sehr wichtig bezeichnet. Alle Netzwerkmitglieder bestätigten ausnahmslos, dass sich die Art des Informationsaustausches innerhalb des Netzwerkes bewährt habe.

Die Häufigkeit der Netzwerktreffen wurde bei zwei Enthaltungen als gut eingestuft. Aufgrund der Häufigkeit der Treffen bestehe ein reger informeller Austausch.

> „Und wie gesagt man trifft sich, mit den kurzen Wegen und durch Koordination, also stetig, immer wieder." (INTERVIEW E)

Die Zusammenarbeit zeige teilweise neue Möglichkeiten auf und wirke motivierend. Nach eigenen Angaben wurde im Laufe des Projektes in gesteigertem Maße kommuniziert und die Qualität der Verständigung verbesserte sich.

> „Diese Zusammenarbeit, wie hier in Finkenberg, gibt es mit Sicherheit nicht überall." (INTERVIEW G)
>
> „Jeder bringt sich mit seinen Kompetenzen in den Sozialraum ein und [...] ich finde das schon wirklich toll, wie die unterschiedlichen Organisationen zusammenarbeiten." (INTERVIEW G)
>
> „[Es sind] [...] alles gleichberechtigte Partner, die wir unsere Ideen und Vorstellungen mit einbringen." (INTERVIEW B)

Die in die Durchführung eingebundenen Mitarbeiter/-innen stünden in einem guten, meist informellen Austausch untereinander. Zwei Drittel aller Projektmitglieder gaben an, dass die Zusammenarbeit mit den anderen Partnern gut verlief, die restlichen befanden diese sogar als sehr gut.

Die Förderung der Kinder wurde in Form von Bewegungsangeboten umgesetzt, welche in der Kindertagesstätte, in der Gemeinschaftsgrundschule und in der Offenen Ganztagsschule stattfanden. Die Durchführung der Bewegungsangebote in den Institutionen verlief nach Angaben der Beteiligten sehr gut. Die Mitarbeiter/-innen, die im direkten Kontakt zu den Kindern standen, konnten positive Entwicklungen bei den Kindern vor allem in den Bereichen der motorischen Entwicklung und der sozialen Kompetenzen feststellen. Außerdem seien die Kinder untereinander stärker in Kontakt gekommen, was ihnen die Übergänge zwischen Kindertagesstätte und Gemeinschaftsgrundschule erleichtere (Quilling & Müller 2013: 12).

Es lässt sich feststellen, dass durch die Bewegungsangebote einige der gesetzten Ziele, wie die Steigerung der sozialen Kompetenzen bei den Kindern und die Verbesserung der motorischen Fähigkeiten, erfolgreich umgesetzt werden konnten. In Bezug auf die Vernetzung konnte gezeigt werden, dass die Kommunikation und Beteiligung der kooperierenden Akteure sehr gut funktioniert hat und die einzelnen Partner die Moderation durch den Jugendhilfeträger als hilfreich einstuften.

3   Netzwerk Frühe Hilfen

Das zweite Beispiel rückt stärker einen übergeordneten strukturellen Netzwerkprozess in den Mittelpunkt der Betrachtung. Dazu wurden die Netzwerke Frühe Hilfen (NFH) in mehreren Stadtbezirken einer deutschen Großstadt untersucht. Das NFH ist ein deutlich größerer Zusammenschluss von Akteuren aus Jugend- und Gesundheitshilfe auf übergeordneter Ebene mit dem gemeinsamen Ziel, ein chancengerechtes gesundes Aufwachsen von Kindern zwischen 0 und 3 Jahren zu ermöglichen. Mit einem quartiersbezogenen Ansatz sollen dabei strukturelle Voraussetzungen für eine Zusammenarbeit von Akteuren unterschiedlicher Profession entstehen. Die NFH sind eine vom Bundesregierung aus initiierte Maßnahme, die helfen soll, Strukturen der Gesundheitsförderung und Prävention für Kleinstkinder deutschlandweit systematisch aufzubauen. Im Fokus steht dabei die intersektorale Zusammenarbeit in Form von Netzwerken auf sozialräumlicher Ebene. 2012 wurden dazu bundesweit die NFH eingeführt und gesetzlich verankert, die den Entschluss bekräftigten, gezielt primärpräventiv das gesunde Aufwachsen von 0 bis 3-jährigen Kindern zu fördern.

In den untersuchten Bezirken besteht das Ziel, sämtliche Akteure des Quartiers, die mit den Adressaten in Kontakt stehen, zusammenzubringen und gemeinsame Handlungsstrategien zu entwickeln. Dazu werden Akteure aus der Jugend- und Gesundheitshilfe sowie weitere Institutionen und Träger zur aktiven Teilnahme eingeladen. Die NFH haben unter anderem das Ziel, die bestehenden präventiven und unterstützenden Angebote im Stadtbezirk untereinander besser zu vernetzen, Doppelstrukturen zu vermeiden und Versorgungslücken zu detektieren, um die Zugangswege zu verbessern, jungen Familien passgenaue Hilfen anzubieten und die Entwicklungschancen der Kinder zu fördern. Die meisten der Angebote sind dabei sozialraumbezogen. Der Gedanke besteht darin, dass insbesondere im Quartier eine „[…] funktionierende Kooperationen und Vernetzung wesentlich für funktionierenden Kinderschutz" (Ziegenhain et al. 2010: 39) ist.

3.1 Methodik

Die Strukturen, die sich durch die lokalen Netzwerkgründungen mit Beginn 2012 formten, entwickeln sich in den einzelnen bezirklich strukturierten Netzwerken unterschiedlich schnell. Die systematische Analyse dieser Netzwerkstrukturen scheint besonders interessant, da sie die Abbildung der Prozesse der multiprofessionellen Zusammenarbeit in unterschiedlichen NFH ermöglicht. Das zweijährig angelegte Studiendesign soll die Netzwerkstrukturen komparativ abbilden, wodurch die Entwicklungen im zeitlichen Verlauf nachvollzogen werden können. Die Daten werden mittels eines Fragebogens erhoben und anschließend statistisch ausgewertet. In dem regionalen Untersuchungsdesign wird der Erhebungsraum durch die bezirkliche Rahmenstruktur vorgegeben. Die Untersuchungsmethode ist an die Netzwerkanalyse angelehnt, sollte aber mehr als die relationalen Daten der einzelnen Akteure untereinander abbilden (Rehrl & Gruber 2007: 244 ff.). Ziel der Studie ist es, das Netzwerkmanagement und die Kommunikationsstrukturen zu erheben. Auch die individuellen Vorstellungen, Ziele und Motivationen der Akteure für die Zusammenarbeit miteinander und ihre Beteiligungsstruktur im Netzwerk werden evaluiert. Die Netzwerkbeziehungen lassen sich nur bedingt von außen erheben, weshalb, wie bereits im ersten Beispiel, eine Befragung der aktiv im Netzwerk beteiligten Personen durchgeführt wird. Zu vier Zeitpunkten werden die Daten bei den Netzwerkmitgliedern erhoben. Aufgrund der parallelen Befragung mehrerer NFH, wurde eine standardisierte, schriftliche Befragungsform als Datenquelle gewählt. Diese liefert quantitative Daten, die mit qualitativen Elementen komplementiert wurden. Um eine höhere Akzeptanz bei den Netzwerkmitgliedern zu erreichen, wurde der Fragebogen unter Beteiligung der kommunalen Koordinierungsstelle sowie der Lenkungsgruppe innerhalb des Stadtbezirkes partizipativ entwickelt (Quilling et al., 2013b: 138). Dabei wurde darauf geachtet, unterschiedliche Netzwerkmerkmale und -indikatoren zu betrachten. Im Rahmen der Netzwerkevaluation wurden die von Quilling et al. (2013b) formulierten (Qualitäts-)Dimensionen beachtet: die Planungs-, Konzept-, Struktur-, Prozess-, Kommunikations-, Partizipations- und Ergebnis- bzw. Nachhaltigkeitsqualität (mod. n. Quilling et al. 2013b: 27). Im Herbst 2014 wurde die erste (t0) der geplanten Befragungen durchgeführt. Die zweite Erhebung (t1) fand im Frühjahr 2015 statt. Die weiteren Erhebungszeitpunkte sind in der folgenden vorläufigen Ergebnisdarstellung noch nicht einbezogen.

Im Aufbau des Fragebogens werden zunächst die persönlichen und institutionellen Voraussetzungen der Netzwerkbeteiligung erfasst. Es folgt die Abfrage nach dem eigenen Verständnis der multiprofessionellen Zusammenarbeit, der Motivation und der Ziele, die durch die Netzwerkarbeit verfolgt werden. Die Netzwerkakteure sollen ihre Einschätzung über das Gelingen der Zusammenarbeit, über Kommunikationsstrukturen und -formen darlegen sowie die Auswirkungen auf ihre alltägliche Berufspraxis und den Nutzen der Netzwerkarbeit für die Zielgruppe im Quartier – in Bezug auf die Förderung des Kindeswohl – wiedergeben. Dabei wurden Skalenbewertungen, Auswahlantworten, halboffene und offene Fragen kombiniert, um ein umfassendes Abbild der Netzwerkarbeitsstruktur zu erhalten.

Die schriftliche Befragung wurde als Online-Umfrage angeboten sowie über E-Mail zum Ausdrucken verschickt, mit der Möglichkeit, den identisch aufgebauten Fragebogen in Papierform auszufüllen. Die Teilnahme sowie sämtliche Angaben waren dabei freiwillig. Pflichtangaben waren in der onlinegestützten Version ausschließlich die Kennziffer und die Zugehörigkeit zum Netzwerk. Diese Daten wurden benötigt, um den Fragebogen auswertbar zu gestalten. Die kommunale Koordinierungsstelle der NFH übernahm die Verteilung der Fragebögen, da die Mitgliedschafts- und Kontaktdaten nur an dieser Stelle vorlagen.

Die Analyse der Daten wird mittels SPSS PASW Statistics™23 durchgeführt. Die Auswertung der offen gestellten Fragen wurde quantitativ-inhaltsanalytisch durch eine Kategorisierung der Antworten vorgenommen. Das Kategoriensystem wurde zunächst deduktiv entwickelt und im Zuge der Auswertung induktiv ergänzt, um das breite Spektrum der Antworten abzubilden. Die Zuordnung der Textteile in die Kategorien wurde von mehreren Personen unabhängig voneinander vollzogen, um die Objektivität zu gewährleisten.

Exemplarisch werden folgend vorläufige Ergebnisse der ersten zwei Befragungszeitpunkte der neun NFH der begleiteten Kommune dargestellt.

3.2 Ergebnisse

Die Erhebung fand parallel mit denselben Erhebungsinstrumenten in allen neun bezirklichen NFH statt (t0 (n=54), t1 (n=69)). Die Auswertung erfolgte rein deskriptiv. Bei der ersten Befragung wurden zeitgleich in den neun Netzwerken insgesamt 420 Personen angeschrieben, bei der zweiten Befragung 388 Personen. Dabei muss angemerkt werden, dass hierbei Adressdoppelungen vorlagen, da die Personen teilweise in mehreren der Netzwerke beteiligt waren. Zudem bestanden für gleiche Personen beziehungsweise deren Institutionen unterschiedliche Kontaktadressen, die nicht herausgerechnet werden konnten.

Zum ersten Erhebungszeitpunkt (t0) wurden insgesamt 62 Bögen, zum zweiten Erhebungszeitpunkt (t1) insgesamt 75 Bögen als Rücklauf erfasst (Müller & Quilling 2015: 2). Dabei wurde eine Überschneidung bei der Teilnahme an beiden Erhebungszeitpunkten von 12 Personen festgestellt. Da die Angaben alle auf Freiwilligkeit beruhten, machten nicht alle Teilnehmenden zu jeder Frage Angaben. Hierdurch variierte die Anzahl der Teilnehmenden (N) bei den einzelnen Fragen.

Der größte Anteil der Teilnehmenden bestand aus weiblichen Führungskräften und Arbeitnehmerinnen der Kinder- und Jugendhilfe (Müller & Quilling

2015: 3). Insgesamt wurden vermehrt Personen erreicht, die sich bereits aktiv in die Gestaltung der Netzwerke einbrachten.

Die konkreten Ziele in der Netzwerkarbeit variierten in einem höheren Ausmaß (offene Fragestellung). Bei der Kategorienbildung wurde zwischen quantitativen und qualitativen Ausprägungen in Bezug auf die Vernetzung und die Unterstützungsangebote unterschieden. Zu t0 (N=40) lag der Schwerpunkt der Angaben auf der verbesserten Vernetzung untereinander (22,1 %) sowie im Kennenlernen der Strukturen vor Ort (20,8 %), während zum zweiten Erhebungszeitpunkt t1 (N=54) die vermehrte Vernetzung (24,1 %) im Vordergrund stand (Müller & Quilling 2015: 4).

Die anderen Antworten der Netzwerkmitglieder beschrieben die Verbesserung der Angebote vor Ort (t0: 15,6 %; t1: 15,7 %) sowie Einzelnennungen zur Akquise neuer Mitglieder, einem gemeinsamen Auftreten als Netzwerk u.ä. (Müller & Quilling 2015: 4). Bei dieser Fragestellung war die Antwortmöglichkeit offen gestaltet, wodurch Mehrfachnennungen vorkamen (im Schnitt bei t0: 1,9 Antworten/N; bei t1: 1,6 Antworten/N).

Zielfindung – In den Prozess der Zielfindung innerhalb der Netzwerke fühlten sich die Mitglieder zu beiden Befragungszeitpunkten größtenteils „*gut*" eingebunden (t0: 55 % bei N=45; t1: 74 % bei N=62) (Müller & Quilling 2015: 6). Die Abfrage erfolgte dabei über eine Einschätzung auf einer 4er-Skala von „sehr gut" bis „sehr schlecht".

Netzwerkkoordination – Auf die Frage, was die Netzwerkmitglieder als Aufgabe ihrer Netzwerkkoordination definierten, sprachen sich bei der ersten Befragung mit 61 % (N=36), bei der zweiten Befragung mit 41 % (N=52) die meisten Personen für „*Organisationsaufgaben*" aus (Müller & Quilling 2015: 9). Bei dieser Fragestellung waren die Antwortmöglichkeiten nicht vorgegeben, weshalb Mehrfachnennungen vorkamen (im Schnitt bei t0: 1,9 Antworten/N; bei t1: 2,1 Antworten/N). In der ersten Erhebung verteilten sich die weiteren Antworten relativ gleichmäßig auf weitere Aspekte wie die *Moderation* (12 %), die *Prozesskontinuität* (12 %), die Bedarfsanalyse (6 %), die Öffentlichkeitsarbeit (1 %), die Regelung von finanziellen Angelegenheiten (7 %) sowie sonstige Nennungen (1 %) (Müller & Quilling 2015: 9). In der zweiten Erhebung hoben sich die Aspekte der Bedarfsanalyse (23 %), der Prozesskontinuität (11 %) und der Öffentlichkeitsarbeit (11 %) etwas von den weiten Nennungen (Moderation mit 5 %, Regelung der Finanzen mit 4 % und sonstige mit 5 %) ab (Müller & Quilling 2015: 9).

Zusammenarbeit – Auf der Ebene der Zusammenarbeit bezeichneten die Netzwerkmitglieder ihre Zusammenarbeit im *Allgemeinen als sehr positiv*. Die Einschätzung über die allgemeine Zusammenarbeit wurde bei t0 (N=39) von

87 %, bei der zweiten Erhebung von 73 % als „gut" bezeichnet (Müller & Quilling 2015: 12).

Erfolgsfaktoren – Um erfolgreich miteinander zu arbeiten, stellten die Netzwerkmitglieder Erfolgsfaktoren ihrer Netzwerkarbeit heraus. Diese sind in der folgenden Grafik in den Zahlen der absoluten Nennungen wiedergegeben.

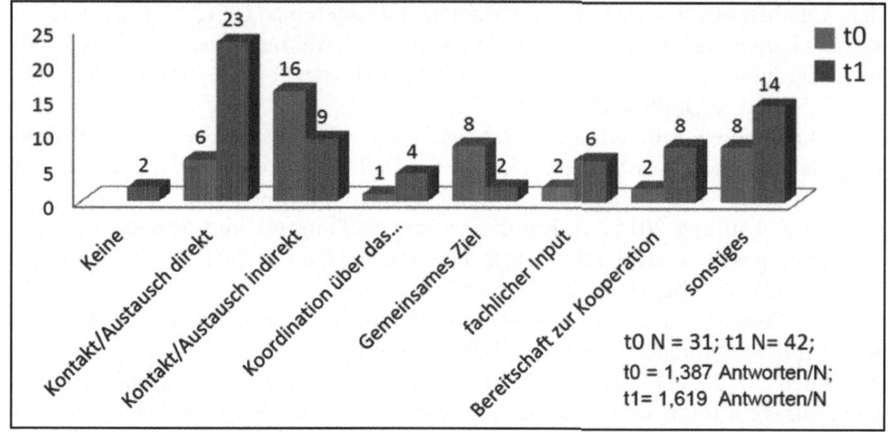

Abbildung 1:   Einzelnennungen der Erfolgsfaktoren der Netzwerkarbeit (Müller & Quilling 2015: 13)

Erreichung der Zielgruppe – Die Netzwerkarbeit an sich bildet eine wichtige Grundlage, um sich dem gemeinsamen Ziel der Förderung des Kindeswohls im eigenen Bezirk, beziehungsweise den Kindern ein gesundes Aufwachsen zu ermöglichen, zu widmen. Die Netzwerkmitglieder beantworteten die Frage, ob sie den Eindruck hätten, dass die Zielgruppe durch ihre Arbeit im Netzwerk erreicht würde, vorwiegend mit *„ja"*. So erklärten *64 %* (t0 N=39), beziehungsweise *60 %* (t1 N=48) dass sie dies positiv einschätzen würden, lediglich 10 % (bei t0) und 11 % (bei t1) hatten den Eindruck, dass die Zielgruppe durch ihre Arbeit nicht erreicht würde. Die restlichen Prozente vielen auf „keine Angabe" (t0 mit 26 %, t1 mit 29 %) (Müller & Quilling 2015: 15).

4   Diskussion der beiden sozialräumlichen Netzwerk-Beispiele

Bei der Betrachtung der Ergebnisse der beiden unterschiedlichen Netzwerkevaluationen wird deutlich, dass, obwohl die Netzwerke im Detail unterschiedliche

Ziele und divergierende Strukturen hatten, diese quartiersbezogenen Netzwerke ähnliche Ergebnisse zeigen.

Die Evaluation des Netzwerkes Porz-Finkenberg zeigt, dass es die Netzwerkpartner über die Zeit der gemeinsamen Arbeit geschafft haben, die ausgewählten Institutionen besser zu vernetzen. Es wird deutlich, dass sich die Partner gegenseitig als kompetent und gleichberechtigt wahrnahmen, was sich motivierend auf die Zusammenarbeit auswirkte. Die Kommunikation der Akteure untereinander nahm im Verlauf der gemeinsamen Arbeit zu und wurde intensiviert, was den Partnern neue Handlungsmöglichkeiten eröffnete. Durch die gemeinsamen Aktionen in den Teilsettings konnten nach Aussagen der Erzieher/-innen, der Lehrkräfte, Sozialpädagog/-inn/-en und der Übungsleiter/-innen Erfolge bei der Zielgruppe erreicht werden. Sie berichteten von einer Verbesserung im Übergang vom Elementar- zum Primarbereich sowie im Bereich der Bewegungs- und Gesundheitsförderung. Die Kinder konnten eine bessere Bindung zu den Bezugspersonen aufbauen und profitierten im Bereich ihrer sozialen Kompetenzen.

Ausschlaggebende Erfolgsfaktoren bei der Zusammenarbeit in dem Netzwerk(-projekt) waren die Partizipation und die Kommunikation. Vergleicht man die Art der Kommunikation zu Beginn und zum Ende der Netzwerkarbeit, so lässt sich feststellen, dass diese von den Partnern als gut und zunehmend effektiv und vertrauensvoll bezeichnet wird. Sie fühlen sich in die Prozesse gut eingebunden und informiert. Das interdisziplinäre Netzwerk, das im Quartier verankert war und die unterschiedlichen Teilsettings integriert hat, führte zu einem intensiveren Dialog und konnte die Kinder und Jugendlichen in ihren Ressourcen stärken, da man den komplexen Herausforderungen multiprofessionell begegnen konnte.

Zu den NFH soll zunächst angemerkt werden, dass größtenteils unterschiedliche Personen an den beiden Befragungen teilnahmen. Dies könnte darauf zurückzuführen sein, dass sich innerhalb der Institutionen die Zuständigkeit für die Teilnahme an der Netzwerkarbeit geändert haben. Bei der Beteiligung der Netzwerkbefragung fällt auf, dass die Beantwortung hauptsächlich von Personen vorgenommen wurde, die bereits aktiv im Netzwerk – in Form der Teilnahme an der Steuerungsgruppe oder an Netzwerktreffen – involviert waren.

Bei der Auswertung der Fragebögen fiel bei den ersten beiden Erhebungen auf, dass der Fokus zunächst auf der Verbesserung und der vermehrten Vernetzung sowie dem Kennenlernen der Strukturen vor Ort lag.

Kennenlernen von Strukturen und Akteuren – Das Kennenlernen vorhandener Strukturen und Akteure vor Ort konnte auch in dem anderen Netzwerkprojekt vorangetrieben werden. Sowohl für die befragten Teilnehmer des Netzwerkes Porz-Finkenberg als auch für die des NFH war dies ein zentraler Aspekt der Bildung ihres Netzwerkes.

Beteiligung bei der Zielfindung des Netzwerkes – Hierbei fühlten sich Mitglieder des NFH im Durchschnitt gut einbezogen. Auch die partizipative Beteiligung an solchen Prozessen beschrieben die Mitglieder des Netzwerkprojektes Porz-Finkenberg als wesentlich.

Kommunikation und Austausch – Den direkten und indirekten Austausch untereinander benannten die Mitglieder des NFH als einen Erfolgsfaktor für ihre Netzwerkarbeit. Der Faktor einer gelingenden Kommunikation für die professionelle und effektive Netzwerkarbeit wurde demnach von den Netzwerkmitgliedern selbstständig benannt. Dieser wurde ebenfalls als zentraler Aspekt von den Befragten des Netzwerkes Porz-Finkenberg benannt.

Nutzen für die Zielgruppe – Wesentlich ist jedoch, ob die Netzwerkmitglieder in ihrer Arbeit einen Nutzen für die Zielgruppe sahen. Den positiven Effekt ihrer Zusammenarbeit als funktionierendes Netzwerk im Quartier, das ein gemeinsames Ziel verfolgte, sahen die Netzwerkmitglieder in beiden Evaluationen. Generell bewies sich die Arbeit in den Netzwerken als zielführend und wirkungsvoll.

Um die Gesundheitsförderung und Prävention in Kommune und Quartier voranzutreiben, ist es wichtig, dass die Akteure vor Ort einander kennen, eine Übersicht über die Strukturen und Angebote in Kommune und Quartier haben, aktiv in die gemeinsame Arbeit einbezogen werden und zielgerichtet zusammenarbeiten – das dies gelingen konnte, ließ sich in beiden sozialräumlichen Netzwerken feststellen. Erst mit der systematischen und professionellen Nutzung solcher Strukturen und resultierender Synergieeffekte können Kindern, Jugendlichen und Familien passgenaue Unterstützungsangebote gemacht werden. Die dargestellten Netzwerkevaluationen zeigen, dass sozialräumlich verankerte Netzwerke dafür ein passender Weg sein können.

Literatur

Böhme, C. & K.-P. Stender (2015): Gesundheitsförderung und Gesunde / Soziale Stadt / Kommunalpolitische Perspektive. Verfügbar unter: http://www.bzga.de/leitbegriffe/?uid=d488e4b99d79ea9a91d6f-f219061a87d&id=sysverz_liste_5&idx=123, Stand: 20.01.2016.

Bundesministerium für Familie, Senioren, Frauen und Jugend (2014): Übereinkommen über die Rechte des Kindes. VN-Kinderrechtskonvention im Wortlaut mit Materialien. 5. Aufl. Niestetal.

Deutsche Liga für das Kind in Familie und Gesellschaft (ed.) (2012): frühe Kindheit. die ersten sechs Jahre. Sonderausgabe. Frühe Hilfen. Ein gesundes Aufwachsen ermöglichen. Berlin.

Diekmann, A., Schnell, R., Hill, P. B., Esser, E. & P. Atteslander (1997): Methoden der empirischen Sozialforschung. Hamburg.

Dierks, M.-L., Walter, U., Windel, I. & F. W. Schwartz (2001): Empfehlungen für die Zukunft. Zusammenfassender Leitfaden für die Umsetzung eines Qualitätsmanagements in Gesundheitsförderung und Prävention. In: BZgA (ed.): Qualitätsmanagement in Gesundheitsförderung und Prävention. Grundsätze, Methoden und Anforderungen. Band 15. Köln: 315-320.

Früh, W. (1992): Analyse sprachlicher Daten: zur konvergenten Entwicklung „quantitativer" und „qualitativer" Methoden. In: Hoffmeyer-Zlotnik, J. H. P. (ed.): Analyse verbaler Daten: über den Umgang mit qualitativen Daten. Opladen: 59-89

Gesellschaft für Versicherungswissenschaft und -gestaltung e.V. (GVG) (2015): Gesundheitsziele. Verfügbar unter: http://www.gesundheitsziele.de, Stand 31.10.2015.

Goldapp, C., Quilling, E., Chumi, I., Gosch, F., Hermann, A., Lütkemeier, L., Müller, M., Ordelmans, E. & E. Rühl (2013): Sekundäranalyse der im Rahmen des Nationalen Aktionsplans IN FORM seitens des BMG geförderten Projekte (unveröffentlichter Abschlussbericht). Köln.

Groß, D. (2006): Netzwerkarbeit als Methode für die Zusammenarbeit von Jugendhilfe und Schule. Saarbrücken. Verfügbar unter: http://www.imagiro.net/cgi- bin/fileser ver.pl?fileid=45a60ca0653d9&filename=Netzwerkarbeit_JuHi_Schule_Internet.pdf, Stand 09.04.2014.

Groß, D., Holz, G. & J. Boeckh (2005): Qualitätsentwicklung für lokale Netzwerkarbeit: Ein Evaluationskonzept und Analyseraster zur Netzwerkentwicklung. Frankfurt a. M.

Hollstein, B. & F. Straus (2006): Qualitative Netzwerkanalyse. Konzepte, Methoden, Anwendungen. Wiesbaden.

Hurrelmann, K. (2006): Handbuch Gesundheitswissenschaften. 4. vollst. überarb. Aufl. Weinheim, München.

Jansen, D. (1999): Perspektiven der Analyse sozialer Netzwerke. In: Jansen, D.: Einführung in die Netzwerkanalyse. Wiesbaden, Opladen: 257-261.

Kolip, P. et al. (2014): Nachhaltigkeit der Aktionsbündnisse für gesunde Lebensstile und Lebenswelten, Zentren für Bewegungsförderung und weiterer modellhafter Maßnahmen im Rahmen von IN FORM. Kurzbericht. Verfügbar unter: https://www.bun desgesundheitsministerium.de/leadmin/dateien/Publikationen/Kurzberichte/Kurzbe richt_Nachhaltigkeit_InForm_2014.pdf, Stand: 30.01.2016.

Kolip, P., Gerken, U., Schaefer, I., Mühlbach, A. & B. Gebhardt (2013): Gesundheit fördern in vernetzten Strukturen. Evaluation settingorientierter Gesundheitsförderung. Weinheim, Basel.

Kolip, P., Schäfer, I., Gerken, U. & A. Mühlbach (2011): Gesundheit fördern in vernetzten Strukturen. IPP-Schriften, Ausgabe 07/2011. Bremen.

Lampert, T., & A. Mielck (2008): Gesundheit und soziale Ungleichheit. Eine Herausforderung für Forschung und Politik. Gesundheit und Gesellschaft 8 (2): 7-16.

Maron, J., & A. Mielck (2014). Nimmt die gesundheitliche Ungleichheit zu? Ergebnisse eines Literaturreviews und Empfehlungen für die weitere Forschung. Das Gesundheitswesen 77 (3): 137-147.

Mayring, P. (2010): Qualitative Inhaltsanalyse. Grundlagen und Techniken. 11. akt. u. überarb. Aufl. Weinheim.

Müller, M. & E. Quilling (2015): Zwischenbericht. Evaluation Netzwerk Köln für Kinder. Köln.

Stadt Köln (ed.) (2015): Offene Daten Köln. Verfügbar unter: www.offenedaten-koeln.de, Stand 29.10.2015.

Quilling, E., Goldapp, C., Chumi, I., Gosch, F., Hermann, A., Lütkemeier, L., Müller, M., Ordelmans, E. & E. Rühl (2013a). Sekundäranalyse der im Rahmen des Nationalen Aktionsplans IN FORM seitens des BMG geförderten Projekte, Kurzbericht. Verfügbar unter: https://www.bundesgesundheitsministerium.de/leadmin/dateien/Publi kationen/Praevention/Kurzberichte/141022_Kurzbericht_Sekundaeranalyse_IN _FORM.pdf, Stand: 20.01.2016.

Quilling, E., Nicolini, H, J., Graf, C. & D. Starke (2013b): Praxiswissen Netzwerkarbeit: Gemeinnützige Netzwerke erfolgreich gestalten. Wiesbaden.

Quilling, E. & M. Müller (2013): Chancen der Vernetzung (Modellprojekt LVR). NETZWERK FINKENBERG – ein Projekt der RheinFlanke gGmbH. Ergebnisse der Befragung der Mitwirkenden im Netzwerk (unveröffentlichter Abschlussbericht). Köln.

Rehrl, M. & H. Gruber (2007): Netzwerkanalysen in der Pädagogik. Ein Überblick über Methode und Anwendung. Zeitschrift für Pädagogik 53 (2): 243-264.

Robert Koch-Institut (ed.) (2014a): Studie zur Gesundheit von Kindern und Jugendlichen in Deutschland: Wichtige Ergebnisse der ersten Folgebefragung (KiGGS Welle 1). Verfügbar unter: http://www.kiggs-studie.de/fileadmin/KiGGS-Dokumente/KiGGS1 _Zusammenfassung_20140623.pdf, Stand 10.03.2016.

Robert Koch-Institut (ed.) (2014b): Die Gesundheit von Kindern und Jugendlichen in Deutschland. Berlin.

Robert Koch-Institut (ed.) (2015): Inanspruchnahme von Früherkennungsuntersuchungen. Faktenblatt zu KiGGS Welle 1: Studie zur Gesundheit von Kindern und Jugendlichen in Deutschland – Erste Folgebefragung 2009–2012. Berlin.

Sänger, R. (2001): Netzwerke in der Jugendhilfe: Organisation und politische Verantwortung. Verfügbar unter: www.eundc.de/pdf/00301.pdf, Stand 09.04.2014.

Schnur, O. (2008): Quartiersforschung im Überblick – Konzepte, Definitionen und aktuelle Perspektiven. In: Schnur, O. (ed.): Quartiersforschung zwischen Theorie und Praxis. Wiesbaden: 19-52.

Schubert, H. (ed.) (2008): Netzwerkmanagement. Koordination von professionellen Vernetzungen – Grundlagen und Beispiele. Wiesbaden.

Statistisches Bundesamt (2015): Statistiken der Kinder- und Jugendhilfe. Gefährdungseinschätzungen nach § 8a Absatz 1 SGB VIII. 2014. Wiesbaden.

Weischer, C. (2007): Sozialforschung. Konstanz.

Weltgesundheitsorganisation (WHO) (1986): Ottawa Charter for Health Promotion. First International Conference on Health Promotion. Ottawa, 21. November 1986; deutsche Fassung: WHO-autorisierte Übersetzung: Hildebrandt/Kickbusch auf der Basis von Entwürfen aus der DDR und von Badura sowie Milz.

Wright, M., Block, M. & H. Unger (2007): Stufen der Partizipation in der Gesundheitsförderung: Ein Modell zur Beurteilung von Beteiligung. Infodienst für Gesundheitsförderung, Zeitschrift von Gesundheit Berlin 7 (3): 4-5

Ziegenhain, U., Schöllhorn, A., Künster, A. K., Hofer, A., König, C. & J. M. Fegert, J. M. (2010): Modellprojekt Guter Start ins Kinderleben. Werkbuch Vernetzung - Chancen und Stolpersteine interdisziplinärer Kooperation und Vernetzung im Bereich Früher Hilfen und im Kinderschutz. Hrsg. vom Nationalen Zentrum Frühe Hilfen. 2. Aufl. Köln.

Neu wohnen – Gesund leben: Gesundheitsförderung trifft Stadtteilmanagement

Hannes Guschelbauer, Monika Bader-Wehinger, Katrin Friesenbichler

In diesem Beitrag wird das Wiener Projekt „Neu wohnen – Gesund leben", das von Oktober 2012 bis Dezember 2014 umgesetzt wurde, vorgestellt. Ziel des Projekts war es, zur gesundheitsförderlichen Gestaltung der Strukturen in einem Wiener Stadtentwicklungsgebiet beizutragen und die Gesundheitspotenziale der regionalen AkteurInnen und BewohnerInnen zu stärken.

Das Praxisprojekt „Neu wohnen – Gesund leben" sollte Erfahrungen der intersektoralen Zusammenarbeit der Geschäftsgruppen „Wohnen, Wohnbau und Stadterneuerung" und „Gesundheit und Soziales" der Wiener Stadtverwaltung sowie deren beauftragte Einrichtungen „Gebietsbetreuung Stadterneuerung" und „Wiener Gesundheitsförderung" generieren. Neben einer Analyse der jeweiligen Handlungsfelder sollten auch zwei Pilotprojekte entwickelt, geplant und umgesetzt werden.

Die Arbeit der Stadtteilmanagements der Gebietsbetreuung Stadterneuerung und jene der kommunalen Gesundheitsförderung überschneiden sich in manchen Themen und methodischen Zugängen. Für Österreich waren bislang keine Kooperationsprojekte der Gesundheitsförderung mit der Stadtteilarbeit in Stadtentwicklungsgebieten bekannt, insofern hat das Projekt „Neu wohnen – Gesund leben" mit diesem Ansatz Neuland betreten.

Das Projekt wurde prozessbegleitend extern durch „prospect unternehmensberatung gmbH" evaluiert.

1 Kommunale Gesundheitsförderung und Stadtteilmanagement in Wien

Kommunale Gesundheitsförderung in Wien

Wesentlich für die kommunale Gesundheitsförderung ist, in den sogenannten Lebenswelten der Menschen anzusetzen: dort, wo sie wohnen, arbeiten oder ihre Freizeit verbringen (vgl. WHO 1986). Damit sind in erster Linie die Gemeinden,

Städte und Stadtteile (in Wien „Grätzel") gefordert. Sie spielen eine bedeutende Rolle und schaffen wichtige Bedingungen, die die Gesundheit beeinflussen. „Stadtteile und Quartiere werden als Orte alltäglicher sozialer Interaktion definiert, die konstitutiv sind für die Gesundheit der dort lebenden und arbeitenden Menschen. [...] Stadtteile sind aber nicht nur als Räume, sondern immer auch als geografisch festgelegte Territorien definiert. Geografisch sind Quartiere größer als Nachbarschaften, aber kleiner als die politisch-administrativ verfasste Gemeinde, der sie angehören" (Bär 2014: 31).

Reimann (2008) konstatiert eine bislang unzureichende Entwicklung der Sozialraumorientierung in der Gesundheitsförderung. Der Fokus liege meist auf Teilsettings wie Schule, Kindergarten oder Betrieb. Weiter sei der Stadtteil hinsichtlich seiner Strukturen, Verantwortlichkeiten und Angebote auch diffuser als andere Settings. Zum anderen stellen Böhme & Reimann (2012) aber auch fest, dass die Stadtteilentwicklung ein fruchtbarer Boden für die Einbettung des Handlungsfeldes Gesundheitsförderung sei.

Vor diesem Hintergrund setzt die Wiener Gesundheitsförderung schon seit einigen Jahren einen Schwerpunkt im kommunalen Setting. Besonderes Augenmerk wird auf die Tatsache gelegt, dass die Grätzel von vielen unterschiedlichen AkteurInnen mitgestaltet werden. Hier seien die Stadt- und Bezirkspolitik und Institutionen wie Gebietsbetreuungen Stadterneuerung, Jugendzentren, Nachbarschaftszentren etc. ebenso genannt wie die BewohnerInnen selbst mit ihren individuellen Lebensweisen. Somit gibt es im regionalen Setting verschiedene Interessenslagen und es bedarf gemeinsamer Ziele, wenn man die Rahmenbedingungen für eine gesunde Lebenswelt beeinflussen will. „Um diesen komplexen Anforderungen gerecht zu werden, braucht es entsprechende Ansätze: Vernetzung, Partizipation und Empowerment sind Strategien, um mit den Beteiligten ins Gespräch zu kommen und gemeinsam Lösungsstrategien zu erarbeiten. Dazu ist es notwendig, den Menschen in ihrer Lebenswelt zu begegnen, auf bestehenden Strukturen aufzubauen und an vorhandene Potenziale anzuknüpfen. Erforderlich sind dafür relevante KooperationspartnerInnen vor Ort und Menschen, die sich aktiv an der Gestaltung ihrer Lebenswelt beteiligen" (Guschelbauer et al. 2013: 2).

Stadtteilmanagement in Wien

Neben der bewährten Tätigkeit der Gebietsbetreuungen Stadterneuerung (GB*)[1] zur Entwicklung von Gründerzeit-Stadtteilen wurde im Jahr 2012 das Stadtteilmanagement in Neubaugebieten als zusätzlicher Arbeitsbereich der GB* in Wien definiert. Nach Jasper et al. (2004: 7) ist Stadtteilmanagement „[...] ein organisa-

---

1   www.gbstern.at

tions- und ebenenübergreifender partizipativer Ansatz zur nachhaltigen Stadtteilentwicklung, der möglichst alle Akteure eines Stadtteils einbinden und so Stadtteile in ihrer ökonomischen, sozialen und/oder städtebaulichen Entwicklung fördern soll. Ziel ist es, über die Einbindung aller Akteure langfristig selbsttragende Strukturen zu etablieren und Bürgerbeteiligung zum festen Bestandteil der Stadtteilgestaltung zu machen."

Die Herausforderungen in Wien lassen sich wie folgt skizzieren:

- Wien wächst und braucht neuen Wohnraum – nicht nur an den Rändern, sondern auch mitten in der Stadt.
- Ehemalige Industrie- und Bahnflächen werden zu neuen Stadtteilen, gewohnte Nachbarschaften verändern sich.

Ein kommunalpolitisches Ziel in Wien ist, in den nächsten Jahren jährlich 5.000 bis 7.000 Wohnungen neu zu errichten. Damit entstehen große zusammenhängende Neubaubereiche, die erst nach und nach bezogen und mit einer entsprechenden Infrastruktur belebt werden. Um diesen Herausforderungen gerecht zu werden, setzt die Stadt Wien in ausgewählten Gebieten Stadtteilmanagements ein (z.B. abhängig von der Größe der Neubaugebiete, der Nähe zu Altbaugebieten etc.).

Ziele des Stadtteilmanagements in Wien sind die Entwicklung von Urbanität, die Einbindung der BewohnerInnen und der lokalen Institutionen sowie die Vernetzung unter den lokalen AkteurInnen vor Ort und zu den Dienststellen der Stadt. Damit sind Nachbarschaftszentren, Jugendzentren und andere im Gemeinwesen tätige Einrichtungen gemeint, aber auch die partizipative Arbeit mit engagierten BewohnerInnen.

Auch wenn der Stadtentwicklungsplan auf den Themenbereich „Gesundheits- und Betreuungsinfrastruktur" eingeht, lassen sich dort nur wenig konkrete Ansätze für die Umsetzung ablesen (Stadt Wien 2005, Kapitel 3.5 Soziale Infrastruktur und Gesundheit: 81-83).

Ein Teil der neuen Wohnungen wird im geförderten Sektor errichtet. Es werden unterschiedliche Wohnungstypen für verschiedene Lebenslagen zur Verfügung gestellt, um eine soziale Durchmischung zu gewährleisten. Somit haben sozioökonomisch benachteiligte Personen Zugang zu Neubauwohnungen. Dadurch ist auch die Gesundheitsförderung gefordert, da diese Personen eine wichtige Zielgruppe sind.

2 Projektstart „Neu wohnen – Gesund leben": Erarbeitung gemeinsamer Handlungsfelder von Gesundheitsförderung und Stadtteilmanagement

Das von Reimann (2008) angesprochene Potenzial der Verbindung von Gesundheitsförderung und Stadtteilentwicklung liegt auch der Projektidee von „Neu Wohnen – Gesund leben" zugrunde.

Die grundlegende Annahme dabei war, dass sich im Aufbau befindliche Sozialstrukturen für das Thema Gesundheitsförderung gut nutzen lassen. Die Neudefinition des öffentlichen, halböffentlichen und auch des privaten Raums (und der damit verbundenen Lebensumstände) durch die neuen BewohnerInnen könnte Potenziale zur positiven Gestaltung der Lebenswelten generieren. Regionale Angebote in der unmittelbaren Wohnumgebung sollten helfen, eine „Grätzelidentität" zu entwickeln und damit eine gute Basis für ressourcenstärkende Nachbarschaftsbeziehungen zu legen.

In einer Workshopreihe mit MitarbeiterInnen der Wiener Gesundheitsförderung – WiG und der mit Stadtteilmanagements beauftragten Gebietsbetreuungen Stadterneuerung wurden die Themen „Visionen, allgemeine Ziele und Konzepte zu Stadtteilmanagement und Gesundheitsförderung" sowie „Verhältnisse gestalten aus Sicht des Stadtteilmanagements und der Gesundheitsförderung" bearbeitet.

Anhand des Determinantenmodells[2] des Fonds Gesundes Österreich (FGÖ) nach Dahlgren & Whitehead (1991) konnten gemeinsame Arbeitsbereiche gut beschrieben werden (siehe Abbildung 1): Die GB* arbeitet vorrangig an den Bereichen „Soziale und kommunale Netzwerke" sowie „Lebens- und Arbeitsbedingungen" und kaum an „individuellen Lebensweisen". Unter anderem ist Ziel des Stadtteilmanagements, die Wohn- und Lebensqualität in der näheren Umgebung zu verbessern. Das Thema Gesundheit kann sich in diesem Zusammenhang positiv auf die Lebensqualität auswirken und diese maßgeblich steigern. Die Gesundheitsförderung versucht, alle fünf Ebenen des Determinantenmodells mit ihren Verschränkungen im Blick zu haben, da ja im Endeffekt eine gesundheitsförderliche Wirkung auf die jeweiligen Personen erzielt werden soll, aber die entsprechenden Rahmenbedingungen natürlich mit zu berücksichtigen sind.

Aus den Arbeitsbereichen des Stadtteilmanagements und den Ansätzen der Gesundheitsförderung wurden schließlich „Wohnen, Mobilität, öffentlicher Raum, Netzwerkarbeit und gemeinschaftsfördernde Aktivitäten" als gemeinsame Handlungsfelder definiert.

---

2   Auch wenn das Modell aus heutiger Sicht vielleicht kontrovers diskutiert werden kann (Anlage-Umwelt Thematik), bietet es für Organisationen im kommunalen Bereich eine gute Möglichkeit, sich und die eigene Arbeit im Rahmen der Gesundheitsförderung zu verorten.

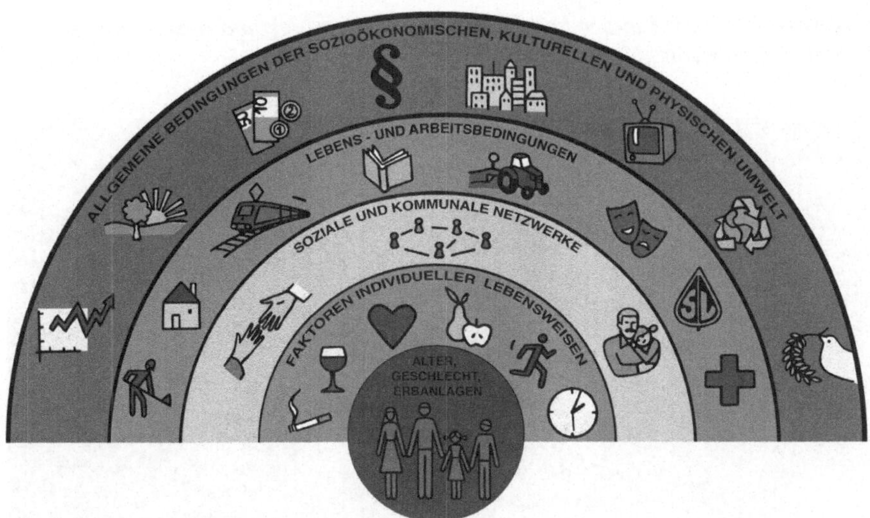

Abbildung 1:   Determinantenmodell des Fonds Gesundes Österreich (FGÖ) nach
Dahlgren & Whitehead (1991)

Synergien wurden vor allem in der gemeinsamen Umsetzung der Pilotprojekte gesehen (Ressourcenmehrung), aber auch in der Erweiterung des eigenen Horizonts in der Argumentation von Projektideen. So kann beispielsweise der öffentliche Raum aus ästhetisch-funktionalem Blickwinkel betrachtet werden oder eben auch aus der Sicht des Ermöglichens bzw. Unterstützens gesundheitsförderlicher Lebensstile.

Inhaltlich zeigte sich, dass bei der Erweiterung der eigenen Handlungsfelder aber auch die Kernaufgaben nicht verloren gehen dürfen.

Methodisch sind die Herangehensweisen von Gesundheitsförderung und Stadtteilmanagement sehr ähnlich. Partizipative Zugänge und das Motiv der Chancengerechtigkeit sind bei beiden Organisationen zu finden.

Das Nordbahnviertel in der Leopoldstadt: Ausgangslage und Beschreibung des Projektgebietes von „Neu wohnen – Gesund leben"

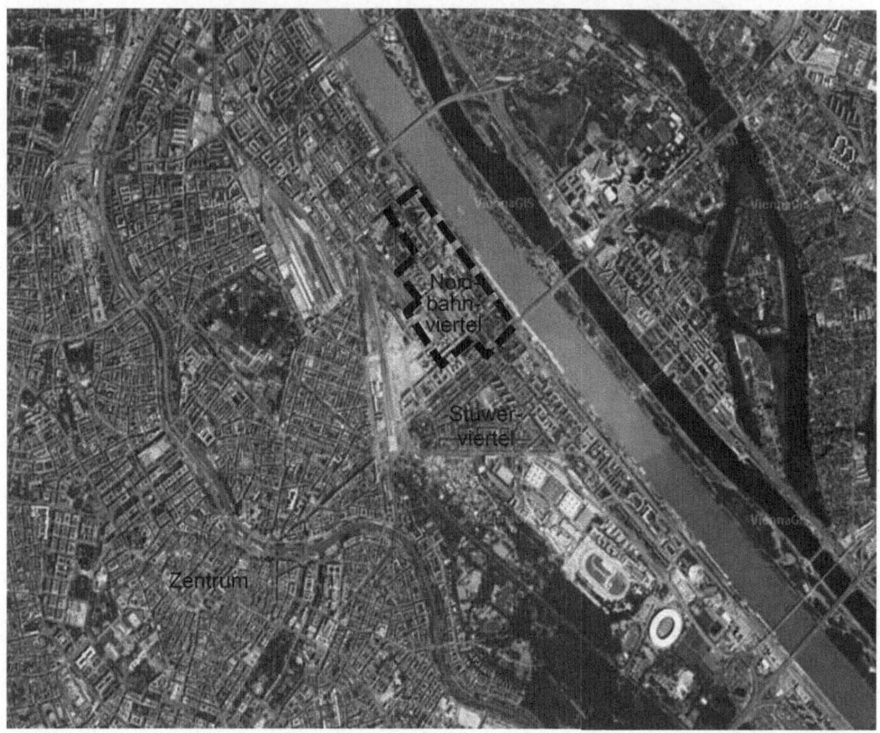

Abbildung 2:   Luftbild vom Projektgebiet. Quelle: Stadt Wien – ViennaGIS, Quelle:
            www.wien.gv.at/viennagis/

Der 2. Wiener Gemeindebezirk (Leopoldstadt) lässt sich wie folgt charakterisie-
ren: Laut Statistischem Jahrbuch der Stadt Wien (Stadt Wien, MA 23 2014: 278)
lebten mit Jahresende 2014 in der Leopoldstadt 99.597 Personen. Davon waren
50.947 Frauen (51,2 %) und 48.650 Männer (48,8 %). Das Durchschnittsalter im
Bezirk beträgt 39,3 Jahre und liegt damit etwas unter dem Wiener Durchschnittsalter von 40,5 Jahren. Mit einem Anteil der Personen mit nicht-
österreichischer Staatsbürgerschaft von 29,7 % liegt der zweite Bezirk deutlich
über dem durchschnittlichen Anteil in Wien (24,2 %).

Das Projektgebiet umfasste den ehemaligen Nordbahnhof in der Leopoldstadt, eine der größten innerstädtischen Entwicklungszonen Wiens. Die Bebau-

ung des 85 Hektar großen Geländes mit rund 10.000 Wohnungen und 20.000 Arbeitsplätzen ist schrittweise bis ca. 2025 vorgesehen (vgl. Nordbahnhof – Städtebauliche Entwicklung o.J.). Der neue Stadtteil stellt damit einen imagefördernden Kontrast zu den historischen Vierteln (z.B. Stuwerviertel) der Leopoldstadt dar.

Um einen Überblick über das Projektgebiet zu gewinnen, wertete das Projektteam Anfang 2013 die Daten aus der Bevölkerungsevidenz[3] 2012 (Stadt Wien, MA 18 2012) aus. Dabei ist zu berücksichtigen, dass 2012 erst rund 2.200 Wohnungen der derzeitigen Ausbauphase übergeben waren. Während der Projektdauer wurden noch weitere 1.100 Wohnungen besiedelt. Es zeigten sich im Stadtentwicklungsgebiet im Vergleich zum Altbaugebiet „Stuwerviertel" interessante Auffälligkeiten hinsichtlich des Alters. Die Gruppe der 25- bis 39-Jährigen ist im Entwicklungsgebiet mit einem Anteil von 42 % besonders hoch. Im benachbarten Altbaugebiet sind hingegen nur 27 % in diesem Alter. Bei den über 60-Jährigen hingegen beträgt der Anteil im Entwicklungsgebiet lediglich 4 %, im Altbaugebiet jedoch 19 %.

Zur Herkunft kann generell gesagt werden, dass im Stadtentwicklungsgebiet durchschnittlich weniger Menschen aus einem anderen Herkunftsland als Österreich wohnen als im Altbaugebiet. Bei den Kindern und Jugendlichen (0 bis 17 Jahre) ist der Anteil der nicht in Österreich Geborenen mit ca. 13 % im Stadtentwicklungsgebiet geringer als im Altbaugebiet (22 %). Das gleiche Bild zeigt sich bei der Gruppe der 18- bis 59-Jährigen (ca. 44 % im Entwicklungsgebiet vs. 59 % im Altbaugebiet). Bei den über 60-Jährigen dreht sich dieses Verhältnis wieder um. Hier sind im Entwicklungsgebiet 53 % und im Altbaugebiet 38 % nicht in Österreich geboren.

Der Anteil der registrierten Arbeitslosen ist im Stadtentwicklungsgebiet mit 7 % geringer als im Altbaugebiet mit knapp 12 %.

3   Ziele und Zielgruppen

Das Projekt „Neu wohnen – Gesund leben" verfolgte das Ziel, zur gesundheitsförderlichen Gestaltung der Strukturen im Nordbahnviertel beizutragen und die Gesundheitspotenziale der regionalen AkteurInnen und BewohnerInnen zu stärken. Dies sollte konkret erreicht werden durch:

---

3   Datenzusammenstellungen, die von der Stadt Wien aus unterschiedlichen Datenquellen zur Verfügung gestellt werden.

- Verankern des Themas Gesundheitsförderung im (neu zu gestaltenden) kommunalen Setting durch Anknüpfen an die vor Ort im Aufbau befindlichen Kommunikations- und Vernetzungsstrukturen
- Aufbau von Wissen und Kompetenzen über Gesundheitsförderung bei den AkteurInnen im Stadtteilmanagement
- Partizipatives Erarbeiten von Handlungsfeldern und Projektideen mit den BewohnerInnen und AkteurInnen im Stadtteil
- Entwickeln und Umsetzen von ein bis zwei Pilotprojekten

Damit sollte ein Prozess angestoßen werden, der auch nach Abschluss des Projekts von den AkteurInnen im Stadtteil weitergeführt werden kann. Als Nicht-Ziel wurde die Entwicklung von Konkurrenzaktivitäten zu anderen Einrichtungen im Stadtteil (Nachbarschafts- bzw. Jugendzentren etc.) definiert. Sinnvolle Ergänzungen könnten in Kooperationen mit anderen Einrichtungen umgesetzt werden. Zur Abklärung sollten schon zu Projektbeginn die Arbeitsbereiche und allfällige Überschneidungen der beteiligten Institutionen herausgearbeitet werden.

Die Aktivitäten des Projekts sollten folgende Zielgruppen erreichen:

- MitarbeiterInnen der Gebietsbetreuungen
- BewohnerInnen des ausgewählten Entwicklungsgebiets

4   Projektaktivitäten von „Neu wohnen – Gesund leben"

4.1 Aufbau der Kooperation

Zunächst wurde mit einer Kooperationsvereinbarung die Basis für die Zusammenarbeit der Ressorts „Wohnen, Wohnbau und Stadterneuerung" (Gebietsbetreuung Stadterneuerung für den 2. und 20. Bezirk – GB*2/20) und „Gesundheit und Soziales" (Wiener Gesundheitsförderung – WiG) geschaffen.

4.2 Planung und Umsetzung einer Workshopreihe

Anschließend fand die Workshopreihe „Gesundheitsförderung und Stadtteilmanagement" mit den mit Stadtteilmanagement in Neubaugebieten betrauten GB*-Teams[4] und MitarbeiterInnen der Wiener Gesundheitsförderung – WiG statt. Anhand der Themen „Visionen, allgemeine Ziele und Konzepte zu Stadtteilma-

---

4   GB*3/11, GB*10, GB*2/20

nagement und Gesundheitsförderung" sowie „Verhältnisse gestalten aus Sicht des Stadtteilmanagements und der Gesundheitsförderung" wurden gemeinsame Handlungsfelder identifiziert (siehe Kapitel 2).

4.3 Ideenwettbewerb

Ein wichtiger Baustein war von Beginn an die Umsetzung von zwei Pilotprojekten, um gemeinsame Praxiserfahrungen zu sammeln. Dabei war es beiden ProjektpartnerInnen wichtig, partizipative Zugänge zu wählen. Bereits 1986 hat die WHO in der Ottawa-Charta auf die Bedeutung von Partizipation bei gesundheitsfördernden Maßnahmen und Programmen hingewiesen (vgl. Süß & Trojan 2012: 183). Aus Sicht der Gesundheitsförderung ist die Teilhabe und (teilweise) Entscheidungsmacht der Zielgruppe ein wichtiges Kriterium für partizipative Qualitätsentwicklung (vgl. Wright 2010). Aber auch für das Stadtteilmanagement ist genau das ein wichtiges Arbeitsprinzip, um die Akzeptanz von Gestaltungslösungen im öffentlichen Raum zu erhöhen, die Identifikation der BewohnerInnen zu verbessern und auch Gruppen einzubeziehen, die sich oft nicht zu Wort melden.

Personen aus der Zielgruppe sollen sich in allen Phasen eines Projektes (Bedarfsanalyse, Zielsetzung, Planung, Umsetzung und Evaluation) beteiligen und aktiv mitwirken. Im Kontext von kommunaler Gesundheitsförderung soll es den BewohnerInnen durch einen partizipativen Prozess ermöglicht werden, ihre Interessen selbst zu artikulieren, sich an lokalen Entwicklungsprozessen zu beteiligen und so ihren Lebensraum, ihr Wohnumfeld aktiv mitzugestalten (vgl. Auer et al. 2014: 114, Böhme & Reimann 2012: 205).

Um den BewohnerInnen und Institutionen Beteiligungsmöglichkeiten im Projekt zu bieten, wurde ein Ideenwettbewerb durchgeführt. Damit sollten zunächst wichtige Themen im Stadtteil identifiziert und sichtbar gemacht werden, aber auch eine Aktivierung von engagierten AnrainerInnen erfolgen. Gesucht wurden innovative Projektideen zur Förderung der Gesundheit und des Wohlbefindens der BewohnerInnen des Nordbahnviertels. Die Herausforderung für die EinreicherInnen waren Vorstellungen zu entwickeln, wie sich Themen rund um Wohlbefinden, ausgewogene Ernährung, regelmäßige Bewegung und seelische Gesundheit in den Alltag integrieren und im öffentlichen Raum umsetzen lassen. Eine Jury aus Bezirkspolitik, Nachbarschaftszentrum Leopoldstadt, Bürgerdienst und dem Projektteam beurteilte die Projektideen nach folgenden Kriterien:

- Bezug zum Thema Gesundheit
- Nachhaltigkeit
- Engagement im Rahmen der Umsetzung

- Innovation
- niederschwelliger Zugang
- Machbarkeit

Die Information über den Ideenwettbewerb erfolgte über Flyer, Artikel in den lokalen Bezirksmedien und Vorstellung in den bereits existierenden Kommunikations- und Vernetzungsstrukturen. Insgesamt wurden elf Ideen eingereicht. Rund die Hälfte davon befasste sich mit Überlegungen, wie die vorhandene Infrastruktur des Viertels den neu zugezogenen BewohnerInnen zugänglich gemacht und gemeinsam genutzt werden kann. Eine Anregung war beispielsweise die Etablierung von Lauftreffs (= eigeninitiatives, nachbarschaftsförderndes Projekt zur Unterstützung der Nutzung der vorhandenen Infrastruktur). Darüber hinaus wurden auch Wünsche nach zusätzlicher Infrastruktur genannt (etwa ein öffentlich zugängliches Fitness-/Sportgerät). Zur Umsetzung gelangten zwei Projektideen, die im Folgenden beschrieben werden.

4.4   Pilotprojekt 1: G'sund und aktiv im Nordbahnviertel

Hintergrund und Ziel

Drei lokale Organisationen – das Tageszentrum für SeniorInnen[5], das Nachbarschaftszentrum Leopoldstadt[6] und das Kinder-, Jugend- und Familienzentrum „friends"[7] – hatten die Idee, bestehende (gesundheitsförderliche) Angebote sichtbar zu machen und Kommunikationsstrukturen aufzubauen, die gemeinschaftliche Aktivitäten im Stadtteil fördern. Im Rahmen eines Planungsworkshops wurde folgendes Ziel formuliert: „Niederschwellige gesundheitsförderliche Angebote und Aktivitäten für Gruppen (aus allen Generationen) schaffen, anstoßen, sammeln und kommunizieren, die ein regelmäßiges Programm ergeben, das nach Projektende teilweise weiter besteht."

Team

Aus MitarbeiterInnen der GB*2/20, des Kinder-, Jugend- und Familienzentrums „friends" und der Wiener Gesundheitsförderung – WiG wurde ein Projektteam gebildet, das für die Umsetzung dieser Idee zuständig war.

---

5   http://www.hilfswerk.at/wien/pflege-betreuung/tageszentren-fuer-senioren
6   http://www.nachbarschaftszentren.at/nz2/zentrum/
7   http://www.friends2.at/

Laufzeit

Die Laufzeit wurde mit Januar bis Ende Oktober 2014 festgelegt.

Methoden und Bausteine

Bei einem Startfest im Frühjahr 2014 im Rudolf-Bednar-Park mit ca. 800 BesucherInnen wurde das Pilotprojekt den BewohnerInnen vorgestellt und Kontakt zu lokalen AnbieterInnen (Tanzschule, Yoga- bzw. PilatestrainerInnen etc.) aufgenommen. Bereits in diesem Rahmen konnten einige Aktivitäten zum Mitmachen und Ausprobieren angeboten werden. In weiterer Folge wurden über Kooperationsgespräche Aktivitäten initiiert und in einem monatlichen Programm veröffentlicht. Eine Litfaßsäule bot den BewohnerInnen die Gelegenheit, sich im Stadtviertel über die Angebote zu informieren. Ebenso unterstützten die GB* und „friends" als permanente Einrichtungen vor Ort die Bewerbung. Darüber hinaus wurde eine Mailingliste mit einem monatlichen Newsletter eingerichtet.

Von Mai bis Ende September 2014 wurde wochentags nahezu täglich eine Aktivität im Rudolf- Bednar-Park angeboten. Am Ende des Pilotprojekts wurden in einem Nachhaltigkeitsworkshop erste Überlegungen für künftige weitere Aktivitäten angestellt.

Was ist gut gelungen?

Während der Laufzeit des Pilotprojekts konnten laufend Veranstaltungen im öffentlichen Raum angeboten werden. Zehn AnbieterInnen organisierten mehr als 100 Termine und lockten damit über 1.200 BesucherInnen an. Auch wenn die BesucherInnenfrequenz sehr unterschiedlich war, musste keine der Veranstaltungen aus Mangel an TeilnehmerInnen abgesagt werden. Die AnbieterInnen setzten sich aus lokalen (Einzel-)UnternehmerInnen und engagierten Privatpersonen zusammen. Durch das Pilotprojekt konnten im Laufe der Zeit auch die AnbieterInnen in einen Austausch miteinander gebracht und zu gemeinsamen Aktionen motiviert werden. Dies führte dazu, dass manche Aktivitäten im Winter fortgesetzt und in vorhandene Gemeinschaftsräume verlegt werden konnten. Mittels Newsletter, Aufstellen einer Litfaßsäule und Plakatieren der Veranstaltungen im Stadtteil wurden die BewohnerInnen auf das Pilotprojekt aufmerksam gemacht. Aus den Feedbackbögen hat sich allerdings herausgestellt, dass die Information durch FreundInnen und Bekannte der wichtigste Kommunikationsfaktor war.

Was ist nicht oder nur teilweise gelungen?

Privatpersonen zu motivieren, selbst Aktivitäten anzubieten (z.B. Walking, Tischtennis, Volleyball), konnte nur in geringem Umfang realisiert werden.

Vermutlich wären dazu noch weitere Kommunikations- und Motivationsmaßnahmen vor Ort erforderlich gewesen. Ebenso blieb die Finanzierung von weiterführenden Angeboten offen.

4.5 Pilotprojekt 2: Mein Schulweg – gesund und mobil

Hintergrund und Ziel

Der erste Schritt von Kindern in die Selbstständigkeit könnte mit dem Schuleintritt erfolgen – das war die Überlegung des Elternvereins[8] des Bildungscampus Gertrude Fröhlich-Sandner[9]. Dennoch wurden vor Projektbeginn rund 20 % der Kinder mit dem Auto in die Schule gebracht (Ergebnis einer Befragung aller SchülerInnen durch die Schule im Februar 2014). Da die Anzahl der Parkplätze in der Umgebung sehr beschränkt ist, wurde von manchen Eltern das allgemeine Fahrverbot (ausgenommen Bus) vor der Schule missachtet. Darüber hinaus wurden auch vorhandene Fußgängerübergänge zugeparkt. Dies führte zur Gefährdung und damit zur Bewegungs- sowie Entwicklungseinschränkung jener Kinder, die nicht mit dem Auto in die Schule gebracht wurden.

Deshalb thematisierte das Pilotprojekt die nachhaltige und gesundheitsfördernde Mobilität sowie die Sicherheit im Verkehr. Gemeinsam mit der Schule, den Kindern und Eltern sollten Schulwegalternativen zum Auto entwickelt werden. Ziel des Projekts war es, die Freude der Kinder an der Selbstständigkeit und die Bewegung am Schulweg zu fördern. Damit sollte ein Bewusstsein für die Thematik bei den Eltern sowie in der Schule geschaffen und der Autoverkehr vor der Schule reduziert werden.

Team

Das Kernteam bestand aus MitarbeiterInnen der GB*2/20, Mitgliedern des Elternvereins, einigen BewohnerInnen und MitarbeiterInnen der Wiener Gesundheitsförderung – WiG. Eine wichtige Kooperationspartnerin war die Schule. Zur Umsetzung einzelner Projektbausteine (siehe unten) wurden außerdem externe ExpertInnen hinzugezogen (FACTUM – eine Forschungseinrichtung mit dem Schwerpunkt Mobilitäts- und Verkehrsforschung[10], Entwicklungspsychologe, Verkehrssicherheit, Bezirksvorstehung, etc.).

---

8 https://elternvereincampus1020.wordpress.com/
9 http://www.campusnordbahnhof-gfs.schulweb.at/
10 http://www.factum.at/content/factum.html

Laufzeit

Die Umsetzung erfolgte von Januar bis Oktober 2014.

Methoden und Bausteine

Nach einem Planungsworkshop für die Detailplanung des Pilotprojektes gab es ein Vorgespräch mit der Direktorin des Bildungscampus. Eine Lehrerin wurde als Ansprechperson in der Schule für das Pilotprojekt nominiert. Weiters wurde FACTUM mit der Befragung der Eltern, der Durchführung von Klassenworkshops „Freude und Spaß am Schulweg" sowie der Teilnahme an Elternabenden und der Unterstützung bei der Entwicklung eines alternativen Schulwegkonzeptes beauftragt. Die Befragung der Eltern, die Elternabende mit ExpertInnen-Inputs sowie die Arbeit an Schulwegalternativen dienten der Bewusstseinsbildung bei den Eltern. Als wichtiger Input kann ein Vortrag eines Entwicklungspsychologen über die Selbstständigkeit der Kinder und Sicherheit und Gefahren im öffentlichen Raum gesehen werden. Hier konnten Eltern konkret ihre Ängste ansprechen und von einem Experten erfahren, was Kindern in welchem Alter zumutbar ist. Außerdem konnte mit Statistiken belegt werden, dass viele Ängste (vor allem vor Gewalt im öffentlichen Raum) nicht der realen Bedrohung entsprechen.

Bei den Elternabenden kristallisierte sich eine Schulwegbegleitung à la „Pedibus" als Schulwegalternative zum Auto heraus. Leider kam die konkrete Erprobung im Rahmen einer Pilotwoche aufgrund von zu wenigen teilnehmenden Kindern dann doch nicht zustande.

Neben den Klassenworkshops führte die Schule auch Befragungen der Kinder zur Verkehrsmittelwahl am Schulweg durch – vor und nach der Umsetzung der Aktivitäten im Pilotprojekt. Diese Maßnahmen dienten der Sensibilisierung der SchülerInnen sowie der LehrerInnen und die Befragungsergebnisse lieferten Hinweise zum Schulwegverhalten vor und nach dem Projekt aus Sicht der Kinder.

Bei einem Mobilitätsfest wurden neben Eltern und Schule auch die BewohnerInnen mit Projektinformationen und Stationen rund um das Thema Mobilität erreicht. In einem abschließenden Nachhaltigkeitsworkshop wurde mit den beteiligten Personen überlegt, in welcher Form die begonnen Aktivitäten fortgesetzt werden können. Die schulspezifische Broschüre „Mein Schulweg – gesund und mobil" unterstützt weiterhin die Sensibilisierung für die Thematik und zeigt bestehende Alternativen zum Auto auf.

Was ist gelungen?

Es konnte ein Bewusstsein für die Verkehrssituation vor der Schule geschaffen werden. Die Sensibilisierung der SchülerInnen für das Thema „gesunder und mobiler Schulweg" gelang breit und gut. Im Herbst 2014 wurde eine Reduktion des Autoverkehrs vor der Schule beobachtet. Ob sich das Verkehrsaufkommen tatsächlich in Folge des Pilotprojektes reduzierte, lässt sich nicht eindeutig belegen. Das Auswechseln von Verkehrszeichen (Fahrverbotsschild statt Kennzeichnung der Busstraße) hat aber sicher einen wesentlichen Beitrag geleistet. Mit einer vom Projektteam initiierten schulspezifischen Broschüre, in der alternative Schulwege zum Auto beschrieben werden, gibt es eine nachhaltige Informationsmöglichkeit für Eltern.

Die Schule konnte mit weiteren relevanten ExpertInnen (Verkehrssicherheit, Polizei, FACTUM) vernetzt werden und es sind weitere gemeinsame Aktivitäten geplant (Radiosendung zum Schulwegprojekt[11], nächstes Mobilitätsfest, etc.).

Was ist nicht oder nur teilweise gelungen?

Die Sensibilisierung für das Thema einerseits, aber auch die Aktivierung und Beteiligung am Pilotprojekt andererseits gelang bei den Eltern und der Schule nur teilweise. Dies zeigte sich auch in der gescheiterten Umsetzung des „Pedibus". Vermutlich bräuchte es mehr Zeit, um den Eltern den Nutzen von gesunder Mobilität für die Kinder und sich selbst klarzumachen und sie dazu zu bringen, ihre Kinder beim Schulweg einer fremden Person anzuvertrauen.

4.6 Was von den Pilotprojekten geblieben ist

Aus Sicht des Projektteams kann zusammenfassend gesagt werden, dass in den zwei umgesetzten Pilotprojekten gute Erfahrungen in der Zusammenarbeit gesammelt werden konnten. „G'sund und aktiv im Nordbahnviertel" trug mit den Aktivitäten zur (gesundheitsförderlichen) Belebung des öffentlichen Raumes bei. Auch konnten die in Aufbau befindlichen sozialen Vernetzungsstrukturen im Stadtteil gestärkt werden. „Mein Schulweg – gesund und mobil" brachte neben der sanften (umweltbewussten, nachhaltigen) Mobilität den Aspekt des gesunden und selbstbestimmten Aufwachsens am Beispiel des Schulwegs ein.

Während der Projektlaufzeit konnten in Zusammenarbeit mit den KooperationspartnerInnen im Stadtteil Möglichkeiten gefunden werden, einzelne Bau-

---

11   https://www.mixcloud.com/medianauten/mein-schulweg-2-klasse-vs-gertrude-fr%C3%B6
      hlich-sandner/

steine der umfassenden Aktivitäten weiterzuführen und teilweise zu finanzieren. Aufgebaute Kommunikationsstrukturen werden auch künftig genutzt. Einzelne Bewegungsangebote fanden sogar im Winter statt und wurden auch 2015 wieder im öffentlichen Raum durchgeführt. Die Schulwegbroschüre liegt in der Schule aus und wird auch künftigen SchülerInnen bzw. deren Eltern Unterstützung bei der Verkehrsmittelwahl am Schulweg bieten. Darüber hinaus werden begonnene Aktivitäten, wie etwa das Mobilitätsfest, auch künftig von der Schule und der GB* durchgeführt, um das Thema an der Schule nachhaltig zu verankern.

4.7 Fachgespräch „Kooperationen in der Stadtteilentwicklung"

Um die im Projekt gesammelten Erfahrungen auch den MitarbeiterInnen der nicht am Projekt beteiligten GB*-Teams zur Verfügung zu stellen, wurde eine halbtägige Veranstaltung organisiert, zu der alle neun in Wien arbeitenden GB*-Büros eingeladen wurden. Um dabei auch inhaltlich eine Erweiterung zu schaffen, präsentierte ein Mitglied der Geschäftsführung des Luruper Forums ein Praxisprojekt aus Hamburg: „Rahmenbedingungen für nachhaltiges Wirken am Beispiel des Stadtteilhauses Lurup". Eine weitere Person aus der systemischen Supervion gab einen Input zum Thema „Gemeinschaft als Gesundheitsschutz – Ergebnisse aus Sozialkapitalstudien in Österreich, Italien, Liechtenstein" und brachte damit Daten zur Verbindung von gebautem Raum, sozialem Kapital und Gesundheit in die Diskussion ein. In mehreren Gruppendiskussionen konnten die Themen gemeinsam vertieft werden. Dabei zeigte sich für die TeilnehmerInnen, dass die Gestaltung der Rahmenbedingungen für Gesundheit sich durchaus auch in der täglichen Arbeit der GB* wiederfindet und eine Kooperation für beide Seiten gewinnbringend sein kann. Der fachübergreifende Austausch wurde als sehr befruchtend erlebt. Gleichzeitig war diese Veranstaltung auch der Projektabschluss von „Neu wohnen – Gesund leben".

5 Evaluationsergebnisse

Die externe Evaluation durch prospect Unternehmensberatung[12] begleitete den Umsetzungsprozess des Projekts und überprüfte die Erreichung der Projektziele.

Ein Hauptergebnis der Evaluation ist, dass die gelungene Kooperation zwischen der Wiener Gesundheitsförderung – WiG und der GB*2/20 einen zentralen und wirksamen Beitrag zur Implementierung von gesundheitsförderlicher Stadtteilentwicklung leistete. Dies vor allem deswegen, da sich deren Arbeitsbe-

---

12 http://www.prospectgmbh.at/

reiche gut ergänzen: Während die GB*2/20 die lokale Expertin im Projekt mit Zugängen zu lokaler Bevölkerung und Organisationen war, brachte die Wiener Gesundheitsförderung – WiG die inhaltliche Gesundheitsförderungskompetenz ein.

Der Nutzen dieser Kooperation zeigte sich auf mehreren Ebenen:

- Die MitarbeiterInnen der GB* konnten für Fragen der Gesundheitsförderung sensibilisiert werden und diesbezügliches Know-how aufbauen. Die Auseinandersetzung mit der Gesundheit(-sförderung) bewirkte zudem ein höheres Bewusstsein für die Gesundheitspotenziale in der eigenen Arbeit. Die MitarbeiterInnen der WiG konnten auf das lokale Wissen und die schon bestehenden Kontakte der GB* zurückgreifen und für das Projekt nutzbar machen. Der Austausch über die Themen und Ansätze in der Stadtteilarbeit eröffnete neue Perspektiven für die Gesundheitsförderung.
- Beide beteiligten Institutionen profitierten durch neue Vernetzungen und KooperationspartnerInnen im Stadtteil.
- Zwei eigenständige Pilotprojekte wurden gemeinsam und erfolgreich umgesetzt. Im Rahmen dieser Pilotprojekte konnten stadtteilbezogene Vernetzungsstrukturen aufgebaut, individuelle Gesundheitsimpulse gesetzt und Gesundheitswissen vermittelt werden. Mit den Aktivitäten wurden mehrere hundert Personen – Menschen unterschiedlichen Alters, Geschlechts und ethnischen Hintergrunds – erreicht bzw. aktiviert.
- Beide Pilotprojekte weisen deutliche Nachhaltigkeitspotenziale auf, konkrete weiterführende Maßnahmen wurden bereits eingeleitet.

„Neu wohnen – Gesund leben" konnte zeigen, dass Gesundheitsförderung gerade auch in neuen Stadtteilen auf Akzeptanz stößt und Potenziale zur Erhöhung der Lebensqualität birgt. Gesundheit im Stadtteil wird gefördert, indem soziale und institutionelle Vernetzungen unterstützt und Aktivitäten, Maßnahmen und Projekte angeregt sowie BewohnerInnen zu gesundheitsförderlichem Verhalten und Kompetenzerweiterung aktiviert werden. Durch das Projekt wurden viele Hebel in Bewegung gesetzt und damit Effekte sowohl auf der Verhaltens- als auch der Verhältnisebene angeregt.

Zudem konnten im Projekt umfassende Lernerfahrungen gesammelt werden, aus denen sich wiederum Handlungsempfehlungen für eine Verbreitung des Ansatzes der Gesundheitsförderung in Stadtentwicklungsgebieten ableiten lassen. Diese Verbreitung ist aus Sicht der Evaluation durchaus sinnvoll. Die Verknüpfung von Gesundheitsförderung mit Stadt(teil)entwicklung im Rahmen des Stadtteilmanagements hat sich dabei als wirksame Strategie herausgestellt.

Idealerweise ist diese Verknüpfung nicht nur auf der operativen Ebene gegeben, sondern Bestandteil eines übergeordneten Handlungs- oder Steuerungskonzeptes, das ein konzertiertes Vorgehen der verschiedenen zuständigen Ressorts unterstützt und der Strategie „Health in all Policies" verpflichtet ist. Diese Steuerungskonzepte müssen allerdings dem dynamischen Umfeld entsprechend offen und flexibel bleiben. Aus Sicht der Evaluation sollte in der Stadtteilentwicklung das Potenzial der Gesundheitsförderung, z.B. ihre soziale Integrationskraft und ihr Beitrag zur Unterstützung der Lebensqualität, stärker genutzt werden.

Literatur

Auer, M., Bäck, M., Hofer, K., Neuhold, B., Gangl, D. & F. M. Amort (2014): Gesundheitsförderung in Gemeinden, Stadtteilen und Regionen – von der Idee zur Umsetzung. Band Nr. 11 aus der Reihe Wissen. Wien.

Bär, G. (2014): Gesundheitsförderung lokal verorten. Räumliche Dimensionen und zeitliche Verläufe des WHO-Setting-Ansatzes im Quartier. Wiesbaden.

Böhme, C. & B. Reimann (2012): Gesundheitsfördernde Stadtteilentwicklung: Mehr Gesundheit im Quartier. In: Böhme, C., Kliemke, C., Reimann, B. & W. Süß (eds.): Handbuch Stadtplanung und Gesundheit. Bern: 199-209.

Dahlgren, G. & M. Whitehead (1991): Policies and strategies to promote social equity in health. Background document to WHO – Strategy paper for Europe. http://core .ac.uk/download/pdf/6472456.pdf. Letzter Zugriff: 25. August 2015.

Fonds Gesundes Österreich (FGÖ) nach Dahlgren & Whitehead (1991): Gesundheitsdeterminanten. http://www.fgoe.org/gesundheitsfoerderung/glossar/gesundheitsdeterminanten. Letzter Zugriff: 25. August 2015.

Guschelbauer, H., Hanifl, L. & C. Fessl (2013): Mehr Gesundheit im Grätzel! In: Soziales Kapital. Wissenschaftliches Journal österreichischer Fachhochschulstudiengänge Soziale Arbeit. Band 9. http://www.soziales-kapital.at/index.php/sozialeskapital/ article/viewFile/254/404.pdf. Letzter Zugriff: 25. August 2015.

Jasper, G., Kiki, A. & K. Kordecky (2004): Stadtteilmanagement als (ein) Weg zur Bürgerkommune: Ein Lern- und Entwicklungsprozess. Studie erarbeitet im Auftrag der Rosa-Luxemburg-Stiftung. http://www.brangsch.de/partizipation/dateien/stadtteil management.pdf. Letzter Zugriff: 25. August 2015.

Nordbahnhof – Städtebauliche Entwicklung (o.J.). http://www.wien.gv.at/stadtentwick lung/projekte/nordbahnhof/. Letzter Zugriff: 25. August 2015.

Reimann, B. (2008): Was macht Quartiere zu Orten der Gesundheitsförderung? Vortrag im Rahmen des Hamburger Expertenforums. http://www.hag-gesundheit.de/uploads/ docs/363.pdf . Letzter Zugriff: 08. Juni 2016

Stadt Wien, Magistratsabteilung 18 – Stadtentwicklung und Stadtplanung (2012): Bevölkerungsevidenz 2012.

Stadt Wien, Magistratsabteilung 23 – Wirtschaft, Arbeit und Statistik (ed.) (2014): Statistisches Jahrbuch der Stadt Wien. Teil 6 – Bezirksporträts – Bezirke 1 bis 23. https://www.wien.gv.at/statistik/pdf/bezirksportraets-1-23.pdf. Letzter Zugriff: 25. August 2015.

Stadt Wien (2005): STEP 05, Stadtentwicklungsplan Wien 2005. http://www.wien.gv.at/stadtentwicklung/strategien/step/step05/download/index.html. Letzter Zugriff: 25. August 2015.

Süß, W. & A. Trojan (2012): Partizipation und Beteiligung in der gemeindenahen Gesundheitsförderung. In: Rosenbrock, R. & S. Hartung (eds.): Handbuch Partizipation und Gesundheit. Bern: 183-196.

WHO – World Health Organisation (1986): Ottawa-Charta zur Gesundheitsförderung. WHO Genf. http://www.euro.who.int/__data/assets/pdf_file/0006/129534/Ottawa_Charter_G.pdf. Letzter Zugriff: 25. August 2015.

Wright, M. T. (2010) (ed.): Partizipative Qualitätsentwicklung in der Gesundheitsförderung und Prävention. Bern.

III Quartier, soziale Ungleichheit und Gesundheit

Mehr Gesundheit in Quartieren durch Umweltgerechtigkeit im städtischen Raum[1]

Christa Böhme, Thomas Preuß

Obwohl der Zusammenhang zwischen sozialer Lage, Umweltqualität und Gesundheit bereits seit langem bekannt ist, wird der soziale Status als wesentlicher Indikator für umweltbezogene gesundheitliche Beeinträchtigungen in Deutschland erst seit wenigen Jahren (wieder) thematisiert (vgl. Bunge & Katzschner 2009). Die Datenlage zu diesem Zusammenhang ist noch sehr lückenhaft – auf Bundes- und Landesebene wie in den Kommunen. Monitoring- und Berichterstattungssysteme, die Sozial-, Umwelt- und Gesundheitsdaten – auch kleinräumig – miteinander verknüpfen, fehlen weitgehend. Gleichwohl zeigen Einzeluntersuchungen: Der Zusammenhang von niedrigem Sozialstatus und höheren Umweltbeeinträchtigungen (Lärm, Luftschadstoffe, mangelnde Ausstattung mit Grün- und Freiflächen, bioklimatische Belastungen) schlägt sich räumlich in sozial benachteiligten Quartieren nieder (vgl. u.a. Senatsverwaltung für Stadtentwicklung und Umwelt et al. 2011).

Das Thema Umweltgerechtigkeit im städtischen Raum – verstanden als Vermeidung und Abbau der räumlichen Konzentration gesundheitsrelevanter Umweltbelastungen sowie als Gewährleistung eines sozialräumlich gerechten Zugangs zu Umweltressourcen – gewinnt daher auch in Deutschland zunehmend an Aufmerksamkeit (vgl. u.a. Bolte et al. 2012; Hornberg et al. 2011, Deutsche Umwelthilfe 2009, 2010 und 2012). Allerdings trifft es bislang vor allem auf das wissenschaftliche Interesse unterschiedlicher Fachdisziplinen (Public Health, Sozial- und Umweltwissenschaften, Stadt- und Raumplanung). In der (kommunalen) Praxis ist das Thema, obwohl Umweltgerechtigkeit eine zentrale Herausforderung bei der Entwicklung kompakter, menschengerechter und resilienter Städte ist, noch kaum „angekommen". Strategien und Maßnahmen zur Umset-

---

1   Der Beitrag ist weitgehend identisch mit der Zusammenfassung des Abschlussberichts zum Forschungsvorhaben „Umweltgerechtigkeit im städtischen Raum – Entwicklung von praxistauglichen Strategien und Maßnahmen zur Minderung sozial ungleich verteilter Umweltbelastungen" (Böhme et al 2015). Dieses Vorhaben wurde vom Deutschen Institut für Urbanistik durchgeführt und vom Umweltbundesamt mit Mitteln des Bundesministeriums für Umwelt, Naturschutz, Bau und Reaktorsicherheit gefördert.

zung von Umweltgerechtigkeit in der kommunalen (Planungs-)Praxis fehlen daher noch weitgehend.

1   Forschungsvorhaben „Umweltgerechtigkeit im städtischen Raum"

Vor diesem Hintergrund führte das Deutsche Institut für Urbanistik (Difu) von 2012 bis 2014 das Forschungsvorhaben „Umweltgerechtigkeit im städtischen Raum" durch (Böhme et al. 2015). Ziel des vom Umweltbundesamt mit Mitteln des Bundesministeriums für Umwelt, Naturschutz, Bau und Reaktorsicherheit geförderten Vorhabens war es, Grundlagen zu liefern, um das Thema Umweltgerechtigkeit im kommunalen Handeln zu etablieren. Es sollten insbesondere Antworten auf folgende praxis- und anwendungsorientierte Forschungsfragen erarbeitet werden:

- Wie lässt sich die integrierte Betrachtung von Umwelt, Gesundheit, Sozialem und Stadtentwicklung als Planungs- und Entscheidungsgrundlage in der kommunalen Praxis verankern? Wie lässt sich die integrierte Betrachtung standardisieren und verstetigen (Monitoringverfahren, umweltbezogenes sozialräumliches Stadtbeobachtungssystem)?
- Mit welchen planungs- und umweltrechtlichen Instrumenten sowie informellen Planungsinstrumenten, aber auch Finanzierungsinstrumenten lassen sich mehrfach belastete Quartiere entlasten und lässt sich das Entstehen solcher Quartiere verhindern? Wo ist es nötig, das Instrumentarium zu erweitern?
- Welche Handlungsansätze, Strategien und Maßnahmen sind auf kommunaler Ebene bereits zu finden, die auf die Entlastung mehrfach belasteter Quartiere abzielen oder deren Entstehung zu verhindern suchen?
- Welche Ergebnisse werden bei der modellhaften Erprobung und Validierung von Instrumenten, Verfahren und Maßnahmen zur Schaffung von mehr Umweltgerechtigkeit in ausgewählten Kommunen erzielt?
- Welche Handlungsempfehlungen lassen sich aus den bereits vorhandenen kommunalen Ansätzen und der modellhaften Anwendung in einzelnen Städten für das kommunale Handeln zur Vermeidung und zum Abbau der räumlichen Konzentration gesundheitsrelevanter Umweltbelastungen sowie zur Gewährleistung eines sozialräumlich gerechten Zugangs zu Umweltressourcen in anderen Städten und Stadtgebieten ableiten?

Zur Beantwortung dieser Fragen wurden verschiedene inhaltlich vernetzte Projektbausteine bearbeitet, die zusammen ein kohärentes Untersuchungsdesign gewährleisteten (vgl. Abbildung 1). Hierzu gehörten:

- *Expertise „Kleinräumiger Monitoringansatz Umweltgerechtigkeit im städtischen Raum"*: Zentrale Basis für Vermeidung und Abbau der sozialräumlichen Konzentration gesundheitsrelevanter Umweltbelastungen ist zunächst eine Bestandsaufnahme der Situation in der Stadt. Notwendig hierfür ist ein Monitoring, das relevante Merkmale von Sozialstruktur, Umweltqualität und gesundheitlicher Lage mit Hilfe valider Indikatoren kleinräumig abbildet. Es muss Kommunen in die Lage versetzen, sozialräumliche Ungleichheiten zu beobachten und Quartiere mit Mehrfachbelastungen zu identifizieren. Vor diesem Hintergrund war es Ziel der Expertise, den Kommunen ein handhabbares und aussagekräftiges Indikatorenset für ein solches Monitoring vorzuschlagen.

- *Expertise „Instrumente zur Erhaltung und Schaffung von Umweltgerechtigkeit"*: Ziel dieser Expertise war es zu prüfen, welche planungs- und umweltrechtlichen Instrumente, informellen Planungsinstrumente, organisatorischen und kooperativen, informatorischen und partizipativen Instrumente sowie Finanzierungsinstrumente sich dafür eignen, auf kommunaler Ebene der ungleichen sozialräumlichen Verteilung von gesundheitsrelevanten Umweltbelastungen und Risiken sowie von Umweltressourcen entgegenzuwirken. Die Instrumente wurden hinsichtlich ihrer Relevanz für die Verbesserung gesundheitsrelevanter Umweltbedingungen sowie die Möglichkeit zur sozialräumlichen Differenzierung bewertet.

- *Kommunale Fallstudien*: Auch wenn das Thema Umweltgerechtigkeit bislang in der kommunalen Praxis noch kaum etabliert ist, verfolgen bereits einige Kommunen Aktivitäten, die zwar nicht unter dem Label „Umweltgerechtigkeit" firmieren, aber gleichwohl auf die Schaffung von mehr Umweltgerechtigkeit im städtischen Raum ausgerichtet sind. Vor diesem Hintergrund war es Ziel der Fallstudien, exemplarisch in fünf ausgewählten Städten (Bezirk Tempelhof-Schöneberg von Berlin, Bottrop, Bremerhaven, Leipzig, Mannheim) die kommunale Praxis mit Blick auf Umweltgerechtigkeit zu untersuchen.

- *Fachtagung „Potenziale für mehr Umweltgerechtigkeit im städtischen Raum"*: Ziel der Fachtagung vom 19. und 20. November 2012 in Berlin war es, darüber zu diskutieren, wie in städtischen Quartieren, die sowohl durch gesundheitsrelevante Umweltprobleme als auch durch soziale Benachteiligungen gekennzeichnet sind, die Umwelt- und Lebensverhältnisse der Bewohnerinnen und Bewohner verbessert sowie Umwelt-, Gesundheits- und soziale Belange stärker integriert werden können. Zudem wurden Zwischenergebnisse des Forschungsvorhabens vorgestellt und diskutiert.

- *Planspiel*: Ziel des mit dem Bezirk Friedrichshain-Kreuzberg von Berlin und den Städten Bottrop, Düsseldorf, Mülheim und Nürnberg durchgeführten Planspiels war es, administrative, organisatorische und rechtliche Instrumente, Verfahren und Maßnahmen zur Schaffung von mehr Umweltgerechtigkeit in der Kommunalverwaltung zu erproben und zu validieren sowie übertragbare und praktikable Handlungsansätze zu identifizieren.

Im Folgenden werden die Ergebnisse des Forschungsvorhabens zusammenfassend vorgestellt.

2 Begriffsbestimmung Umweltgerechtigkeit

Eine allgemein verbindliche Definition des Begriffs Umweltgerechtigkeit steht in Deutschland noch aus. Im Kontext des Forschungsvorhabens „Umweltgerechtigkeit im städtischen Raum" wurde die im Begriff Umweltgerechtigkeit implizit angelegte Zusammenführung der Themen soziale Lage, Umwelt und Gesundheit (vgl. Bolte et al. 2012: 22 f.) aufgegriffen. Vor diesem Hintergrund wurde Umweltgerechtigkeit als ein „normatives Leitbild" (Bolte et al. 2012: 23) definiert, das auf die Vermeidung und den Abbau der sozialräumlichen Konzentration gesundheitsrelevanter Umweltbelastungen sowie die Gewährleistung eines sozialräumlich gerechten Zugangs zu Umweltressourcen orientiert ist. Umweltgerechtigkeit verfolgt auf diese Weise das Ziel, umweltbezogene gesundheitliche Beeinträchtigungen zu vermeiden und zu beseitigen sowie bestmögliche umweltbezogene Gesundheitschancen herzustellen.

Umweltgerechtigkeit beschreibt damit einen gewünschten Zustand, der in der Regel Handlungsbedarf impliziert, und nimmt Bezug auf das „Schutzgut" Mensch (vgl. Hornberg et al. 2011: 27) sowie die Verwirklichung des im Grundgesetz verankerten Grundsatzes der „Herstellung gleichwertiger Lebensverhältnisse" (Artikel 72 Abs. 2). Der Begriff verbindet dadurch klassische Ziele des gesundheitsbezogenen Umweltschutzes im Sinne der Vermeidung oder Beseitigung von Umweltbelastungen mit dem aus dem Gleichheitsgrundsatz und dem Sozialstaatsprinzip abgeleiteten Ziel eines sozialgerechten Zugangs zu einer möglichst gesunden Lebensumwelt. Umweltgerechtigkeit kann daher im Sinne einer integrierten Strategie für die Politikbereiche Umwelt, Gesundheit, Stadtentwicklung und Soziales nutzbar gemacht werden.

Dabei können insbesondere drei Aspekte von Umweltgerechtigkeit differenziert werden (vgl. Maschewsky 2004 und 2008):

- *Verteilungsgerechtigkeit*: gerechte bzw. angemessene Verteilung von (nicht vermeidbaren) Umweltbelastungen, aber auch von Umweltressourcen,
- *Zugangsgerechtigkeit*: gleichberechtigter Zugang zu Umweltressourcen,
- *Verfahrensgerechtigkeit*: gleiche Möglichkeiten der Beteiligung an Informations-, Planungs-, Anhörungs- und Entscheidungsprozessen für alle unmittelbar von umweltbezogenen Interventionen Betroffenen.

Umweltgerechtigkeit fokussiert in der Regel auf den städtischen Raum oder auf Stadtregionen und kann sich neben der physischen Umwelt (natürliche Umwelt und gebaute Umwelt) auch auf die soziale Umwelt (Individuen, Gruppen, soziale Beziehungsgeflechte) beziehen. Im Forschungsvorhaben „Umweltgerechtigkeit im städtischen Raum" stand die physische Umwelt im Vordergrund.

3 Umweltgerechtigkeit: Zugang und Motivation von Kommunalpolitik und -verwaltung

Der Begriff Umweltgerechtigkeit ist in Kommunalverwaltung und -politik in Deutschland bislang nicht eingeführt. Er ist erklärungsbedürftig und wird häufig mit Begriffen wie „umweltgerecht" oder „ökologische Gerechtigkeit" gleichgesetzt, obwohl sie inhaltlich davon abweichen. Zudem wird „Gerechtigkeit" in der Vergangenheit bereits in vielen anderen Sachzusammenhängen wie z.B. Bildung, Behinderung, Generationen, Alter, Soziales verwendet. In der kommunalen Praxis stößt der „inflationäre" Gebrauch des Gerechtigkeitsbegriffs an die Grenzen dessen, was machbar und umsetzbar erscheint. Daher wird der Begriff Umweltgerechtigkeit in der kommunalen Praxis kritisch reflektiert.

Unabhängig von der Debatte um den geeigneten Terminus erscheint es notwendig, die Relevanz von Umweltgerechtigkeit für das kommunale Handeln zu kommunizieren und die daran beteiligten bzw. davon betroffenen Akteure genauer zu identifizieren, um so den Begriff Umweltgerechtigkeit mit Leben zu füllen. Dabei sind aus kommunaler Perspektive folgende Aspekte für die Argumentation und Kommunikation wichtig:

- In den Kommunen bestehen vielfältige Anknüpfungspunkte für das Thema Umweltgerechtigkeit, vor allem in den Bereichen Stadtentwicklung/Stadtplanung und Umwelt. Integrierte Stadt(teil)entwicklungskonzepte, die Städtebauförderprogramme Soziale Stadt und Stadtumbau, Konzepte und Initiativen für Nachhaltigkeit, die Lokale Agenda 21 sowie Planungen und Konzepte aus dem Umweltbereich greifen seit geraumer Zeit wesentliche Teilaspekte von Umweltgerechtigkeit auf.

- Die Verknüpfung von Daten zum Zustand der Umwelt, zur sozialen Lage und Gesundheit kann dazu beitragen, räumliche Schwerpunkte und Betroffenheit abzubilden sowie die in vielen Kommunen vorhandenen Zusammenhänge zwischen den Teilbereichen mit den daraus resultierenden Mehrfachbelastungen plastisch darzustellen und in den politischen Raum zu kommunizieren. Die hierfür erforderlichen Informationen, Daten und Indikatoren liegen in den Kommunen vielfach bereits vor, müssen aber in geeigneter Weise aufbereitet und miteinander verschnitten werden.

- Zentrale Motive von Kommunalpolitik und -verwaltung wie „Verbesserung der Lebensqualität", „Schaffung einer lebenswerten und nachhaltigen Stadt", „gesundheitliche Chancengleichheit" sind breit akzeptiert und sind in großen Teilen zielkongruent mit Umweltgerechtigkeit. Dies erleichtert es, kommunalpolitische Akteure für die mit dem Begriff Umweltgerechtigkeit verbundenen Zielsetzungen zu sensibilisieren.

- Aktivitäten im Sinne von Umweltgerechtigkeit zu bündeln, kann für Kommunalpolitik und -verwaltung einen Mehrwert generieren, z.B. in Form einer stärker ressortübergreifenden Zusammenarbeit, von integrierten Lösungs- und Handlungsansätzen, eines effizienteren Einsatzes von Haushalts- und Fördermitteln und nicht zuletzt eines Imagegewinns.

Die genannten Aspekte sind Voraussetzung dafür, Umweltgerechtigkeit zum Thema der kommunalpolitischen Agenda zu machen. Sie können dazu beitragen, Maßnahmen, die darauf abzielen, der ungleichen sozialräumlichen Verteilung von gesundheitsrelevanten Umweltbelastungen und Risiken sowie von Umweltressourcen entgegenzuwirken, mehrheitsfähig werden zu lassen, etwa bei Entscheidungen über räumliche und inhaltliche Präferenzen bedeutsamer Planungen, Konzepte und Maßnahmen in den Bereichen Stadtentwicklung, Umwelt, Soziales und Gesundheit.

Über die Notwendigkeit der Schärfung und Definition des Begriffs sowie die Sensibilisierung und Motivierung von Kommunalpolitik und -verwaltung hinaus ist im Forschungsvorhaben deutlich geworden: Es bedarf in den Kommunen zusätzlicher Anreize, um das Thema Umweltgerechtigkeit zu verankern. Hierfür erscheinen Fördermittel, Wettbewerbe und Modellprojekte notwendig, die vor allem auf Bundes- und Landesebene initiiert werden sollten. Dass Umweltgerechtigkeit in den Kommunen alleine aufgrund der mittelbaren Verankerung im Baugesetzbuch (BauGB)[2] auf die Agenda gesetzt wird, ist dagegen nicht zu erwarten, zumal der Begriff, wie oben dargestellt, nicht eingeführt ist.

---

2   § 1 Abs. 6 Nr. 1 und 7c BauGB: Berücksichtigung der allgemeinen Anforderungen an gesunde Wohn- und Arbeitsverhältnisse sowie der umweltbezogenen Auswirkungen auf den Menschen und seine Gesundheit.

Sowohl die Ergebnisse der Fallstudien als auch des Planspiels machen deutlich, dass Umweltgerechtigkeit nicht als separate Aufgabe im Verwaltungshandeln implementiert werden sollte. Vielmehr sollte es darum gehen, das Thema an bestehende Konzepte und Planungen, Leitbild- oder Zielfindungsprozesse vor allem im Bereich der integrierten Stadt(teil)entwicklung anzudocken. Ein derartiges Vorgehen bietet sich aufgrund des integrierenden Charakters insbesondere von informellen Instrumenten der Stadtentwicklung an.

4   Daten, Indikatoren, Monitoring

Zur Identifizierung von städtischen Teilräumen, in denen sich Umweltbelastungen in Verbindung mit sozialen und gesundheitlichen Benachteiligungen konzentrieren, bedarf es eines kleinräumig ausgerichteten gesamtstädtischen Monitorings von Umweltsituation sowie sozialer und gesundheitlicher Lage in den Kommunen. Hierbei geht es darum, möglichst bereits in den Kommunen vorliegende Daten und Indikatoren zu diesen drei Bereichen zusammenzustellen, räumlich zu verschneiden und auszuwerten. Ein solches Monitoring kann erstens in Kommunen die Basis für politische Entscheidungen und administratives Handeln mit dem Ziel bilden, Mehrfachbelastungen zu vermeiden oder abzubauen. Zweitens kann ein solches Monitoring wichtige Hinweise für den Instrumenten- und Fördermitteleinsatz geben und der Beurteilung der Wirksamkeit von Maßnahmen dienen. Drittens können die Ergebnisse des Monitoring für die Öffentlichkeitsarbeit sowie die Aktivierung von Zivilgesellschaft und Betroffenen genutzt werden.

Vor diesem Hintergrund wurde im Forschungsvorhaben unter anderem auf Basis der Ergebnisse des Modellvorhabens „Umweltgerechtigkeit im Land Berlin" (Senatsverwaltung für Stadtentwicklung und Umwelt et al. 2011) ein zweistufiger Monitoringansatz entwickelt (vgl. Abbildung 2). Die erste Stufe umfasst die gesamtstädtische kleinräumige Betrachtung der Bereiche soziale Lage, Umwelt und Gesundheit mittels Basisindikatoren und die Visualisierung der Ergebnisse mittels eines Geographischen Informationssystems in thematischen Einzelkarten sowie in einer Mehrfachbelastungskarte (Überlagerung der thematischen Einzelkarten). Ziel dieser ersten Stufe ist die Identifizierung mehrfach belasteter Quartiere in der Kommune.

In der zweiten Stufe des vorgeschlagenen Monitoringansatzes geht es um eine vertiefende Betrachtung der als mehrfach belastet identifizierten Quartiere mittels Vertiefungsindikatoren und ergänzender qualitativer Erhebungen (z.B. Bewohnerbefragungen). Auf diese Weise soll die Erfassung insbesondere der Umweltsituation, aber auch der sozialen und gesundheitlichen Lage im Gebiet qualifiziert werden. Auch für diese zweite Stufe ist eine Visualisierung der Ergebnisse vorgesehen, die durch textliche Gebietsprofile ergänzt werden kann. Das Set an Basis- und Vertiefungsindikatoren des Monitoringansatzes versteht sich als ein Vorschlag für die Kommunen. Je nach Datenlage und Anknüpfungsmöglichkeiten an bereits vorhandene Monitoringroutinen kann und sollte das vorgeschlagene Indikatorenset in den Kommunen modifiziert und angepasst werden.

Folgende Basisindikatoren werden vorgeschlagen:

- *Soziale Lage*: Anteil von Langzeitarbeitslosen, Anteil der erwerbstätigen SGB II-Empfänger, Anteil der Kinderarmut und Anteil der Jugendarbeitslosigkeit;
- *Umweltsituation*: Belastung durch Straßenverkehrslärm, Feinstaub und Stickstoffdioxid, Versorgung mit öffentlichen Grünflächen;
- *Gesundheitliche Lage*: Anteil von Kindern mit Übergewicht und Adipositas sowie mit grobmotorischen Störungen bei Schuleingangsuntersuchungen.

Der vorgeschlagene Monitoringansatz wurde im Planspiel als prinzipiell praktikabel und anschlussfähig eingeschätzt. Alle Planspielkommunen können auf kleinräumige Daten zur sozialen Lage und zur Umweltsituation zurückgreifen, um mehrfach belastete Quartiere mittels der vorgeschlagenen Basisindikatoren zu identifizieren. Die Fallstudienergebnisse bestätigen die vergleichsweise gute Datenlage zur sozialen Lage und zur Umweltsituation. Anders stellt sich die Situation für die Daten zur gesundheitlichen Lage dar. Es liegen zwar in allen Planspielkommunen Daten zu den vorgeschlagenen Basisindikatoren vor, allerdings in der Regel ohne kleinräumigen Bezug. Ein ähnliches Bild zeigt sich in den Fallstudienstädten. Grundsätzlich wird jedoch der Vorschlag, Indikatoren aus den Schuleingangsuntersuchungen zu nutzen, von den Planspielkommunen unterstützt. Dabei wird vor allem darauf hingewiesen, dass der Gesundheitszustand von Vorschulkindern tatsächlich in Korrelation mit den Belastungen und Ressourcen der Umwelt des jeweiligen Sozialraums stehe. Bei dieser Altersgruppe sei im Gegensatz zu Erwachsenen davon auszugehen, dass sie den größten Teil ihres bisherigen Lebens am gleichen Wohnstandort verbracht hat.

Deutlich wurde im Planspiel: Eine Klassifizierung der städtischen Teilräume hinsichtlich Umweltgerechtigkeit macht eine Gewichtung der erhobenen Indikatoren erforderlich, und für die Ermittlung von Handlungsbedarf sind Interventionswerte unerlässlich. Hierbei sollte es darum gehen, mit Blick auf Vorsorge individuell in jeder Kommune strengere Interventionswerte als die gesetzlich vorgeschriebenen Grenzwerte festzulegen.

5 Handlungsfelder, Maßnahmen und Projekte für Umweltgerechtigkeit

Aktivitäten zur Schaffung von mehr Umweltgerechtigkeit in den Kommunen können einerseits auf das Vermeiden und Verringern von Umweltbelastungen und andererseits auf verbesserten Zugang zu Umweltressourcen zielen. Deutlich wurde sowohl in den Fallstudienstädten als auch in den Planspielkommunen eine Fokussierung auf bauliche und freiraumbezogene Maßnahmen und Projekte zur Innenentwicklung. Zudem handelt es sich bei den in den Blick genommenen städtischen Teilräumen in der Regel um sozial benachteiligte Stadtteile/Quartiere, die häufig Fördergebiete der Städtebauförderprogramme Soziale Stadt und Stadtumbau sind.

Die Ergebnisse aus den Fallstudien und dem Planspiel zeigen ein breites Spektrum möglicher Maßnahmen und Projekte vor allem in folgenden Handlungsfeldern auf:

- *Reduzierung der Lärmbelastung durch Verkehr*, z.B. durch Einsatz lärmmindernder Fahrbahnbeläge, begrünte Straßenbahngleise, Einbau von Schallschutzfenstern, Geschwindigkeitsbegrenzungen,
- *Luftreinhaltung und Stadtklima*, z.B. durch Durchfahrtverbote für Lkw, Lenkung des Pkw-Verkehrs, Reduzierung von Überwärmung durch Förderung von Grünstrukturen, Reduzierung der lokalen Brennstellen,
- *energetische Sanierung im Gebäudebestand*, z.B. durch Wärmedämmung, Beratung zu energetischer Sanierung und gesunder Innenraumluft,
- *umweltfreundliche Mobilität*, z.B. durch Steigerung der Attraktivität des Öffentlichen Personennahverkehrs, Förderung von Fußgänger- und Fahrradverkehr, Förderung von Elektromobilität,
- *familien-, kinder-, jugend- und seniorenfreundliche Stadtteilentwicklung*, z.B. durch attraktive Straßenraumgestaltung, Abbau von Gefahren in Verkehrsräumen, Schaffung von Barrierefreiheit,
- *Entwicklung von Grün- und Spielflächen*, z.B. durch Erhalt und Schaffung kleiner Grünflächen sowie von Spiel- und Bewegungsflächen, Schaffung temporärer grüner Zwischennutzungen, Dach- und Fassadenbegrünung, Innenhof-Entsiegelung,
- *Umwelt- und Gesundheitsbildung*, z.B. durch Schaffung von Umwelt- und Naturerfahrungsräumen, Informationen zu Umwelt und Gesundheit für Erwachsene.

In der Diskussion um Handlungsfelder für die Schaffung von mehr Umweltgerechtigkeit wurden von den Fallstudienstädten und Planspielkommunen auch mögliche unerwünschte Effekte von Maßnahmen zur Verbesserung der Umweltqualität angesprochen. Hierzu zählt insbesondere die Problematik der möglichen Gentrifizierung, also die Verdrängung einkommensschwacher und alteingesessener Bevölkerung durch die Aufwertung der Quartiere und nachfolgende Mietpreiserhöhungen. Vor allem in Städten mit angespanntem Wohnungsmarkt kann die Entwicklungsdynamik dazu führen, dass von Maßnahmen zur Schaffung von Umweltgerechtigkeit daher nicht die in den Blick genommene Zielgruppe der sozial Benachteiligten profitiert, sondern sozial besser gestellte Bevölkerungsgruppen.

6   Instrumente für Umweltgerechtigkeit

Planung und Umsetzung von Maßnahmen und Projekten für mehr Umweltgerechtigkeit in der Kommune bedürfen ganz unterschiedlicher Instrumente (vgl. im Folgenden Böhme & Bunzel 2014).

Hinsichtlich der formellen planungs- und umweltrechtlichen Instrumente stellen die verschiedenen hoheitlichen Eingriffsbefugnisse einen Instrumentenkasten dar, der nach den jeweiligen Erfordernissen genutzt werden kann. Hierzu gehören insbesondere:

- strategische Umweltprüfungen und Umweltverträglichkeitsprüfungen,
- Bauleitpläne (Flächennutzungsplan, Bebauungspläne),
- das besondere Städtebaurecht (insbesondere städtebauliche Sanierung, Stadtumbau, Soziale Stadt),
- der anlagen- und gebietsbezogene Immissionsschutz (unter anderem Luftreinhalteplanung, Lärmminderungs-/Lärmaktionsplanung),
- Instrumente des Naturschutzrechts, insbesondere zur Verbesserung der Erholungsmöglichkeiten im Wohnumfeld (Landschaftsplanung, Eingriffsregelung usw.).

Informelle Planungsinstrumente sind in ihrer Anwendung gesetzlich nicht vorgeschrieben, sondern in die freie Entscheidung der Kommunen gestellt. Die räumliche Ausdehnung sowie die thematische Schwerpunktsetzung der informellen Pläne können flexibel an die Erfordernisse im jeweiligen Einzelfall angepasst werden. Kennzeichnend für informelle Planungsinstrumente ist zudem die größere Offenheit für ressortübergreifende sowie integrative Analysen und Lösungsansätze. Darüber hinaus sind sie durch ein breites Spektrum an Kooperations- und Beteiligungsmöglichkeiten mit Akteuren auch außerhalb der Verwaltung charakterisiert. Informelle planerische Instrumente bieten sich vor allem an, um Grundlagen für integriertes Handeln in Bezug auf gesundheitsrelevante Umweltbelastungen und soziale Belastungsfaktoren zu schaffen. Sie können damit die Basis für umweltrechtliche Maßnahmen und gleichermaßen für investive Maßnahmen der Gemeinden bilden. Im Kontext von Umweltgerechtigkeit können insbesondere folgende informelle Planungsinstrumente eine Rolle spielen:

- integrierte Stadt(teil)entwicklungskonzepte unter Einbeziehung etwa von Luftreinhalte- und Lärmaktionsplanung sowie Verkehrsentwicklungsplänen, Freiraumentwicklungsplanung, Klimaschutz- und Klimaanpassungskonzepten und anderen formellen und informellen Plänen,
- sektorale gesamt- und teilraumbezogene Konzepte wie Verkehrsentwicklungspläne und -konzepte, Freiraumkonzepte, Klimaschutzkonzepte, Gesundheitspläne,
- kommunale Grundsatzbeschlüsse zu Umweltgerechtigkeit,
- Stadtmonitoring (kontinuierliche daten- und indikatorengestützte Beobachtung räumlicher Entwicklungen).

Mit Blick auf Finanzierungsinstrumente ist zu berücksichtigen, dass die Spielräume für freiwillige, d.h. gesetzlich nicht verpflichtende Ausgaben in vielen Kommunen aufgrund einer strukturellen Unterfinanzierung ihrer Haushalte sehr gering sind. Große Bedeutung haben deshalb Förderprogramme des Bundes, der Länder und der Europäischen Union – insbesondere die Städtebauförderprogramme Soziale Stadt und Stadtumbau sowie Programme zur Lärmsanierung. Soweit finanzielle Spielräume in den Kommunen vorhanden sind, kommen auch kommunale Förderprogramme, z.B. zur Hof-, Fassaden- oder Dachbegrünung oder zur Lärmsanierung, zum Tragen.

In der Gesamtschau über die Bereiche der formellen planungs- und umweltrechtlichen Instrumente, der informellen Planungsinstrumente sowie der Finanzierungsinstrumente stellt sich heraus, dass die Instrumente jeweils spezifische Potenziale zur Verbesserung der Umweltgerechtigkeit aufweisen. Jedoch ist keines der untersuchten Instrumente für sich genommen und alleine in der Lage, Umweltgerechtigkeit zu schaffen. Vielmehr ist das gesamte ausdifferenzierte Set an Instrumenten mit seinen vielfältigen Synergien und Wechselwirkungen in den Blick zu nehmen und je nach Ausgangslage variabel und aufeinander abgestimmt zum Einsatz zu bringen.

Ausgangspunkt ist ein rechtlich geforderter hoher Standard in Bezug auf die umweltrelevanten Anforderungen bei neuen Vorhaben und Planungen. Im Siedlungsbestand ist mindestens die Abwendung von Gesundheitsgefahren bei vorhandenen Umweltbelastungen rechtlich sichergestellt und geboten. In Teilbereichen gibt es darüber hinaus Anforderungen zur nachträglichen Anpassung an verbesserte Umweltstandards. Die Einflussmöglichkeiten sind im Bestand jedoch deutlich geringer.

Die für die Schaffung von mehr Umweltgerechtigkeit notwendige integrative Betrachtung aller relevanten Ziele und Maßnahmen erfordert ein entsprechend integratives Planungsinstrument. Geeignet hierfür sind insbesondere integrierte Stadt(teil)entwicklungskonzepte, die im Bereich der Stadterneuerung, des Stadtumbaus und in Gebieten der Sozialen Stadt vorgeschrieben sind, aber als informelle Planwerke auch in anderen Quartieren aufgestellt werden können. Auch die Bauleitplanung als räumliche Gesamtplanung ist auf Integration angelegt. Insbesondere die Integration und Zusammenführung der umweltrechtlichen Instrumente in der räumlichen Gesamtplanung ist von zentraler Bedeutung, da diese Instrumente sozialräumliche Aspekte und soziale Lagen nicht berücksichtigen. Zudem sind diese Instrumente nur auf Einzel-, nicht aber auf Mehrfachbelastungen ausgerichtet.

Defizite bei der Anwendung der untersuchten Instrumente sind vor allem bei der Berücksichtigung gesundheitlicher Belange festzustellen. Dies trifft insbesondere auf die Bearbeitung des Schutzgutes „Menschliche Gesundheit" in der Umweltverträglichkeitsprüfung/Strategischen Umweltprüfung, aber auch für die gesetzlich vorgesehene Trägerbeteiligung bei Planungsverfahren zu. Ein räumlich ausgerichteter kommunaler Fachplan Gesundheit als neues informelles Planungsinstrument könnte diese Situation verbessern und zu einer systematischeren Beachtung von Gesundheitsbelangen beitragen.

Schließlich hat sich über alle Instrumentenbereiche hinweg herausgestellt, dass zwei Schlüsselfragen für eine erfolgreiche Strategie hin zu mehr Umweltgerechtigkeit von herausragender Bedeutung sind: Zum einen ist das die Frage nach der politischen Opportunität. Viele der genannten Instrumente können ihre Wirksamkeit in Bezug auf die Ziele der Umweltgerechtigkeit nur dann wirksam entfalten, wenn die in den Kommunen zuständigen politischen Entscheidungsorgane die damit verfolgten Zielsetzungen unterstützen. Das politische „Wollen" ist Grundvoraussetzung für mehr Umweltgerechtigkeit. Zum anderen stellt sich die Finanzierung von Maßnahmen zur Verbesserung der gesundheitsrelevanten Umweltbedingungen generell als große Herausforderung dar. Die in vielen Kommunen anzutreffenden strukturellen Haushaltsprobleme wirken sich damit als gravierendes Hemmnis aus. Umso wichtiger ist die langfristige, gezielte und aufeinander abgestimmte Gestaltung finanzieller Anreize für mehr Umweltgerechtigkeit durch Förderprogramme des Bundes, der Länder und der Europäischen Union.

7   Kooperationen für Umweltgerechtigkeit

Die Zusammenarbeit zwischen verschiedenen Fachressorts in der Kommunalverwaltung ist von essentieller Bedeutung für die erfolgreiche Umsetzung von Maßnahmen, die unter Beachtung sozialräumlicher Erfordernisse eine Verbesserung der gesundheitsrelevanten Umweltbedingungen bewirken sollen. Neben den Verwaltungseinheiten für Stadtentwicklung/Stadtplanung, Umwelt, Gesundheit und Statistik sollten ggf. auch die zuständigen Verwaltungen für Jugendhilfe und Sozialplanung einbezogen werden, um eine stärkere thematische Integration zu erreichen. Die konkrete Form der Zusammenarbeit in der Kommune wird sich auch an den ortsspezifischen Strukturen und der jeweiligen Leistungsfähigkeit der Verwaltung orientieren müssen. Bei kreisangehörigen Kommunen ist zudem zu berücksichtigen, dass viele Zuständigkeiten für Umwelt, Gesundheit, Jugendhilfe und Soziales regelmäßig beim Kreis angesiedelt sind.

Für die Kooperation der Fachressorts sind die relevanten Schnittstellen zu identifizieren. Hierbei ist die Bildung formeller Strukturen der Zusammenarbeit in Form ressortübergreifender Arbeitsgruppen nicht unbedingt erforderlich. Auch informelle Formen der Ämterkooperation können bei der Verankerung von Umweltgerechtigkeit als integrativem Ansatz erfolgversprechend sein. Allerdings müssen hierfür die richtigen, d.h. engagierten und kooperationswilligen Personen in der Verwaltung angesprochen werden.

Generell sollte an bereits bestehende ämterübergreifende Abstimmungsrunden angeknüpft und sollten keine neuen Strukturen geschaffen werden. In Betracht kommen insbesondere im Rahmen des Programms Soziale Stadt und des hiermit verbundenen Quartiermanagements geschaffene ressortübergreifende Arbeitsgruppen, aber auch bereits eingerichtete Ämterrunden im Kontext integrierter Stadtentwicklungsplanung, der Lokalen Agenda 21 oder des Programms Stadtumbau.

In all diesen Arbeitsgruppen und Runden – dies zeigen sowohl die Ergebnisse aus den Fallstudien als auch aus dem Planspiel – ist die Gesundheitsverwaltung in der Regel kaum oder gar nicht vertreten und daher stärker als bisher einzubeziehen. Die intensivere Einbindung der Gesundheitsämter setzt voraus, dass diese in ihrer Aufgabenerfüllung einen stärkeren (sozial)räumlichen Bezug ausbilden, um an räumlichen Planungen und Konzepten partizipieren zu können. Außerdem ist es erforderlich, dass die Verwaltungseinheiten für Umwelt und Gesundheit bei Konzepten und Planungen der Stadtentwicklung zu einem frühen Zeitpunkt in das Verfahren einbezogen werden, um Belange von Umwelt und Gesundheit adäquat einbringen zu können. Der Zeitpunkt der bei formellen Planungen gesetzlich vorgeschriebenen Trägerbeteiligung ist hierfür in der Regel zu spät.

Neben der Kooperation innerhalb der Verwaltung sind für eine erfolgreiche Verankerung des Themas Umweltgerechtigkeit und für die Umsetzung relevanter Planungen und Maßnahmen in mehrfach belasteten Quartieren auch Kooperationen zwischen Verwaltung und verwaltungsexternen Akteuren wichtig. Kooperationen mit zivilgesellschaftlichen Akteuren, Unternehmen und privaten Eigentümern können dazu beitragen, deren Ideen, Interessen und Engagement für gemeinsame Maßnahmen und Projekte zur Verbesserung der gesundheitsrelevanten Umweltbedingungen in mehrfach belasteten Quartieren zu nutzen. In der Regel wird diese Kooperation auf Basis informeller Absprachen erfolgen. Sie kann aber auch im Zusammenhang mit Neubauvorhaben oder Maßnahmen zur städtebaulichen Sanierung und Entwicklung formell durch städtebauliche Verträge mit Grundstückseigentümern, Gewerbetreibenden, Investoren geregelt werden. Zudem ist das Quartiermanagement im Programm Soziale Stadt aufgrund seiner intermediären Schnittstellenfunktion zwischen Verwaltungs- und Quartiersebene eine Struktur, die für die Kooperation mit verwaltungsexternen Akteuren genutzt werden kann und sollte.

8 Umweltgerechtigkeit und Partizipation

Neben Verteilungs- und Zugangsgerechtigkeit ist Verfahrensgerechtigkeit ein wichtiger Aspekt von Umweltgerechtigkeit. Verfahrensgerechtigkeit meint gleiche Möglichkeiten der Beteiligung an Informations-, Planungs-, Anhörungs- und Entscheidungsprozessen für alle unmittelbar von umweltbezogenen Interventionen Betroffene (fair deal; vgl. Maschewsky 2004: 223). Ein entscheidendes Kriterium für Umweltgerechtigkeit ist also das frühzeitige Einbeziehen der potenziell von einer Planung oder einer Maßnahme Betroffenen. Sie müssen die Möglichkeit haben, Einfluss auf die Prozesse und die Auswirkungen umweltbezogener Interventionen zu nehmen. Partizipation ist dabei nicht nur mit Blick auf Entscheidungen über umweltbelastende oder umweltentlastende Planungen und Maßnahmen ein wichtiger Gesichtspunkt. Auch bei der Verteilung und Zugänglichkeit von Umweltressourcen wie beispielsweise Grünflächen spielt sie eine bedeutende Rolle.

Zu den wichtigen Instrumenten und Elementen von Partizipation zählen:

- förmliche Beteiligungsverfahren im Rahmen der Bauleitplanung und von umweltbezogenen Fachplanungen (frühzeitige Öffentlichkeitsbeteiligung, öffentliche Auslegung von Plänen usw.),

- Formen informeller Beteiligung wie Planungswerkstätten, Stadtteilkonferenzen, Foren unter anderem im Rahmen von Stadtentwicklungsplanung und anderen informellen Planungsprozessen,
- Aktivierung/Empowerment mit dem Ziel der Teilhabe und Verantwortungsübernahme (unter anderem Umweltbildung).

Die bisherige Praxis in den Kommunen zeigt jedoch, dass durch die formellen und viele informelle Beteiligungsverfahren einige Bevölkerungsgruppen kaum oder gar nicht erreicht werden. Dies gilt insbesondere für solche Gruppen, die aufgrund ihres Sozial-, Bildungs- und Einkommensstatus, ihrer Sprachkompetenz oder kulturellen Herkunft ihre Interessen in klassischen Beteiligungsverfahren schlecht vertreten können. Dies sind aber gleichzeitig die Bevölkerungsgruppen, die oftmals in den städtischen Quartieren leben, in denen sich Umweltbelastungen sowie soziale und gesundheitliche Benachteiligungen überlagern und konzentrieren.

Als besonders geeignet in Bezug auf Passfähigkeit und Ansprache-Erfolg bei sozioökonomisch benachteiligten und beteiligungsfernen Bewohnerinnen und Bewohnern werden von der kommunalen Praxis aufsuchende („Geh-Strukturen") und aktivierende Beteiligungsansätze im Quartier oder Stadtteil eingeschätzt. Insbesondere die lokalen Quartiermanagerinnen und -manager im Rahmen der Umsetzung des Städtebauförderprogramms Soziale Stadt werden als Dreh- und Angelpunkt für eine erfolgreiche Ansprache und Partizipation von sozioökonomisch benachteiligten und beteiligungsfernen Bevölkerungsgruppen angesehen. Mit einer solchen niedrigschwelligen Beteiligungsarbeit vor Ort können nach Einschätzung der Planspielkommunen mehrfach belastete Bevölkerungsgruppen besonders gut erreicht werden. Vor allem projektbezogene Beteiligungsformen (unter anderem Mitmach-Angebote bei Projekten zur Freiraumentwicklung) und zielgruppenbezogene Methoden, die vielfach im Bereich der migrantischen Milieus erprobt sind, werden als erfolgversprechend betrachtet, unter anderem muttersprachliche Beteiligungsangebote, Ansprache durch Multiplikatoren.

Umweltbildung kann die Fähigkeit von Bewohnerinnen und Bewohnern mehrfach belasteter Quartiere stärken, sich an umweltrelevanten Entscheidungen zu beteiligen und sich für eine Verbesserung der Umweltbedingungen einzusetzen. Allerdings wird dies nur gelingen, wenn die Umweltbildung gezielt auf diese Bevölkerungsgruppen ausgerichtet ist und deren Möglichkeiten und Grenzen berücksichtigt. Durch gängige Angebote von Umweltbildung wird die Zielgruppe der sozial Benachteiligten bisher nur eingeschränkt erreicht. Nur wenige Angebote und Projekte von Umweltbildung sind bislang gezielt auf diese Bevölkerungsgruppen ausgerichtet. Das Potenzial von Umweltbildung, sozial benachteiligte Gruppen hinsichtlich Umweltbewusstsein und Beteiligungskompetenzen zu stärken, wird daher in der bisherigen Praxis nicht optimal genutzt. Erst die Befähigung zum aktiven Handeln eröffnet Chancen, die Vulnerabilität der Menschen gegenüber umweltbedingten Gesundheitsrisiken zu reduzieren.

9   Fazit: Umweltgerechtigkeit ist eine Gemeinschaftsaufgabe

Ein Mehr an Umweltgerechtigkeit ist eine zentrale Herausforderung bei der Entwicklung kompakter, menschengerechter und resilienter Städte. Für die Implementierung des bislang im kommunalen Handeln noch vernachlässigten Themas wird es zukünftig entscheidend darauf ankommen, Umweltgerechtigkeit kommunalpolitisch zu verankern. Das politische „Wollen" ist Grundvoraussetzung dafür, dass bei kommunalpolitischen Entscheidungen über räumliche und inhaltliche Präferenzen Maßnahmen zur Schaffung von mehr Umweltgerechtigkeit mehrheitsfähig sind. Die kommunalpolitischen Akteure müssen von dem Thema Umweltgerechtigkeit so überzeugt werden, dass sie bereit sind, hierfür finanzielle und personelle Ressourcen bereitzustellen und sich zu diesem Thema zu bekennen. Auch wenn Kommunen bei der Implementierung von Umweltgerechtigkeit eine Schlüsselrolle zukommt, werden sie alleine mit dieser Aufgabe überfordert sein. Nur durch das Zusammenwirken von Politik und Verwaltung auf Bundes-, Landes- und kommunaler Ebene, von Wissenschaft und Zivilgesellschaft wird es möglich sein, das Thema Umweltgerechtigkeit dauerhaft zu verankern und gesunde Quartiere und Lebensbedingungen für alle in unseren Städten zu schaffen.

Literatur

Böhme, C., & A. Bunzel (2014): Umweltgerechtigkeit im städtischen Raum. Expertise „Instrumente zur Erhaltung und Schaffung von Umweltgerechtigkeit". Berlin. http://www.difu.de/publikationen/2014/umweltgerechtigkeit-im-staedtischen-raum-expertise.html. Letzter Zugriff: 28. Oktober 2015.

Böhme, C., Preuß, T., Bunzel, A., Reimann, B., Seidel-Schulze, A. & D. Landua (2015): Umweltgerechtigkeit im städtischen Raum – Entwicklung von praxistauglichen Strategien und Maßnahmen zur Minderung sozial ungleich verteilter Umweltbelastungen. (UBA-Reihe Umwelt & Gesundheit 01/2015). Dessau-Roßlau. https://www.um weltbundesamt.de/sites/default/files/medien/378/publikationen/umwelt_und_gesund heit_01_2015.pdf. Letzter Zugriff: 28. Oktober 2015.

Bolte, G., Bunge, C., Hornberg, C., Köckler, H. & A. Mielck (eds.) (2012): Umweltgerechtigkeit durch Chancengleichheit bei Umwelt und Gesundheit – Konzepte, Datenlage und Handlungsperspektiven. Bern.

Bunge, C. & A. Katzschner (2009): Umwelt, Gesundheit und soziale Lage. Studien zur sozialen Ungleichheit gesundheitsrelevanter Umweltbelastungen. Umwelt & Gesundheit 2/2009. Dessau-Roßlau.

Deutsche Umwelthilfe e.V. (ed.) (2009): Umweltgerechtigkeit – Handlungsmöglichkeiten für mehr soziale Gerechtigkeit durch kommunalen Umweltschutz. Radolfzell.

Deutsche Umwelthilfe e.V. (ed.) (2011): Umweltgerechtigkeit & Biodiversität. Mehr Umweltgerechtigkeit durch urbane Biodiversität, neue Wege in der Stadtentwicklung und Umweltbildung. Radolfzell.

Deutsche Umwelthilfe e.V. (ed.) (2012): Umweltgerechtigkeit & Biologische Vielfalt. Stadtnatur und ihre soziale Dimension in Umweltbildung und Stadtentwicklung. Radolfzell.

Hornberg, C., Bunge, C. & A. Pauli (2011): Strategien für mehr Umweltgerechtigkeit. Handlungsfelder für Forschung, Politik und Praxis. Bielefeld.

Maschewsky, W. (2004): Konzepte für Verteilungs- und Verfahrensgerechtigkeit. In: Bolte, G. & A. Mielck (eds.): Umweltgerechtigkeit. Die soziale Verteilung von Umweltbelastungen. Weinheim, München: 221-230.

Maschewsky, W. (2008): Umweltgerechtigkeit als Thema für Public-Health-Ethik. Bundesgesundheitsblatt 51 (2): 200-210.

Senatsverwaltung für Stadtentwicklung und Umwelt, Umweltbundesamt & Amt für Statistik Berlin-Brandenburg (eds.) (2011): Handlungsfeld Umweltgerechtigkeit. Umweltbelastungen und Umweltressourcen auf der Ebene der Lebensweltlich orientierten Räume (LOR) – Grundlagen für die Entwicklung umweltpolitischer Strategien, Maßnahmen und Instrumente zur Verbesserung der Umweltqualität im Land Berlin. Basisbericht Berlin (Entwurf). Berlin (unveröffentlicht).

Soziale Arbeit im Schnittfeld von Stadt- und Quartierentwicklung sowie der Förderung von Gesundheit

Andrea Zumbrunn, Carlo Fabian, Nadine Käser,
Wim Nieuwenboom, Simon Süsstrunk, Felix Wettstein

1 Ausgangslage

Stadt- und Quartierentwicklung sowie Förderung von Gesundheit sind zwei Handlungsfelder, in welchen die Soziale Arbeit bereits heute wichtige Funktionen und Aufgaben übernimmt (Franzkowiak 2009). Für die Erfüllung ihrer Aufgaben muss die Soziale Arbeit oftmals beide Handlungsfelder gleichermaßen berücksichtigen, so zum Beispiel in gesundheitsfördernden Quartierprojekten, sozialraumorientierter aufsuchender Sozialer Arbeit oder bei der Förderung von sozialer Unterstützung durch Netzwerkbildung. Trotz der Plausibilität des Zusammenhangs ist die Soziale Arbeit in der Praxis immer wieder darum bemüht, sowohl in der Gesundheitsthematik städtische Aspekte als auch in der Stadt- und Quartierentwicklung gesundheitliche Aspekte angemessen einzubringen. In jüngster Zeit hat sich die Wahrnehmung der Akteure in diesen Handlungsfeldern teilweise geschärft und die Bedeutung des je anderen Fachbereichs wird vermehrt gesehen. Aus dieser Bedeutung heraus bilden sich Projekte, die die Schnittfeldthematik analysieren und bearbeiten (siehe z.B. Fabian et al. 2015). „Förderung von Gesundheit" steht im vorliegenden Beitrag für den Erhalt und den Ausbau von Gesundheit sowie für die Prävention von gesundheitlichen Belastungen bzw. Gefährdungen. Stadt- und Quartierentwicklung werden als Sammelbegriffe verstanden und stehen für territoriale Entwicklungen (hinsichtlich Strukturen, Angeboten, Prozessen, Teilhabemöglichkeiten etc.) zugunsten der Bewohnerinnen und Bewohner.

2　Ziele und methodisches Vorgehen

Diesem Beitrag liegt eine Studie zugrunde, die die Schnittstelle zwischen den oben erwähnten Handlungsfeldern Gesundheit sowie Stadtentwicklung im Hinblick auf ihre Bedeutung für die Soziale Arbeit untersuchte. In der Studie wurden folgende Ziele verfolgt:

- Aufbereitung der theoretischen Grundlagen zum Überschneidungsbereich von Stadtentwicklung und Förderung von Gesundheit
- Dokumentation einer (ersten) gemeinsamen Verständigung zur Schnittstelle von Stadtentwicklung und Förderung von Gesundheit zwischen Vertretungen aus Theorie und Praxis
- Darlegung der Rolle der Sozialen Arbeit im Thema

Die Literaturrecherche in sechs Datenbanken ergab rund 180 Publikationen zu Themen im Überschneidungsbereich von Stadtentwicklung und Förderung von Gesundheit[1]. Anhand der Abstracts und Kurzbeschreibungen wurden die Texte nach inhaltlicher Relevanz sortiert. Ausschlusskriterien waren insbesondere die Analyse eines einzelnen Aspektes von Gesundheit (bspw. Stress) oder der Fokus auf eine Bevölkerungsgruppe (z.B. eine Minorität). 42 Artikel oder Bücher wurden als relevant eingestuft und für die vertiefte Aufbereitung ausgewählt. In einem nächsten Schritt wurden die aufbereiteten Dokumente im Forschungsteam diskutiert und inhaltlich systematisiert. Diese zweite Auswertung ermöglichte der Projektgruppe, sieben Themenschwerpunkte zu identifizieren (Begriffspräzisierungen, Typologien, Theorien und Grundsatzpapiere, Zielperspektiven, Interventionen, Wirkungen und Good Practice, Rolle der Sozialen Arbeit). Im Zuge der Synthese fanden ergänzende Literaturrecherchen statt und der Textkorpus wurde um eine Reihe an spezifischen Beiträgen ergänzt. Anschließend wurde eine Fokusgruppe mit ausgewählten Akteuren im Bereich von Stadtentwicklung und Gesundheitsförderung/Prävention aus zwei Kantonen in der Schweiz durchgeführt. Das Ziel bestand darin, die Erkenntnisse der Literaturrecherche zu diskutieren und den aktuellen Stand der Zusammenarbeit in der Praxis zu erheben. An der Fokusgruppe nahmen Vertreterinnen und Vertreter der kantonalen Verwaltung, von Vereinen im Bereich Gesundheit und von Stiftungen im Sozialbereich teil.

---

[1]　Deutscher Suchstring: (Stadt* OR urban* OR staedtisch*) AND ((Gesundheit* OR Praevention* OR Chancengleichheit OR (Gesundheitliche Ungleichheit*)) OR (Soziale Unterstuetzung*) OR (Gesunder Lebensstil*) AND ((Netzwerk* OR Partizipation* OR Mitbestimmung* OR (Soziale Ungleichheit*)) NOT (Oekonomie OR Mobilitaet OR Bildung OR laendlich*)

Im Folgenden werden die Ergebnisse diskutiert sowie Perspektiven für künftige anwendungsorientierte Forschung und Entwicklung im Schnittfeld formuliert.

3 Konzeptuelle Grundlagen: Zwei Handlungsfelder mit vielen Anknüpfungspunkten

Nach Göpel (2012) haben internationale Diskurse über Programme zur Stadtentwicklung, nachhaltigen Entwicklung sowie Gesundheitsförderung der letzten 30 Jahre das heute vorherrschende Leitbild einer nachhaltigen, sozial integrativen und gesundheitsfördernden Stadtentwicklung in Europa hervorgebracht. Wichtige Impulse lieferten Grundsatzdokumente wie die Ottawa-Charta, die Leipzig-Charta, die Gesundheitsziele der WHO-Europa, die neue Charta von Athen oder auch die Agenda 21. Sowohl Gesundheitsförderungsprojekte im städtischen Bereich wie auch Stadtentwicklungsprojekte mit Bezug zur Gesundheitsthematik haben den Anspruch, einen Beitrag zur Beeinflussung der sozialen Determinanten von Gesundheit und damit zur Verminderung der gesundheitlichen Ungleichheit zu leisten (Corburn 2011, Schmitt 2012, Trojan & Süss 2013). Dabei geht es um die gezielte Ressourcenstärkung und Minderung des Gefährdungspotenzials bei sozial benachteiligten Bevölkerungsgruppen und/oder in benachteiligten Quartieren (Trojan & Süss 2013). Auch der umweltverträgliche Verbrauch von Rohstoffen und Energie sowie die nachhaltige Entwicklung werden als wichtiges Ziel im Überschneidungsbereich von Stadtentwicklung und Förderung von Gesundheit genannt (Leipzig Charta zur nachhaltigen europäischen Stadt 2007, Trojan 1994). Zielsetzungen, bei denen sich eine ökologische und gesundheitliche Orientierung der Planung überlagern, bestehen insbesondere in der Reduktion der Umweltbelastungen (Lärm, Schadstoffe), der Schonung der stadtnahen Frei- und Erholungsflächen und der Verbesserung der Erholungsmöglichkeiten (Böhme & Reimann 2012, Trojan 1994).

Beispielhaft für Konzepte, welche sozialräumliche und gesundheitliche Faktoren verbinden, steht die Zusammenstellung des deutschen Kooperationsverbundes Gesundheitliche Chancengleichheit (2014), in welcher die Einflussgrößen auf die Gesundheit im Quartier systematisiert sind (vgl. Tabelle 1). So wirken baulich-physische, soziale aber auch politisch-administrative und symbolische Faktoren samt ihren Wechselwirkungen auf die Gesundheit der Quartierbewohnerinnen und -bewohner ein. „Ein Quartier konstituiert sich – vereinfacht unterschieden – baulich/physisch und sozial. Beides wirkt zusammen und bildet ein nachbarschaftliches Gefüge aus räumlicher Nähe und sozialer Interaktion" (Kooperationsverbund Gesundheitliche Chancengleichheit 2014). Während der

Stadtentwicklung eine (sozial-)räumliche Perspektive immanent ist, legte in der Gesundheitsförderung neu der Setting-Ansatz der Ottawa-Charta (WHO 1986) den Fokus auf sozialräumliche Strukturen und soziale Systeme (Schule, Quartier, Verein etc.) als Ziele gesundheitsfördernder Maßnahmen (Engelmann & Halkow 2008).

baulich-physische Faktoren	soziale Faktoren
Freiflächen Grün- und Erholungsflächen Naturnähe	Nachbarschaft Soziales Gefälle
Verkehrsaufkommen Lärm Schadstoffe Umwelt	Netzwerke, Integration Kommunikation
Wohnsituation Wohnumfeld	Mobilität
Verkehrs-Infrastruktur (Fuß-, Radwege, ÖPNV)	Versorgungsstruktur Dienstleistungen lokale Ökonomie
politisch-administr. Faktoren	Psychosoziale Risiken
Nahräumliche gesundheitliche Versorgung	Erwerbstätigkeit
Kultur- und Bildungsangebote	**symbolische Faktoren**
Politische Mitbestimmung und Partizipation	Wohnumfeld
Präventions- und Gesundheitsförderungsangebote	Wahrnehmung der Wohnumgebung als Belastung/Ressource
Sport- und Bewegungsangebote	Image der Wohnumgebung

Tabelle 1:　Gesundheitliche Einflussfaktoren im Stadtteil/Quartier
(nach Bär 2012, zitiert in Kooperationsverbund Gesundheitliche
Chancengleichheit 2014)

Tabelle 1 verdeutlicht zudem, dass wichtige Einflussfaktoren auf den Gesundheitszustand der Quartierbevölkerung nicht primär im Einflussbereich des Gesundheitssektors, sondern anderer Politikbereiche liegen, beispielsweise Maßnahmen im Bereich des Wohnungsbaus, der Verkehrsplanung oder der öffentlichen Infrastruktur. Für die Zielerreichung und Maßnahmenumsetzung sind daher in beiden Handlungsfeldern interdisziplinäre, institutionell- und politikübergreifende Kooperationen (Trojan 1994) sowie gemeinsames, koordiniertes politisches Handeln gefragt. Die sozialräumliche Perspektive bedingt auch den Einbezug der Bevölkerung, weshalb die Partizipation zunehmend als unverzichtbares Prinzip und maßgebender Ansatz in den beiden Handlungsfeldern betrachtet werden (Göpel 2012, Trojan 1994, Trojan et al. 2013). Partizipation kann dabei als Beteiligung (hierarchische Beziehung) oder als Teilhabe (egalitäre Beziehung) der Bevölkerung gesehen werden (Klöti et al. 2013). Gemäß Schmitt (2012) gewinnt die Partizipation von Bürgerinnen und Bürger in der Stadtentwicklung erst zunehmend an Bedeutung, während sie im Bereich der Gesundheitsförderung und Prävention seit der Konferenz von Ottawa im Jahre 1986 ein zentrales und tragendes Thema ist (WHO 1986). Um nachhaltige Gesundheitsgewinne zu erzielen, müssen strukturelle Voraussetzungen im Gemeinwesen geschaffen werden, damit die Bewohnerinnen und Bewohner selbst Kontrolle über ihre eigene Gesundheit und deren Determinanten erhalten (Trojan & Nickel 2013). Barten et al. (2007) weisen darauf hin, dass hierfür auch eine politische Entscheidungsmacht auf Gemeinde-, Stadt- oder auch Quartierebene benötigt wird. Es bedarf aber nicht nur der Partizipation von Bewohnerinnen und Bewohnern, sondern aller professionellen und nicht professionellen Akteurinnen und Akteure, beispielsweise in Stadtteilkonferenzen oder an Runden Tischen (Trojan & Nickel 2013).

Zahlreiche Projekte und Aktivitäten entstanden und entstehen auf diesen gemeinsamen Grundlagen, insbesondere im Rahmen des Europäischen Netzwerks Gesunder Städte[2], in den angeschlossenen Länder-Netzwerken[3] und in Deutschland zusätzlich im Rahmen des Programms „Soziale Stadt"[4] (vgl. auch Fabian et al. in diesem Band, S. 9–37).

---

2   http://www.euro.who.int/en/health-topics/environment-and-health/urban-health

3   Bspw. http://www.gesunde-staedte-netzwerk.de/

4   http://www.bmub.bund.de/themen/stadt-wohnen/staedtebaufoerderung/soziale-stadt-biwaq/soziale-stadt/

4   Herausforderungen für die Praxis am Beispiel der Region Basel

Mit der Fokusgruppe sollte – wie bereits erwähnt - der Blick der Praxis auf die Schnittstelle von Förderung von Gesundheit sowie Stadt- und Quartierentwicklung gelegt werden. Gemäß den am Gespräch anwesenden Fachpersonen gibt es zahlreiche Maßnahmen auf der Ebene Quartier, die dem Schnittfeld zugeordnet werden können (bspw. Begegnungszonen, Zwischennutzungen von Brachen, niedrigschwellige Bewegungsangebote). Oftmals ist der jeweils andere thematische Bereich allerdings nicht explizit Teil der Aktivitäten, sondern kann quasi nachträglich darin „entdeckt" werden.

Hinsichtlich förderlicher und hinderlicher Faktoren für die Entwicklung und Durchführung von Projekten im Schnittfeld wird festgehalten, dass gerade verkehrsbezogene Themen bei Stadtentwicklung prioritär behandelt werden (z.B. via Verkehrsfolgenabschätzung), während Gesundheit kaum ein Thema sei (siehe Tabelle 1). Breit abgestützte und partizipativ orientierte Anliegen und Verfahren, so die Anmerkungen insbesondere der Teilnehmenden aus der öffentlichen Verwaltung, seien ressourcenintensiv, würden also mehr Kosten und Zeit beanspruchen. Ganz allgemein, wie in anderen Politikbereichen auch, würde auch hier die Intersektoralität nicht funktionieren.

Basel-Stadt hat in der Kantonsverfassung einen Mitwirkungsartikel, welcher vorschreibt, dass die Bevölkerung bei sie besonders betreffenden Themen mitwirken muss[5]. Im Überschneidungsbereich von Stadtentwicklung und Förderung von Gesundheit sei dieses Gesetz aber wenig förderlich. Mitbestimmung beziehe sich auf das Quartier, während Gesundheitsthemen resp. Gesundheitsförderung und Prävention oftmals großräumiger seien und in der Regel die ganze Stadt oder die ganze Gemeinde betreffen.

Für die öffentliche Verwaltung besteht insgesamt geringer interner und externer Druck (bspw. durch Gesetze oder Bürgerbewegungen), sich für Themen des Schnittfeldes zu öffnen bzw. sich an den laufenden Aktivitäten stärker zu beteiligen oder die bestehenden Grundlagen besser umzusetzen. Die Befragten sehen größeres Potenzial in verwaltungsexternen Strukturen (Stiftungen) oder verhaltensorientierten Maßnahmen (Demokratisierungs- und Bildungsprozesse in der Bevölkerung). So wird die Verantwortung für derartige Projekte oder Prozesse zumindest teilweise als außerhalb ihres Kompetenzbereichs verortet.

---

5   www.entwicklung.bs.ch/stadtteile/quartierarbeit-mitwirkung/mitwirkung.html

Hinderliche Faktoren	Förderliche Faktoren
• Priorität auf Verkehrspolitik • kein politischer Wille für größere Umgestaltung des Stadtraums • großer Aufwand für demokratische, partizipative Prozesse • langsame verwaltungsinterne Prozesse • unterschiedliche Bezugsgrößen von gesetzlich verankertem Mitwirkungsartikel (Quartier) und Gesundheitsbelangen (Stadt) • fehlende multi-/interinstitutionelle Zusammenarbeit • fehlendes den Sektor/Bereich übergreifendes Denken der Beteiligten	• engagierte und kontinuierliche Beteiligung der Verwaltung an Mitwirkungsprojekten • aufsuchende Quartierarbeit zur Einbindung und Befähigung der Bevölkerung • starke politische und kommunikative Kompetenzen der Bürgerinnen und Bürger • Existenz eines Leitfadens der Polizei zur Sicherheit im öffentlichen Raum (Kriminalitätsprävention) • finanzielle Unterstützung durch Stiftungen zur schnelleren Realisierung von Projekten

Tabelle 2: Hinderliche und förderliche Faktoren für die Entwicklung und Durchführung von Projekten im Schnittfeld von Stadt- und Quartierentwicklung sowie Förderung von Gesundheit aus Sicht der Praxis

Der Bedarf und die Notwendigkeit für eine Weiterentwicklung im Überschneidungsbereich wurden von den Teilnehmenden deutlich bejaht. Ausgehend von Grundsatzdokumenten (wie der Ottawa-Charta der WHO) würden die Befragten eine gemeinsame Zielformulierung von Stadt- und Quartierentwicklung sowie Gesundheitsförderung/Prävention begrüßen. Gemeinsamer Austausch und mehr Kooperation könnten zu mehr Effektivität führen und Mehrwerte generieren. Weiteren Entwicklungsbedarf sehen sie bei der Schaffung einer für das Querschnittthema verantwortlichen Fachstelle, der Durchsetzung von gesetzlichen Grundlagen und beim Einsatz des Instruments der Gesundheitsfolgenabschätzung. Unter Letzterem wird ein politischer Handlungsansatz verstanden, der es den Verantwortlichen erlaubt, mögliche Auswirkungen von Entscheiden oder Programmen aus unterschiedlichen Politiksektoren auf die Gesundheit der Bevölkerung abzuschätzen (www.impactsante.ch). Fachpersonen der beiden Handlungsfelder sollten laut den Befragten schließlich vermehrt für Themen des Schnittfelds sensibilisiert und in ihren Kompetenzen gestärkt werden.

5 Soziale Arbeit im Schnittfeld von Stadtentwicklung und Förderung von Gesundheit

Um die Rolle der Sozialen Arbeit als Profession und Disziplin im Überschneidungsbereich von Stadt- und Quartierentwicklung sowie Förderung von Gesundheit zu erfassen, wurden die ausgewählten Publikationen hinsichtlich der Bezugnahme zur Sozialen Arbeit untersucht. Soziale Arbeit als praxisorientierte Profession und wissenschaftliche Disziplin hat die Förderung gesellschaftlicher Veränderungen und Entwicklungen, den sozialen Zusammenhalt und die Ermächtigung und Befreiung von Menschen zum Ziel. Demensprechend soll Soziale Arbeit sowohl auf Sozialstrukturen wirken wie auch Menschen befähigen, so dass sie die Herausforderungen des Lebens angehen und Wohlbefinden erreichen können (IFSW 2014 übersetzt durch Avenir Social o.J.).

Insgesamt findet die Soziale Arbeit in den Publikationen zum Überschneidungsbereich nur selten explizit Erwähnung. Es fällt auf, dass viele Quellen eine professionsunabhängige Diskussion führen und eher auf eine Problematik oder einen grundsätzlichen Entwicklungsbedarf im Überschneidungsbereich Stadt- und Quartierentwicklung sowie Gesundheitsförderung/Prävention fokussieren. Zudem werden grundlegende Kompetenzen benannt, welche in diesen Tätigkeitsbereichen angezeigt sind, z.B. Kommunikations- und Kooperationsfähigkeiten. Insbesondere die geforderten Handlungsstrategien oder Arbeitsprinzipien entsprechen durchaus dem methodischen Verständnis der Sozialen Arbeit. So werden wiederholt partizipative Handlungsansätze, Ressourcenorientierung oder Empowerment erwähnt. Diese Arbeitsprinzipien sind integraler Bestandteil von sozialarbeiterischen Konzepten (Stimmer 2012).

Zur Thematik der „Sozialen Stadt" finden sich in der Literatur explizite Nennungen der Sozialen Arbeit. Die darin vorgesehenen „integrierten Handlungskonzepte" zielen auf eine fachübergreifende Zusammenarbeit zwischen relevanten Akteuren auf Quartiersebene, wie der Bewohnerschaft, Verwaltung, Politik und weiteren Institutionen, und den Aufbau entsprechender Kooperationsstrukturen in Form lokaler Koordinationsstellen (Reimann et al., 2010) beispielsweise in Form eines Quartiersmanagements[6]. Dies kann eine breitere Abstützung der Projekte fördern. Während dabei alle Beteiligten die gleichen Projektziele verfolgen, sind operative Partnerschaften (im Quartier, Sozialraum etc.) und strategische Partnerschaften (fachpolitische Bündnisse) notwendig, um einen integrierten Handlungsansatz umzusetzen (Boos-Krüger & Pallmeier 2009). In Zusammenhang mit der Gestaltung von operativen Partnerschaften sehen Trojan und Nickel (2013) namentlich bei Sozialarbeitenden die Chance, die Dauerhaf-

---

6   Deren Aufgaben sind u.a. die Moderation von Gesprächen, das Leiten von Stadtteilkonferenzen und Runden Tischen sowie die Mediation zwischen beteiligten Akteuren.

tigkeit der angestoßenen Entwicklungen im Quartier – sogenannte Kapazitätsentwicklungs- und Lernprozesse – zu beobachten und ihre Projektpartner darüber zu informieren. Kapazitätsentwicklung meint dabei die Weiterentwicklung von Wissen und Fertigkeiten der beteiligten Personen, den Ausbau der Unterstützung und Infrastruktur für Gesundheitsförderung in Quartierorganisationen und die Förderung von Zusammenhalt und Partnerschaften für Gesundheit auf kommunaler Ebene (Smith et al. 2006).

Sozialräumliche Ansätze der Sozialen Arbeit werden als wichtiger Beitrag zum Setting-Ansatz der Gesundheitsförderung angesehen (Franzkowiak 2009). Zentral bei einer Sozialraumperspektive ist, dass dabei nicht primär physischmaterielle Objekte wie beispielsweise „Straßen" oder „Plätze" gemeint sind. Vielmehr wird unter Sozialraum der menschliche Handlungsraum verstanden, das heißt der Raum, der durch die darin handelnden Akteure entsteht (Kessl & Reutlinger 2007). Für eine sozialraumorientierte, aufsuchende Soziale Arbeit, die an der Schnittstelle zwischen Quartierentwicklung und Förderung von Gesundheit tätig ist, sind dabei verschiedene Vorteile erkennbar. Die Bürgerinnen und Bürger können in ihren unmittelbaren Lebenswelten erreicht und allenfalls aktiviert werden. Schmitt (2012) weist darauf hin, dass in Projekten der gesundheitsförderlichen Stadtentwicklung mit bürgerschaftlichen Engagement häufig nur die artikulationsstarken Bürger und Bürgerinnen teilnehmen und deshalb besondere Anstrengungen unternommen werden sollten, um deprivierte Bevölkerungsgruppen zu erreichen und in die Projekte einzubinden. Sozialräumliche, aufsuchende Ansätze der Sozialen Arbeit würden sich hierzu anbieten. Die Vermittlungsposition zwischen den Lebenswelten und Institutionen stellt eine weitere Stärke des sozialräumlichen Ansatzes dar. Schließlich sind als weitere Ziele der sozialräumlichen Sozialen Arbeit der Aufbau von (selbstorganisierten) Netzwerken, das übergeordnete Ziel der Verringerung der sozialen (und dadurch auch der gesundheitlichen) Chancenungleichheit und die Förderung von Ressourcen und „Bottom-up-Prozessen" zu nennen (Dangschat 2009; Trojan & Süss 2013). Tabelle 3 fasst die genannten, möglichen (und bestehenden) Rollen der Sozialen Arbeit im Schnittfeld von Stadtentwicklung und Förderung von Gesundheit zusammen.

Ebene	Rolle und Funktion der Sozialen Arbeit
Strategische Ebene	Einbringen ihrer Expertise zur sozialen Dimension von Gesundheit und bezüglich Quartierentwicklung in Verwaltung und Politik
Operative Ebene	Aktivierungsarbeit/"Advocacy": Erhöhung der Projekteinbindung der Bevölkerung, insbesondere sozial Benachteiligter
	Vernetzungs- und Moderationsfunktion: die Perspektiven aller Beteiligten erkennen, verknüpfen und aufeinander abstimmen
	Teil der integrierten Quartierstrategie: relevante Akteurin für Netzwerkarbeit im Rahmen eines integrierten Handlungskonzeptes

Tabelle 3: Mögliche (und bestehende) Rollen der Sozialen Arbeit im Schnittfeld von Stadtentwicklung und Förderung von Gesundheit

6 Fazit und Ausblick

Die Literaturrecherche und die Erkenntnisse aus der Arbeit mit der Fokusgruppe zeigen, dass in der Überschneidung von Stadt- und Quartierentwicklung sowie Förderung von Gesundheit ein Mitwirken der Sozialen Arbeit selten ist. Zumeist werden isolierte Projekte mit Fokus Gesundheitsförderung oder partizipative Quartierentwicklung durchgeführt. In der dargelegten Literatur finden sich aber Hinweise auf unterschiedliche (bestehende oder mögliche) Funktionen und Aufgaben der Sozialen Arbeit und vielfältige Chancen eines Einbezugs der Sozialen Arbeit in Projekte von Stadtentwicklung und Förderung von Gesundheit. So kann eine „gesundheitsbezogene Soziale Arbeit" nachteiligen städtischen Lebensbedingungen entgegenwirken, indem sie sich in den Prozessen der Stadtentwicklung und den jeweils betroffenen Quartieren und Stadtteilen für den Abbau von benachteiligenden Strukturen bemüht (Homfeldt 2014). Eine aufsuchende Quartierarbeit erhöht zudem die Chance der Einbindung und Teilhabe der Bevölkerung in Projekten von Stadtentwicklung und Förderung von Gesundheit. Zudem wird deutlich, dass sich gemessen an den fachlichen Anforderungen an das professionelle Handeln im Überschneidungsbereich (bspw. niederschwellige, netzwerkorientierte und partizipative Interventionen) die Soziale Arbeit als Partnerin in quartier- und gemeindeorientierten Projekten anbietet.

Die Arbeit vor Ort kann für die Soziale Arbeit jedoch auch zu Herausforderungen und Schwierigkeiten führen, wie beispielsweise Rollenkonflikte in partizipativen Projekten und Prozessen (bspw. Advocacy- vs. Moderations-Funktion, unklare Kompetenzverteilung, geringe Verbindlichkeit), welche kritisch zu hinterfragen sind. Ungünstige strukturelle Rahmenbedingungen, welche die Entwicklung und Durchführung von Projekten im Überschneidungsbereich grundsätzlich erschweren (bspw. geringe politische Priorität, fehlende griffige gesetzliche Regelungen und unklare Verantwortlichkeiten), schränken den Handlungsspielraum der Sozialen Arbeit weiter ein.

Für das Schnittfeld von Stadt- und Quartierentwicklung sowie Förderung von Gesundheit gehen aus den Studienergebnissen schließlich folgende Perspektiven für eine künftige, anwendungsorientierte Forschung und Entwicklung hervor:

- *Die Entwicklung gemeinsamer Ziele auf Basis anerkannter Theorien und Good Practice*: So sind Nachhaltigkeit und soziale Integration laut wissenschaftlicher Literatur in beiden Handlungsbereichen anerkannte Leitbilder und könnten vermehrt als interdisziplinäre Grundlage in den Vordergrund gerückt werden. Gemeinsam nutzbare Ansätze sind des Weiteren Kapazitätsentwicklung, Partizipation oder Interkulturalität.

- *„Nachhaltige Entwicklung" als verbindendes Konzept*: In den letzten Jahren wurden hierzu sowohl fachliche Grundlagen wie auch Anwendungswissen aufgebaut. Stadtentwicklung und Förderung von Gesundheit in gegenseitiger Verbindung könnten von diesen Erfahrungen vielfach profitieren.

- *Verringerung der Unterschiede in den Lebenschancen durch partizipative Prozesse*: Partizipation bzw. Bürgerbeteiligung gilt in beiden Handlungsbereichen als Grundsatz. Sie leistet einen wichtigen Beitrag zu einer starken Identifikation mit dem Lebensraum, trägt zur besseren Verankerung von Projekten bei und kann die psychische Gesundheit (Selbstwert, Optimismus, Kohärenzempfinden) der Zielgruppen stärken. Das Postulat der Chancengleichheit ist dabei vermehrt ins Zentrum zu rücken.

- *Erfahrungen mit dem Handlungsansatz „Gesundheitsfolgenabschätzung" auf kommunaler Ebene sammeln*: Interventionsfeld muss nicht immer die gesamte Stadt (als politische Einheit) sein; denkbar sind auch Erprobungen (Modellprojekte) auf Stadtteilebene. Solche Ansätze würden mit Perspektiven von Stadtentwicklung korrespondieren, welche den Nachbarschaftsstrukturen und Quartier-Versorgungsstrukturen wieder größeren Wert beimessen wollen.

Literatur

Avenir Social (o.J.): IFSW – Definition der Sozialen Arbeit von 2014 mit Kommentar. http://cdn.ifsw.org/assets/ifsw_100253-6.pdf (Zugriff: 30.01.2016).

Bär, G. (2012): Partizipation im Quartier – Gesundheitsförderung mit vielen Adressaten und Dynamiken. In: R. Rosenbrock und S. Hartung: Partizipation und Gesundheit . Bern: Huber, S. 172-181.

Barten, F., Mitlin, D., Mulholland, C., Hardoy, A. & R. Stern (2007): Integrated Approaches to Address the Social Determinants of Health for Reducing Health Inequity. Journal of Urban Health 84 (1): 164-173. DOI: 10.1007/s11524-007-9173-7.

Böhme, C. & B. Reimann (2012): Gesundheitsfördernde Stadtteilentwicklung: mehr Gesundheit im Quartier. In: Böhme, C., Kliemke, C., Reimann, B. & W. Süss (eds.): Handbuch Stadtplanung und Gesundheit. Bern: 199-210.

Boos-Krüger, A. & H. Pallmeier (2009): Gesundheitsförderung in der Sozialen Stadt. In: Alisch, M. (ed.): Lesen Sie die Packungsbeilage…?! Sozialraumorganisation und Gesundheitsinformation. Leverkusen: 197-222.

Corburn, J. (2011): Toward Healthy Cities. People, Places, the Politics of Urban Planning and Power. Journal of Urban Health 88 (2): 376-377. DOI: 10.1007/s11524-011-9560-y.

Dangschat, J. (2009): Zur Notwendigkeit des Community-Ansatz. In: Alisch, M. (ed.): Lesen Sie die Packungsbeilage…?! Sozialraumorganisation und Gesundheitsinformation. Leverkusen: 25-44.

Engelmann, F. & A. Halkow (2008): Der Setting Ansatz in der Gesundheitsförderung. Genealogie, Konzeption, Praxis, Evidenzbasiereung. Berlin.

Fabian, C. et al. (2015). Stadtentwicklung und Förderung der Gesundheit. Ein Handlungsfeld für die Soziale Arbeit. Basel.

Franzkowiak, P. (2009): Soziale Gesundheitsarbeit und Gesundheitsförderung. Prävention 3: 66-69.

Göpel, E. (2012): Internationale Leitlinien und Konzepte für Gesundheit und Stadtentwicklung. In: Böhme, C., Kliemke, C., Reimann, B. & W. Süss (eds.): Handbuch Stadtplanung und Gesundheit. Bern: 49-60.

Homfeldt, H. G. (2014): Soziale Arbeit und Gesundheit. Klinische Sozialarbeit. Zeitschrift für psychosoziale Praxis und Forschung 10 (3).

International Federation of Social Workers (IFSW) (2014): Global Definition of Social Work. http://ifsw.org/get-involved/global-definition-of-social-work/

Kessl, F. & C. Reutlinger (2007): Sozialraum. Wiesbaden.

Klöti, T. & M. Drilling (2014). Forschungsbericht. Basel.

Klöti, Tanja/Drilling, Matthias/Weiss, Stephanie (2013). Partizipation in der kollaborativen Siedlungsplanung. In: Sozial Aktuell. 45. Jg. (10). S. 23-27.

Kooperationsverbund Gesundheitliche Chancengleichheit (2014): Gesundheitliche Einflussfaktoren im Stadtteil/Quartier. www.gesundheitliche-chancengleichheit.de/ge sundheitsfoerderung-im-quartier/hintergruende-daten-materialien/gesundheitsfoerde rung-und-soziale-stadtentwicklung/ (Zugriffsdatum: 27.01.2016).

Leipzig Charta zur nachhaltigen europäsischen Stadt (2007). Angenommen anlässlich des informellen Ministertreffens zur Stadtentwicklung und zum territorialen Zusammenhalt. ttp://ec.europa.eu/regional_policy/archive/themes/urban/leipzig_charter.pdf

Pfadt, A. (1994): Gesund durch Stadtplanung? Gesundheitsorientierte Handlungsansätze im Städtebau und in der Planung. In: Stumm, B. & A. Trojan (eds.): Gesundheit in der Stadt. Modelle – Erfahrungen – Perspektiven. Frankfurt a. M.

Reimann, B., Böhme, C. & G. Bär (2010): Mehr Gesundheit im Quartier. Prävention und Gesundheitsförderung in der Stadtteilentwicklung. Berlin.

Schmitt, Jürgen (2012): Gesundheitsaspekte in der partizipativen Stadtentwicklung. Public Health Forum 20 (2). DOI: 10.1016/j.phf.2012.03.014.

Smith, B. J., Tang, K. C. & D. Nutbeam (2006): WHO Health Promotion Glossary: new terms. Health Promotion International: 1-6. http://www.who.int/healthpromotion/about/HP%20Glossay%20in%20HPI.pdf.

Stimmer, F. (2012): Grundlagen des methodischen Handelns in der sozialen Arbeit. Stuttgart.

Trojan, A. (1994): Gesundheit und Stadtentwicklung. In: Stumm, B. & A. Trojan (eds.): Gesundheit in der Stadt. Modelle – Erfahrungen – Perspektiven. Frankfurt a. M.

Trojan, A. & W. Süss (2013): Gesundheit fördern, wo die Menschen leben. Das Setting Gemeinwesen. Weinheim.

Trojan, A. & S. Nickel (2013): Konzept und Methode des Instruments zur Messung der Kapazitätsentwicklung. Weinheim.

Trojan, A., Nickel, S., Wolf, K. & W. Süss (2013): Partizipation als strategisches Element in der quartiersbezogenen Gesundheitsförderung. In: Trojan, A. et al. (eds.): Quartiersbezogene Gesundheitsförderung : Umsetzung und Evaluation eines integrierten lebensweltbezogenen Handlungsansatzes. Weinheim: 270-279.

WHO (1986): Ottawa Charter for Health Promotion. Genf. URL: http://www.euro.who.int/de/publications/policy-documents/ottawa-charter-for-health-promotion,-1986.

Stadtteilbezogene Gesundheitsförderung

Eine empirische Analyse über eine Maßnahme im „Setting Quartier" – das Projekt „Brunch am Grünanger"

Kerstin Hausegger-Nestelberger

1   Einleitung

In der Ottawa-Charta werden soziale Gerechtigkeit und Chancengleichheit als zentrale Voraussetzungen für die Gesundheit angeführt (WHO 1986: 1-2). In zahlreichen Studien wird jedoch der negative Zusammenhang zwischen sozialer Ungleichheit und dem Gesundheitszustand aufgezeigt. Es ist bekannt, dass Personen mit einem geringen sozialen Status, meist gemessen durch Bildung, Beruf und Einkommen, eine höhere Mortalität aufweisen und kränker sind als Personen mit hohem sozialem Status (Burkert et al. 2012: 256ff; Hurrelmann & Richter 2009: 13). Dieser Zusammenhang kann als gesundheitliche Ungleichheit bezeichnet werden (Hurrelmann & Richter 2009: 13). Daher erscheint es sinnvoll, dass Gesundheitsförderung vor allem bei jenen Personen notwendig ist, welche von sozialer Ungleichheit betroffen sind. Die Ergebnisse des vorliegenden Artikels sollen einen Beitrag zum Thema stadtteilbezogene Gesundheitsförderung unter Einbezug sozialer Ungleichheit leisten. Zu diesem Zweck erfolgte eine Auseinandersetzung mit dem Thema auf theoretischer und empirischer Ebene. Den Forschungsgegenstand bildet der „Brunch am Grünanger", welcher vom Sozialmedizinischen Zentrum Graz-Liebenau in einem sozial benachteiligten Stadtgebiet angeboten wird. Basierend auf dem aktuellen Stand der Forschung wurde dieser theoriegeleitet analysiert.

1.1   Setting Quartier: Der Grünanger

In der steirischen Landeshauptstadt Graz ist der Bezirk Liebenau, mehr als andere Stadtbezirke, von sozialer Ungleichheit geprägt. Im Besondern betrifft es die Bewohnerinnen und Bewohner des Quartiers Grünanger (Haring & Zelinka-Roitner 2009: 25). Dieser Umstand ist auf Pfadabhängigkeiten zurückzuführen, die mit der bewegten Vergangenheit des Quartiers Grünanger zusammenhängen.

Im Jahr 1940 wurde dort, wo heute der „Brunch am Grünanger" veranstaltet wird, das sogenannte „Lager V" für umgesiedelte Volksdeutsche errichtet. Ab Februar 1941 waren hier 5.000 ausländische Kriegsgefangene und Zwangsarbeiter in 190 Holzbaracken untergebracht. In der Nachkriegszeit wurde das Areal zur festen Heimat von sozial benachteiligten Menschen, was sich bis heute auswirkt (Nedwetzky & Schich 2013: 13 ff.). Zum Ausdruck kommt dies beispielsweise in einem überproportional hohen Anteil an Gemeindewohnungen, einem geringen Anteil von Wohnungseigentum oder im durchschnittlich niedrigeren Bildungsniveau als im Rest der Landeshauptstadt (Haring & Zelinka-Roitner 2009: 25).

1.2 Das Sozialmedizinische Zentrum Graz-Liebenau

Aufgrund dieser Rahmenbedingungen hat sich im Bezirk Liebenau 1984 die erste österreichische Kassenärztliche Praxisgemeinschaft, das Sozialmedizinische Zentrum Graz-Liebenau (SMZ) angesiedelt. Es handelt sich dabei um ein Zentrum integrativer Gesundheitsversorgung mit dem Fokus, in benachteiligten Stadtgebieten eine umfassende medizinische und psychosoziale Versorgung zu gewährleisten und einen Beitrag zur Gesundheitsförderung zu erbringen (SMZ 2014: o. S). Zu diesem Zweck werden, neben der medizinischen und psychosozialen Versorgung, zahlreiche Projekte durchgeführt. Eines dieser Projekte ist der sogenannte „Brunch am Grünanger", welcher das Forschungsinteresse der empirischen Analyse darstellt.

1.3 Die Maßnahme „Brunch am Grünanger"

Den Projekthintergrund des SMZ definiert die Tatsache, dass für Erwachsene kaum soziale Treffpunkte am Grünanger vorhanden sind. Ebenso ist dem SMZ aus der Arbeit mit Klientinnen und Klienten bekannt, dass diese zum Teil isoliert in ihren Wohnungen leben. Im Quartier sind somit kaum gemeinschaftliche Netzwerke vorhanden. Deshalb wurde im Jahr 2011 der „Brunch am Grünanger" ins Leben gerufen. Dieser wird seitdem einmal wöchentlich abgehalten und verfolgt das Ziel, möglichst viele Personengruppen im Quartier zu erreichen und miteinander zu vernetzen.

2 Forschungsziel

Ziel der Analyse war es zu untersuchen, ob der „Brunch am Grünanger" eine gesundheitsfördernde Maßnahme im „Setting Quartier" ist. Für den Erfolg jeder

Maßnahme ist entscheidend, dass diese von seiner Zielgruppe angenommen wird. Ebenso wurde analysiert, welche Bedeutung es für die teilnehmenden Personen hat, an diesem Brunch teilzunehmen. Zusammenfassend wurden folgende Fragestellungen betrachtet:

- Ist der „Brunch am Grünanger" eine gesundheitsfördernde Maßnahme?
- Welche Voraussetzungen sind nötig, damit eine Maßnahme im Setting Quartier gesundheitsfördernd ist?
- Wird die Zielgruppe, welche die Bewohnerinnen und Bewohner am Grünanger bildet, erreicht?
- Welche Bedeutung hat der „Brunch am Grünanger" für die Teilnehmerinnen und Teilnehmer?

3 Forschungsdesign

Um eine bestmögliche, empirische Analyse zu gewährleisten, wurden verschiedene sozialwissenschaftliche Methoden zur Generierung und Analyse von Daten herangezogen (siehe Abbildung 1).

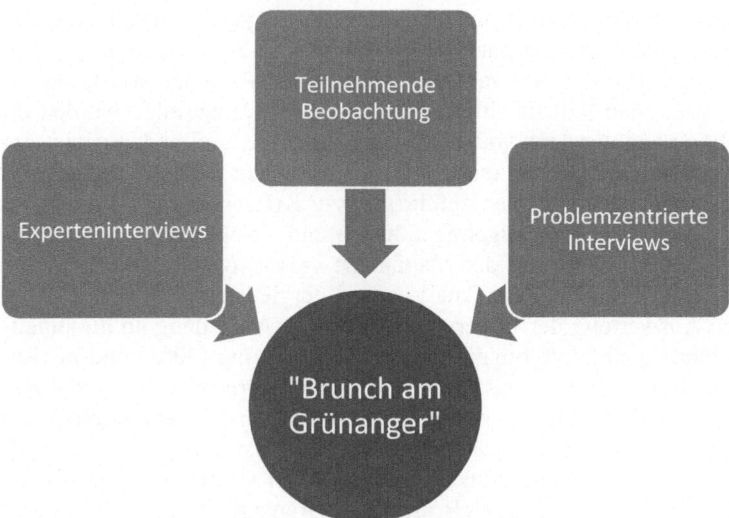

Abbildung 1: Forschungsmethoden (eigene Darstellung)

Im ersten Schritt erfolgte die persönliche Teilnahme am „Brunch am Grünanger" in Form einer unstrukturierten, teilnehmenden und offenen Beobachtung. Ziel war es, direkten Zugang zum Feld zu erhalten und die Teilnehmerinnen und Teilnehmer, sowie den Ablauf des „Brunchs am Grünanger" kennenzulernen und eine Vertrauensbasis zwischen Forscherin und Beforschten herzustellen.

In einem zweiten Schritt wurden Interviews geführt. Um gezielt Datenmaterial in Bezug auf die Forschungsfragen zu erhalten, wurden zwei Interviewleitfäden entwickelt. Diese wurden deduktiv auf Grundlage der Erkenntnisse des aktuellen Forschungsstandes und den Kriterien guter Praxis in der Gesundheitsförderung bei sozial Benachteiligten erstellt. Die Kriterien guter Praxis in der Gesundheitsförderung bei sozial Benachteiligten werden seit 2004 von der deutschen Bundeszentrale für gesundheitliche Aufklärung (BZgA) ständig weiterentwickelt. Insgesamt formulierte die BZgA zwölf Kriterien, welche von der BZgA zur Beurteilung von bestehenden Projekten und als Planungshilfe bei der Gestaltung von neuen Projekten der Gesundheitsförderung herangezogen werden (BZgA 2011). Diese sind zur Analyse der Maßnahme „Brunch am Grünanger" besonders geeignet, da es sich einerseits um eine erprobte Analysegrundlage handelt und andererseits der Grünanger, wie bereits angeführt, ein sozial benachteiligtes Wohngebiet ist. Exemplarisch kann Partizipation als ein Kriterium guter Praxis angeführt werden. Um zu erheben, ob und in welcher Form Partizipation im Rahmen des „Brunchs am Grünanger" tatsächlich gegeben ist, wurde das Modell Stufen der Partizipation nach Wright et al. (2007) zur Operationalisierung herangezogen. Bei der Auswahl der interviewten Personen wurde darauf geachtet, dass diese den Fall inhaltlich repräsentieren. Demzufolge wurden einerseits vier Experteninterviews mit Vertretern des SMZ und andererseits vier problemzentrierte Interviews mit teilnehmenden Personen geführt. Experteninterviews wurden mit jenen Personen geführt, die zur Konzeption und Umsetzung des „Brunchs am Grünangers" beigetragen haben und welche für die wöchentliche Vorbereitung und Abhaltung der Maßnahme verantwortlich sind. Um eine systematische und nachvollziehbare Analyse des Interviewmaterials sicherzustellen, erfolgt die Auswertung der Experteninterviews in Anlehnung an die inhaltlich strukturierende qualitative Inhaltsanalyse nach Mayring (2003) und in Hinblick auf die Kriterien guter Praxis in der Gesundheitsförderung bei sozial Benachteiligten (BZgA 2011). Die Auswahl der interviewten Teilnehmerinnen und Teilnehmer erfolgte nach dem Prinzip des Theoretical Sampling. Als Auswahlkriterium wurde der Teilnahmestatus am „Brunch am Grünanger" verwendet. Das reichte von Personen, die den „Brunch am Grünanger" regelmäßig besuchen, bis hin zu Personen, welche nicht mehr an der Maßnahme teilnahmen. Die Auswertung des Interviewmaterials erfolgte in zwei Schritten: Erstens wurde eine Systemanalyse in Anlehnung an Froschauer & Lueger (2003) durchgeführt, um beantworten zu können, welche Bedeutung der „Brunch am Grünanger" für die Teilnehmerinnen und Teilnehmer hat. Um das generelle Forschungsziel bestmöglich zu erreichen, wurde zweitens eine Auswertung in Anlehnung an die qualitative Inhaltsanalyse in Form einer inhaltlichen Strukturierung nach Mayring (2003) angestellt.

4 Forschungsergebnisse:

4.1 Theoretische Erkenntnisse: Welche Voraussetzungen braucht es, damit eine Maßnahme im Setting Quartier gesundheitsfördernd ist?

Im Zuge der Analyse des aktuellen Forschungsstandes wird ersichtlich, dass die Kriterien guter Praxis in der Gesundheitsförderung bei sozial Benachteiligten den aktuellen Forschungsstand widerspiegeln. Bei der Formulierung achtete die BZgA darauf, das umfassende Konzept von Gesundheitsförderung der WHO widerzuspiegeln. Ebenso wurden die Bedarfslage, die Ressourcen und die Belastungen sozial benachteiligter Zielgruppen berücksichtigt. Des Weiteren wurden neben nationalen und internationalen Forschungsergebnissen zum Thema Gesundheitsförderung bei sozialer Benachteiligung bestehende Instrumente sowie Erfahrungen des BZgAs in die Entwicklung miteinbezogen (BZgA 2011: 14 f.). Der nachfolgenden Abbildung sind jene Kriterien zu entnehmen, welche im Rahmen dieser Arbeit beachtet wurden. Anzumerken ist, dass elf von insgesamt zwölf Kriterien angeführt werden. Das Kriterium finanzielle Aspekte findet im Rahmen dieser Arbeit keine Beachtung, da ökonomische Aspekte für die Beantwortung der Forschungsfragen nicht relevant sind.

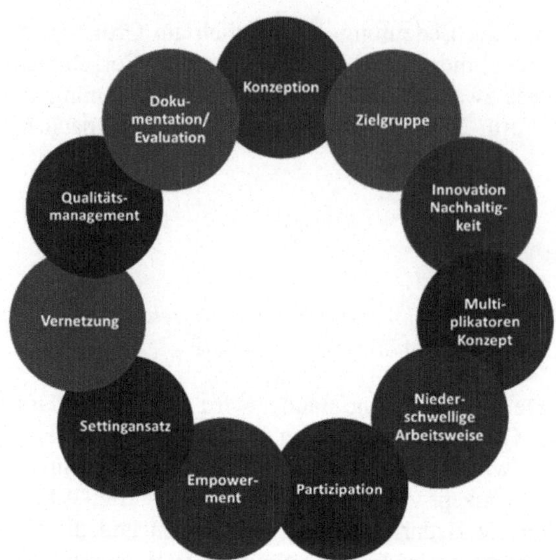

Abbildung 2:   Elf Kriterien guter Praxis in der Gesundheitsförderung bei sozial
Benachteiligten (vgl. BZgA 2011) (eigene Darstellung)

Eine weitere Analyse des aktuellen Forschungsstandes der vergangenen fünf Jahre verdeutlicht, dass es als Voraussetzung für eine nachhaltige Gesundheitsförderung im Setting Quartier von besonderer Relevanz ist, dass Betroffene selbst ihr soziales Lebensumfeld positiv verändern und dabei, im Sinne eines ganzheitlichen Gesundheitsverständnisses, Verantwortung für sich selbst und andere übernehmen. Partizipation und Empowerment sind deshalb als Erfolgskriterien nachhaltiger Gesundheitsförderung zu bezeichnen. Desgleichen ist eine niederschwellige Arbeitsweise als Erfolgskriterium zu benennen, da in informell gestalteten gesundheitsfördernden Angeboten Kompetenzen im Gespräch beiläufig vermittelt und erworben werden können. Die niederschwellige Arbeitsweise kann folglich durch Multiplikatorinnen und Multiplikatoren unterstützt werden, indem Personen Informationen lebensnah vermittelt bekommen und diese dadurch eine höhere Akzeptanz erfahren. Des Weiteren ist im Sinne einer nachhaltigen Gesundheitsförderung eine Vernetzung aller im Quartier einflussnehmenden Akteure, wie zum Beispiel Vertreter und Vertreterinnen von sozialen Einrichtungen und politische Entscheidungsträger und Entscheidungsträgerinnen, anzustreben. Potenziale und mögliche Veränderungen können dadurch besser von allen erkannt und mitgetragen werden (vgl. u.a. Große & Grande 2012, Grande & Igel 2008). Externe Impulse sind laut Richter-Kornweitz (2012) in diesem Zusammenhang ebenso von Relevanz, da ohne sie kaum Nachbarschaftsnetzwerke entstehen. Dies kann zum Beispiel in Form von speziellen Angeboten einer Einrichtung umgesetzt werden, welche wiederum alltagsnah und leicht erreichbar sind. Die wesentlichen Erfolgsfaktoren einer nachhaltigen Gesundheitsförderung im Setting Quartier unter Einbezug sozialer Ungleichheit sind somit folgende Punkte:

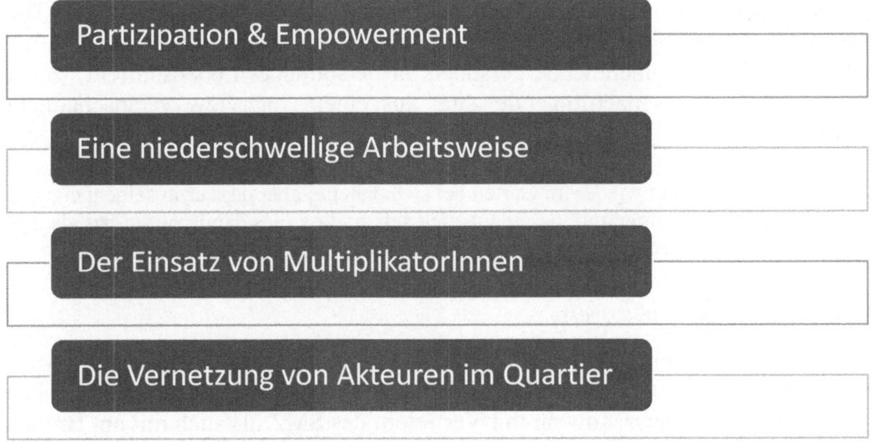

Abbildung 3:   Erfolgskriterien nachhaltiger Gesundheitsförderung (eigene Darstellung)

4.2 Empirische Erkenntnisse: Ist der „Brunch am Grünanger" eine gesundheitsfördernde Maßnahme im Setting Quartier?

Bezugnehmend auf den vorab erörterten theoretischen Überbau dieses Beitrages, werden nachfolgend die Ergebnisse der empirischen Analyse in Anbetracht der vorgezeichneten Erfolgskriterien einer nachhaltigen Gesundheitsförderung unter Einbezug sozialer Ungleichheit dargestellt.

Partizipation & Empowerment

Die Analyse der Interviews veranschaulicht, dass im Zuge der Maßnahme Partizipation in Form von Mitbestimmung gegeben ist. Einerseits haben teilnehmende Personen die Möglichkeit, sich bei der Vor- und Nachbereitung des Brunchs zu beteiligen. Andererseits gibt es die Möglichkeit, die Inhalte mitzubestimmen, indem Themen eingebracht werden oder Themenwünsche an Vertreter und Vertreterinnen des SMZ gestellt werden. Die Analyse der problemzentrierten Interviews hat jedoch aufgezeigt, dass sich die teilnehmenden Personen noch mehr Beteiligungsmöglichkeiten in Bezug auf die Gestaltung des Brunchs wünschen.

Konkret wurde ersichtlich, dass sie einzelne Bestandteile, wie zum Beispiel den Einkauf für den Brunch, selbst organisieren möchten, die Verantwortung der Umsetzung jedoch weiterhin bei Vertreterinnen und Vertreter des SMZ zu finden ist. Dies lässt den Schluss zu, dass eine höhere Stufe an Partizipation im Rahmen der Maßnahme zu erzielen wäre.

In Hinblick auf das Erfolgskriterium Empowerment verdeutlicht die Analyse der Experteninterviews, dass die Befähigung von Bewohnerinnen und Bewohnern im Quartier ein generelles Ziel der Maßnahme darstellt. Konkret zu beobachten ist, dass teilnehmende Personen ihr persönliches Lebensumfeld wieder aktiv gestalten. Das nachfolgende Zitat aus einem Interview veranschaulicht dies:

> „Der Herr arbeitet wieder im Garten bei sich daheim, aber dass er in seinem eigenen Garten wieder aufgeräumt hat, glaube ich schon, dass dies damit zu tun hat, dass er beim Brunch wieder die Möglichkeit gehabt hat, im Garten zu arbeiten."

Niederschwellige Arbeitsweise

Des Weiteren sind eine niederschwellige Arbeitsweise und der Einsatz von Multiplikatorinnen und Multiplikatoren als entscheidende Kriterien anzuführen. Die Analyse von Interviews, sowohl mit Vertretern des SMZ als auch mit am Brunch teilnehmenden Personen, verdeutlichte, dass eine niederschwellige Arbeitsweise gegeben ist. Im Besonderen veranschaulicht dies die Tatsache, dass der „Brunch am Grünanger" von Personen als Anlaufstelle genutzt wird, um unter anderem Fachberatung zu erhalten. Diese Gegebenheit kann ebenso durch die teilnehmende Beobachtung gestützt werden. Als besonderer Vorteil wird von Expertenseite angegeben, dass im Zuge der Maßnahme ein regelmäßiger, nicht problembehafteter Austausch zwischen teilnehmenden Personen und Vertretern des SMZ stattfinden kann und dadurch ein Vertrauensverhältnis zu den Bewohnerinnen und Bewohnern aufgebaut wird.

Einsatz von Multiplikatorinnen und Multiplikatoren

Der Einsatz von Multiplikatorinnen und Multiplikatoren erfolgt aktuell im Rahmen des „Brunchs am Grünanger" nicht explizit. Die Analyse des empirischen Materials verdeutlicht jedoch, dass teilnehmende Personen die Angebote des SMZ in ihrem privaten Umfeld publik machen.

Vernetzung von Akteuren im Quartier

Zum Erfolgskriterium der Vernetzung ist hinzuzufügen, dass auf Ebene der teilnehmenden Personen sich alle interviewten Personen erst durch den „Brunch am Grünanger" kennengelernt haben und nun mit vereinzelten Personen regelmäßig private Treffen außerhalb der Maßnahme organisieren. Auf Expertenebene ist anzuführen, dass auf Initiative des SMZ neben der Vernetzung von Bewohnerinnen und Bewohnern auch relevante Akteure und Akteurinnen am Grünanger durch die Organisation eines Expertengremiums, welches seit ca. 15 Jahren abgehalten wird, vernetzt werden.

Nach Betrachtung der genannten Erfolgskriterien ist somit zusammenfassend festzuhalten, dass der „Brunch am Grünanger" eine gesundheitsfördernde Maßnahme ist, was auch das nachfolgende Zitat aus einem problemzentrierten Interview unterstreicht:

> „Zu Hause ist es mir immer langweilig, wenn ich hingehe, dann ist für mich der Stress weg. Ich fühle mich besser."

Erreichbarkeit der Zielgruppen

Ein weiteres Anliegen der Forschungsarbeit war es zu benennen, ob die Zielgruppe erreicht wird. Diesbezüglich ist kritisch anzumerken, dass die empirische Analyse aufgezeigt hat, dass die Zielgruppe nur bedingt erreicht wird. Die teilnehmende Beobachtung sowie die Auswertung von Interviewmaterial zeigen, dass kaum unterschiedliche Personengruppen und eine sehr geringe Anzahl von Personen den „Brunch am Grünanger" aufsuchen. Diese Gegebenheit wurde auch von den interviewten, teilnehmenden Personen negativ angemerkt. Ob und in welchem Ausmaß der Zeitraum der Analyse einen Einfluss auf die vorliegenden Ergebnisse ausübt, kann im Rahmen dieser Arbeit nicht beantwortet werden.

Bedeutung der Maßnahme für die Teilnehmenden

Der Fokus der Analyse lag desgleichen auf der Beantwortung der Frage, welche Bedeutung die Maßnahme für die daran teilnehmenden Personen hat. Die Auswertung der Problemzentrierten Interviews verdeutlicht, dass diese trotz aktuell unterschiedlicher Zufriedenheit mit der Maßnahme als Ort sozialer Vernetzung wahrgenommen und geschätzt wird, was das nachfolgende Zitat beispielhaft veranschaulichen soll:

„Es gefällt mir besonders, dass ich neue Menschen kennenlerne und meine Sprache verbessere. Ich habe meine beste Freundin dort kennengelernt. Wenn Zeit ist, besuche ich sie mit meiner Familie zu Hause bei ihr."

Ebenso veranschaulicht die Analyse der Problemzentrierten Interviews, dass es den teilnehmenden Personen durch die soziale Interaktion, welche beim „Brunch am Grünanger" stattfindet, möglich ist, ihr persönliches Wohlbefinden zu steigern. Dies unterstützt auch das allgemeine Ergebnis dieser Arbeit, dass der „Brunch am Grünanger" eine gesundheitsfördernde Maßnahme ist.

5   Fazit

Die Auseinandersetzung mit dem Thema stadtteilbezogene Gesundheitsförderung unter Einbezug sozialer Ungleichheit auf theoretischer und empirischer Ebene verdeutlicht, dass Partizipation und Empowerment, externe Impulse, eine niederschwellige Arbeitsweise, der Einsatz von Multiplikatorinnen und Multiplikatoren sowie die Vernetzung von Akteuren im Quartier als entscheidende Erfolgskriterien einer nachhaltigen Gesundheitsförderung zu betrachten sind.

Eine theoriegeleitete empirische Analyse der Maßnahme „Brunch am Grünanger", welcher in Österreich vom Sozialmedizinischen Zentrum Graz Liebenau in einem sozial benachteiligten Stadtgebiet der steirischen Landeshauptstadt Graz angeboten wird, zeigt auf, dass Partizipation und Empowerment im Zuge des „Brunchs am Grünanger" Umsetzung finden. Konkret zeigt sich dies darin, dass am Brunch teilnehmende Personen ihr persönliches Lebensumfeld wieder aktiv gestalten und regelmäßig Kontakte zu Personen in ihrer Umgebung pflegen sowie sich teilweise auch privat vernetzen. Vernetzung erfolgt auch auf Expertenebene, indem regelmäßige Treffen von relevanten Akteuren und Akteurinnen durch das SMZ organisiert werden. Des Weiteren ist im Rahmen des „Brunchs am Grünanger" eine niederschwellige Arbeitsweise gegeben. Konkret verdeutlicht dies die Tatsache, dass die Maßnahme von Personen als niederschwellige Anlaufstelle genutzt wird. Der Einsatz von Multiplikatorinnen und Multiplikatoren erfolgt aktuell im Rahmen des „Brunchs am Grünanger" nicht explizit. Die teilnehmenden Personen machen die Angebote des SMZ jedoch in ihrem privaten Umfeld publik, indem sie beispielsweise Personen in ihrem Lebensumfeld über die Maßnahme „Brunch am Grünanger" informieren.

Der „Brunch am Grünanger" ist somit eine gesundheitsfördernde Maßnahme im Setting Quartier unter besonderer Berücksichtigung sozialer Ungleichheit. Die Zielgruppe, welche die Bewohner und Bewohnerinnen am Grünanger bildet, wird teilweise erreicht. Für jene Personen, welche daran teilnehmen, stellt der

„Brunch am Grünanger" ein Zentrum sozialer Vernetzung sowie eine niederschwellige Anlaufstelle dar.

Literatur

Bundeszentrale für gesundheitliche Aufklärung (BZgA) (2011): Gesundheitsförderung konkret. Band 5: Kriterien guter Praxis in der Gesundheitsförderung bei sozial Benachteiligten. 5. erweiterte und überarbeitete Auflage. Köln.

Burkert, N., Rásky, É. & W. Freidl (2012): Social inequalities regarding health and health behaviour in Austrian adults. Wiener klinische Wochenschrift 124 (7): 256-261.

Froschauer, U. & M. Lueger (2003): Das qualitative Interview Zur Praxis interpretativer Analyse sozialer Systeme. Wien.

Grande, G. & U. Igel (2008): Stadtteilbezogene Gesundheitsförderung für sozial benachteiligte Personengruppen. Public Health Forum 16 (59): 28.e1-28e3.

Große, J. & G. Grande (2012): Stadtteilarbeit und Gesundheitsförderung in deprivierten Stadtvierteln. Public Health Forum 20 (75): 18.e1-18.e4.

Haring, S. & I. Zelinka-Roitner (2009): Urbane Problemlagen am Beispiel der Grazer Stadtteile Schönauviertel und Grünanger. Graz.

Hurrelmann, K. & M. Richter (2009): Gesundheitliche Ungleichheit: Grundlagen, Probleme, Perspektiven. Wiesbaden.

Mayring, P. (2003): Qualitative Inhaltsanalyse Grundlagen und Techniken. Weinheim.

Nedwetzky, B. & F. Schich (2013): projekt: Ökosozialer Wohnbau am Grünanger. Abrufbar unter: http://www.google.at/url?sa=t&rct=j&q=&esrc=s&source=web&cd=1& cad=rja&uact=8&ved=0CBsQFjAAahUKEwi-h-PKmu3IAhVG1hQKHdw7CRE& url=ftp%3A%2F%2Fftp.vc-graz.ac.at%2Fpub%2Flandsaving%2F157.801_ak%25 20wohnbau_nograsek%2Fabgabe_digital%2FA_Exkursionsfuehrer%2Fgruenanger _nedwetzky_schicho%2FGruenanger_Nedwetzky_Schicho_02.pdf&usg=AFQ jCNHq8ur7X6A9ExEIhNHRd7LBBV8IYQ. Letzter Zugriff 31.10.2015

Richter-Kornweitz, A. (2012): With a little help from my friends – Nachbarschaft und Gesundheit. Public Health 20 (75): 22e1-22e3.

Sozial Medizinisches Zentrum Liebenau (SMZ) (2014): Über uns. Graz. Abrufbar unter. http://smz.at/about.phtml. Letzter Zugriff 28.10.2015.

World Health Organization (WHO) (1986): Ottawa-Charta zur Gesundheitsförderung.. Abrufbar unter: http://www.euro.who.int/__data/assets/pdf_file/0006/129534/Otta wa_Charter_G.pdf. Letzter Zugriff 31.10.2015.

Wright, M., Block, M. & H. von Unger (2007): Stufen der Partizipation in der Gesundheitsförderung. In Gesundes Berlin (ed.): Dokumentation 13. bundesweiter Kongress Armut und Gesundheit. Berlin: 1-5. Abrufbar unter: http://www.armut-und-gesundheit.de/uploads/tx_gbbkongressarchiv/Wright__M.pdf. Letzter Zugriff 31.10. 2015.

Autorinnen und Autoren

Abt, Jan, 1975, Dipl.-Ing. Städtebau/Stadtplanung, Studium in Marburg und Hamburg, Wissenschaftlicher Mitarbeiter am Difu – Deutsches Institut für Urbanistik, Berlin, Mitglied der SRL, Mitglied im Verein Jugend-Architektur-Stadt e.V. mit dem Ziel der baukulturellen Bildung von Kindern und Jugendlichen, Forschungsschwerpunkte: kinder- und jugendfreundliche Stadtplanung, Sicherheit und Kriminalität in der Stadt.

Bader-Wehinger, Monika, Soziologin, seit 2014 als Gesundheitsreferentin in der Wiener Gesundheitsförderung, Schwerpunkt kommunale Gesundheitsförderung.

Böhme, Christa, Dipl.-Ing. Landschaftsplanung; Gärtnerlehre in Achim/Niedersachsen, Studium an der Technischen Universität Berlin; freiberufliche Tätigkeit in Planungsbüro; seit 1991 wissenschaftliche Mitarbeiterin und Projektleiterin im Difu (Bereich Stadtentwicklung, Recht und Soziales) mit folgenden Arbeitsschwerpunkten: Integrierte Stadt(teil)entwicklung, gesundheitsfördernde Stadtentwicklung, Umweltgerechtigkeit, Landschafts- und Freiraumplanung, Naturschutz; 1999–2014: Programmbegleitung Soziale Stadt/Betreuung der Bundestransfestelle Soziale Stadt; Koordination der Arbeitsgruppe Gesundheitsfördernde Stadt- und Gemeindeentwicklung; Mitglied des Arbeitskreises „Planung für gesundheitsfördernde Stadtregionen" der Akademie für Raumforschung und Landesplanung sowie des Beratenden Arbeitskreises zum Kooperationsverbund „Gesundheitliche Chancengleichheit" der Bundeszentrale für gesundheitliche Aufklärung.

Dahlbeck, Elke, Dipl. Sozialwissenschaftlerin, arbeitet seit 2002 als wissenschaftliche Mitarbeiterin am Institut Arbeit und Technik (IAT). Das IAT besteht seit 1988 und ist die größte zentrale wissenschaftliche Einrichtung der Westfälischen Hochschule Gelsenkirchen – Bocholt – Recklinghausen. Frau Dahlbeck leitet den Forschungsbereich „Regionalentwicklung und Beschäftigung" im Forschungsschwerpunkt Gesundheitswirtschaft und Lebensqualität. Hier beschäftigt Sie sich zum einen mit der regionalwirtschaftlichen Bedeutung von Gesundheit (Gesundheit als regionales Kompetenzfeld), zum anderen mit regionalen Disparitäten in Hinblick auf soziale und gesundheitliche Ungleichheit. Frau Dahlbeck kann in Ihrer langjährigen Berufserfahrung am IAT auf zahlreiche nationale und internationale Forschungs-, Entwicklungs- und Beratungsarbeiten zurückgreifen.

Drilling, Matthias, Prof. Dr., geb. 1964. Studium der Geographie, Volks- und Betriebswirtschaftslehre an der Universität Freiburg i.Br. Anschliessende Tätigkeit als Wissenschaftlicher Mitarbeiter am Geographischen Institut der Universität Jena, am Philosophischen Seminar der Universität Basel. Seit 2010 Leiter des Instituts Sozialplanung, Organisationaler Wandel und Stadtentwicklung der Hochschule für Soziale Arbeit FHNW und Lehrbeauftragter am Geographischen Institut der Universität Basel. Seine Forschungsinteressen thematisieren Formate sozialer Nachhaltigkeit, internationale Ansätze zur Quartierentwicklung und Konzepte demokratischer Stadtentwicklung.
Kontakt: matthias.drilling@fhnw.ch.

Fabian, Carlo, lic. phil. Sozialpsychologe, Gesundheitspsychologe FSP, Coach MAS ist Dozent und Projektleiter am Institut Sozialplanung, Organisationaler Wandel und Stadtentwicklung an der Hochschule für Soziale Arbeit, Fachhochschule Nordwestschweiz. Schwerpunkte in Forschung, Lehre und Dienstleistung sind Quartier- und Stadtentwicklung, Stadt und Gesundheit, Evaluationsforschung.
Kontakt: carlo.fabian@fhnw.ch

Friedrichs, Jürgen, Prof. Dr., geb. 1938, Prof. Dr. Studium der Soziologie, Philosophie, Psychologie und Volkswirtschaftslehre. Nach der Promotion Assistentenstelle im Institut für Soziologie der Universität Hamburg, dort 1974 Berufung auf eine Professur für Soziologie; 1983 auf einen Lehrstuhl für Soziologie. Seit 1991 Lehrstuhl für Soziologie an der Universität zu Köln, Direktor des Forschungsinstitutes für Soziologie und Mitherausgeber der „Kölner Zeitschrift für Soziologie und Sozialpsychologie" (bis 2012). Seit 2007 emeritiert, aber weiterhin im Institut für Soziologie und Sozialpsychologie in der Lehre und Forschung tätig. Aktuelle Forschungsprojekte: Kontexteffekte, städtische Armutsgebiete, Gentrification, Integration von Migranten.

Friesenbichler, Katrin, Soziologin, seit 2014 als Projektassistentin in der Wiener Gesundheitsförderung, Schwerpunkt Setting Kindergarten und kommunale Gesundheitsförderung.

Guschelbauer, Hannes, Klinischer- und Gesundheitspsychologe, langjährige Erfahrung in der Wiener Stadtteilarbeit als Mitarbeiter einer Gebietsbetreuung, seit 2011 als Gesundheitsreferent in der Wiener Gesundheitsförderung, Schwerpunkt kommunale Gesundheitsförderung. Darüber hinaus Themenschwerpunkt Diversität und Gesundheitliche Chancengerechtigkeit.

Hausegger-Nestelberger, Kerstin, MA, Jg. 1989; Masterstudium Gesundheitsmanagement an der Fachhochschule Kärnten. Masterstudium der Soziologie (laufend) an der Karl-Franzens-Universität Graz. Junior Researcher im Bereich Forschung und Entwicklung am Institut für Gesundheitsförderung und Prävention (Okt. 2015 - laufend); Leitung der Stabsstelle Wissensmanagement bei VIVID – Fachstelle für Suchtprävention (März 2014- Sep.2015); Wissenschaftliche Projektmitarbeiterin am Studiengang für Soziale Arbeit der FH Joanneum, u.a. im Projekt Ökotopia. (2012 – 2014), Schwerpunkte: Gesundheitsförderung, Suchtprävention, Stadtforschung, Soziale Ungleichheit, Bildung, Methoden der Empirischen Sozialforschung.

Käser, Nadine, MA Sozialwissenschaften und Gender Studies. Studium der Soziologie, Sozialpolitik, Anthropologie und Gender Studies. Seit 2012 wissenschaftliche Mitarbeiterin am Institut Sozialplanung, Organisationaler Wandel und Stadtentwicklung ISOS. Schwerpunkte in Lehre und Forschung: Raumtheorien, soziale Nachhaltigkeit in der Stadt- und Quartierentwicklung, Gesundheitsförderung und Prävention, Gemeinwesenarbeit, Partizipation, Evaluation, qualitative Methoden in der angewandten Sozialforschung. Mehr zur Person, zu Projekten sowie Publikationen: www.fhnw.ch/personen/nadine-kaeser.
Kontakt: nadine.kaeser@fhnw.ch

Müller, Merle, studierte Erziehungswissenschaft zunächst an der Universität Hamburg und schloss das Diplomstudium an der Westfälischen Wilhelms-Universität Münster mit der Fachrichtung Jugend- und Erwachsenenbildung 2010 ab. Mit den Nebenfächern Soziologie, Psychologie und Bewegungswissenschaft legte sie ihren Schwerpunkt bereits im Studium auf die ganzheitliche Gesundheitsförderung. Sie arbeitete zunächst an der Westfälischen Wilhelms-Universität Münster sowie bei unterschiedlichen Unternehmen der Erwachsenenbildung im Bereich der Weiterbildungskonzeption, -organisation und des Qualitätsmanagement. Seit 2013 arbeitet sie an der Deutschen Sporthochschule Köln im Institut Bewegungs- und Neurowissenschaft in der Abteilung Bewegungserziehung und Interventionsmanagement, wo sie derzeit zu Kommunikationsstrukturen in lokalen Präventionsnetzwerken promoviert.

Niermann, Oliver, ist Stadt- und Sozialgeograph. Studium der Geographie, Kommunikations- und Politikwissenschaften an der WWU in Münster, nach Stationen an der Universität Innsbruck und der NRW.BANK Düsseldorf seit 2011 als wissenschaftlicher Mitarbeiter am Landtag NRW. Interessensschwerpunkte neben der Stadt- und Quartiersforschung sind, Neue Wohnformen, Partizipation und Governance sowie Schrumpfungsräume.

Nieuwenboom, Wim, Dr., seit 2000 an der Fachhochschule Nordwestschweiz, Hochschule für Soziale Arbeit in Olten und seit 2014 zusätzlich am Lehrstuhl für Grundschulpädagogik, Universität Bamberg als wissenschaftlicher Mitarbeiter tätig. Studium der Psychologie in Utrecht, Promotion an der Universität Zürich, Forschungsschwerpunkt: Psychische Gesundheit bei Kindern und Jugendlichen. Darüber hinaus ist er als Fachpsychologe für Gesundheitspsychologie FSP in verschiedenen nationalen und internationalen Berufsvereinen und Gremien engagiert. Mehr zur Person, zu Projekten sowie Publikationen: www.fhnw.ch/perso nen/wim-nieuwenboom.
Kontakt: wim.nieuwenboom@fhnw.ch

Preuß, Thomas, Dipl.-Ing agr.; Studium an der Martin-Luther-Universität Halle-Wittenberg; seit 1993 wissenschaftlicher Mitarbeiter und Projektleiter im Difu (Bereich Umwelt) mit folgenden Arbeitsschwerpunkten: Flächenkreislaufwirtschaft/ Flächenmanagement und Bodenschutz, Umweltgerechtigkeit, Lärmminderung, Stadtökologie, Naturschutz und Lokale Agenda 21; langjährige wissenschaftliche Projekterfahrungen auf nationaler und internationaler Ebene, umfassende Methodenpraxis u.a. in Planspielkonzeption und -durchführung, wissenschaftlicher Programmbegleitung, Prozessmoderation, Durchführung und Moderation von Workshops, Foren, Seminaren und Fachgesprächen.

Quilling, Eike, Jun.-Prof.in Dr., ist Erziehungswissenschaftlerin und hat seit 2013 eine Juniorprofessur für Netzwerk- und Interventionsmanagement in der Lebensstilforschung an der Deutschen Sporthochschule Köln. Sie leitet die Abteilung Bewegungserziehung und Interventionsmanagement am Institut für Bewegungs- und Neurowissenschaft. Dort erforscht sie die Rolle von Netzwerkstrukturen in der Bewegungs- und Gesundheitsförderung. Im Fokus der Betrachtungen stehen dabei insbesondere Interventionen in verschiedenen Lebenswelten entlang der Präventionskette von Kitas über Schulen bis in Familien und Sozialräume.

Rodekohr, Bianca, Dipl.-Geographin, geb. 1977 in Hoya/Weser, Studium der Geographie, Soziologie, Raumplanung und Rechtswissenschaften in München und Osnabrück, seit 2013 wissenschaftliche Mitarbeiterin im Forschungsschwerpunkt Teilhabeforschung der Katholischen Hochschule NRW in Münster. Arbeitsschwerpunkte: Lebenswelten von Menschen mit Behinderung im Alter, inklusive sozialräumliche/quartiersbezogene Planung und Netzwerke sowie GIS in der Sozialplanung. Zuvor tätig als wissenschaftliche Mitarbeiterin an der FH Osnabrück Transfer GmbH in Projekten zu Güterverkehr und Logistik, anschließend als ESF-Fachberaterin in der Regionalagentur Westfälisches Ruhrgebiet in Unna und Dortmund mit dem Schwerpunkt Arbeitsmarktprogramme.

Schnur, Olaf, Jg. 1966, ist Geograph und Stadtforscher im vhw Bundesverband für Wohnen und Stadtentwicklung e.V. in Berlin. Er arbeitete u.a. als Projektleiter im Forschungsbüro empirica beratend für Kommunen sowie die Wohnungs- und Immobilienwirtschaft, vertrat nach Promotion und Habilitation Professuren für Human- und Stadtgeographie in Berlin, Potsdam und Tübingen und war Gastwissenschaftler am Institut Sozialplanung und Stadtentwicklung der Hochschule für Soziale Arbeit in Basel (Schweiz). Er ist Sprecher des interdisziplinären Arbeitskreises Quartiersforschung der Deutschen Gesellschaft für Geographie (DGfG) und Herausgeber einschlägiger wissenschaftlicher Buchreihen. Weitere Infos: www.olaf-schnur.com.

Süsstrunk, Simon, Jg. 1981, M.A. in Sozialer Arbeit, Wissenschaftlicher Mitarbeiter am Institut Soziale Arbeit und Gesundheit an der Hochschule für Soziale Arbeit, FHNW, in Olten (Schweiz). Schwerpunkte in Forschung, Entwicklung und Lehre: Soziale Arbeit im Gesundheitswesen, Gesundheitsversorgung, Stadtentwicklung und Gesundheitsförderung, Peer-Education bei adipösen Kindern und Jugendlichen. Mehr zur Person, zu Projekten sowie Publikationen: www.fhnw.ch/personen/simon-suesstrunk.
Kontakt: Simon.Süsstrunk@fhnw.ch

Wettstein, Felix, Jahrgang 1958, Prof. FH, Dozent der Fachhochschule Nordwestschweiz, Hochschule für Soziale Arbeit, Olten. Studienabschluss in Pädagogik, Geografie und Volkskunde. Leiter des Weiterbildungsstudiums MAS Gesundheitsförderung und Prävention; Vorsitzender der Fachgruppe Gesundheitsförderung von Public Health Schweiz; Mitbegründer und Co-Koordinator des deutschsprachigen D/A/CH-Netzwerks für Gesundheitsförderung. Mehr zur Person, zu Projekten sowie Publikationen: www.fhnw.ch/personen/felix-wettstein.
Kontakt: Felix.Wettstein@fhnw.ch

Wolter, Birgit, Dr. ing., Architektin, seit 2007 wissenschaftliche Mitarbeiterin im Institut für Gerontologische Forschung e. V. in Berlin. Seit 2012 im Vorstand des Instituts und hier verantwortlich für das Schwerpunktthema „Leben und Wohnen im Alter". Forschungsschwerpunkte sind Architektur-/Stadtsoziologie,

Sozialraumforschung, Universal Design, Raumwahrnehmung und Raumgestaltung für ein selbstbestimmtes Leben im Alter.

Zumbrunn, Andrea, M.A. in Sozialer Arbeit, Wissenschaftliche Mitarbeiterin am Institut Soziale Arbeit und Gesundheit an der Hochschule für Soziale Arbeit, FHNW, in Olten (Schweiz). Schwerpunkte in Forschung, Entwicklung und Lehre: Gesundheitsförderung und Prävention als Aufgaben der Sozialen Arbeit, Gesundheitsförderung und Prävention im Setting (Schule und Vereinssport) und Adipositas bei Kindern und Jugendlichen. Mehr zur Person, zu Projekten sowie Publikationen: www.fhnw.ch/personen/andrea-zumbrunn.
Kontakt: Andrea.Zumbrunn@fhnw.ch